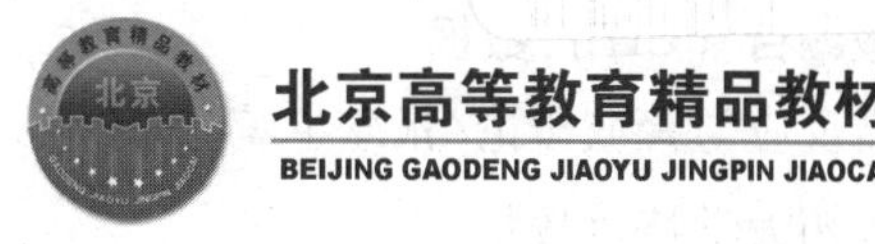

北京中医药大学特色教材系列

中药不良反应与警戒概论

（第三版）

（供中药学、药学、中医学、中西医临床医学专业用）

主编　张　冰

中国中医药出版社

·北　京·

图书在版编目（CIP）数据

中药不良反应与警戒概论/张冰主编．—3版．—北京：中国中医药出版社，2017.3（2022.10重印）

北京中医药大学特色教材

ISBN 978－7－5132－4013－0

Ⅰ．①中…　Ⅱ．①张…　Ⅲ．①中草药－药物副作用－中医学院－教材　Ⅳ．①R285

中国版本图书馆CIP数据核字（2017）第021063号

中国中医药出版社出版

北京经济技术开发区科创十三街31号院二区8号楼

邮政编码　100176

传真　010-64405721

廊坊市祥丰印刷有限公司印刷

各地新华书店经销

开本850×1168　1/16　印张15.5　字数367千字

2017年3月第3版　2022年10月第2次印刷

书号　ISBN 978－7－5132－4013－0

定价　59.00元

网址　www.cptcm.com

服务热线　010-64405510

购书热线　010-89535836

维权打假　010-64405753

微信服务号　zgzyycbs

微商城网址　https://kdt.im/LIdUGr

官方微博　http://e.weibo.com/cptcm

天猫旗舰店网址　https://zgzyycbs.tmall.com

如有印装质量问题请与本社出版部联系（010-64405510）

北京中医药大学特色教材系列

总编审委员会

北京中医药大学特色教材系列
《中药不良反应与警戒概论》编委会
（第三版）

主　　编　张　冰（北京中医药大学）

副 主 编　吴嘉瑞（北京中医药大学）

　　　　　　吴　清（北京中医药大学）

编　　委（以下按姓氏笔画为序）

　　　　　　王丽霞（中国中医科学院广安门医院）

　　　　　　毛　敏（中日友好医院）

　　　　　　艾　路（北京中医药大学）

　　　　　　闫永红（北京中医药大学）

　　　　　　李　飞（北京中医药大学）

　　　　　　林志建（北京中医药大学）

　　　　　　郑虎占（北京中医药大学）

　　　　　　胡素敏（北京中医药大学）

　　　　　　洪　缨（北京中医药大学）

　　　　　　薛春苗（北京中医药大学东直门医院）

学术秘书　林志建（北京中医药大学）

主　　审　颜正华（北京中医药大学）

内容提要

本教材旨在为学生提供系统的、全新的中药不良反应与药物警戒基本知识、不良反应判断和防范的基本技能与理论，适用于中药学、药学、中医学、中西医临床医学等专业本科生，也可作为研究生、成人教育教学参考用书。

本教材分上、下两篇。上篇一至六章全面梳理传统中医药的安全警戒思想，结合中医药理论与现代医学知识，系统阐述中药不良反应与药物警戒的相关概念、中药不良反应相关影响因素、发生机制、临床评价、预防与治疗等知识；下篇七至十章通过病案示例等形式，重点阐述含有毒成分中成药、中药注射剂、含西药成分中成药的不良反应特点和各系统不良反应基本情况，其中各系统不良反应中的每个案例均包括发病机理、治疗方法和预防措施等项目，使学生全面了解中药不良反应发生特点和防治办法以及不良反应研究的最新动态。

前　言

实施科教兴国和人才强国战略，实现从人才资源大国向人力资源强国的转变、从高等教育大国向高等教育强国的转变，必须不断提高高等学校的教育教学质量。高水平教材是高质量教育的重要保证。贯彻《中长期教育改革和发展规划纲要》(2010－2020年)，深化教育教学改革，实施教育质量工程，提高高等学校教育教学质量，必须不断加强高等学校的教材建设。

为深入贯彻落实《教育部财政部关于实施高等学校本科教学质量与教学改革工程的意见》和《教育部关于进一步深化本科教学改革全面提高教学质量的若干意见》及北京市相关文件精神，切实加强我校教材建设，依据《北京中医药大学本科教学“质量工程”实施纲要》，于2008年启动了北京中医药大学自编特色教材建设工程。自编特色教材以全面提高教学质量为目标，以打造高水平教材品牌为要求，充分挖掘学校优势特色专业资源，充分发挥重点学科的龙头引领作用，充分调动专家教授参与教材建设的积极性，通过立项、扶持、开发一批体系新、内容新、方法新、手段新的高水平自编教材，为提高学校教育教学质量，培养创新人才提供有力的支持和服务。

北京中医药大学自编特色教材从最初的立项到书稿的形成都遵循着质量第一、特色突出的原则。每一个申请项目都要经学校教学指导委员会初选，再由校内外专家组成评审委员会，对入围项目进行答辩和评审，教材书稿形成后又由校内外专家进行审读，严把质量关。

北京中医药大学自编特色教材是我校专家学者多年学术研究和教学经验的精品之作。教材作者在编写中，秉承“勤求古训，博采众方”之原则，以“厚德济生”之精神，认真探求经典的医理药方，系统总结临床的思维与技能，努力做到继承与创新相结合，系统与特色相结合。本套自编特色教材既适合在校学生学习使用，也适合专业课教师教学参考，同时也有利于中医药从业人员的知识更新。

北京中医药大学自编特色教材的出版，得到了中国中医药出版社的鼎力支持，在此表示衷心感谢！

北京中医药大学
2013年1月

周　序

安全、有效、经济、适当地使用药物，是世界卫生组织（WHO）倡导的合理用药原则。其中安全是首要的。中药不良反应的发生率和总体数量均少于化学药品。但是，近年来，含马兜铃酸中药引起的肾损害和中药注射剂引起的严重过敏反应等使中药安全性受到前所未有的广泛关注，而我国目前高等中医药学教育中，药物安全知识和药源性疾病等内容明显不足。作为全国政协委员，我曾在政协会议上多次提案呼吁加强药品安全性再评价与监管；作为国家药典委员会资深委员，我一直关注并思考中药安全与合理使用相关问题；作为一名从事中医临床50余年的医生，我亦深感中药安全对整个中医药事业的重要性，深感安全用药知识的传授必须从学生抓起。

北京中医药大学特色教材《中药不良反应与警戒概论》书稿付梓后，北京中医药大学教务处和教材主编张冰教授邀我作序。我通读教材书稿后，欣然应允。北京中医药大学张冰教授和她所领导的研究团队从事中药安全性研究10余年，对中药药物警戒理论与实践和含有毒成分中成药、中药注射剂等安全性重点品种进行了系统而深入的研究。2005年，张冰教授主编的北京市精品教材《中药不良反应概论》正式出版，填补了我国高等教育中药安全使用类别教材的空白。本部《中药不良反应与警戒概论》特色教材在前版教材的基础上，继承发展，与时俱进，多有创新，吸纳了国家十一五科技支撑计划课题《中药药物警戒理论内涵研究》《中药重点品种监测技术程序与规范研究》的相关成果，大量增补新知识、新内容和案例文献。教材上篇系统阐述中药不良反应的相关概念、类型、影响因素、发生机制、临床判断。下篇重点阐述中药饮片、含有毒饮片中成药、中药注射剂不良反应特点和各系统不良反应基本情况。本教材在药物警戒理论阐释、不良反应监测与评价、不良反应案例解析等编写方面进行了可贵的尝试，旨在为学生提供系统的、全新的中药不良反应基本知识、不良反应判断和防范的基本技能与理论。教材集创新性、科学性、实用性、学术性、时代性于一体，是一部较优秀的大学教材。希望本教材的出版与使用可以为高等中医药院校安全用药教育做出贡献。

中国中医科学院学术委员会委员 研究员
第七、八、九、十届全国政协委员
国家中药保护品种审评委员
第五、六、七、八、九、十届药典委员会委员及执行委员、特别顾问
周超凡
2012年2月于北京

再版前言

本教材为“中药不良反应”教材的第三版。2005 年《中药不良反应概论》在北京大学医学出版社出版发行，并于当年评为“北京市精品教材”。2013 年第二版以“北京中医药大学特色教材系列”由中国中医药出版社出版，改书名为《中药不良反应与警戒概论》。该教材出版至今作为中药学、药学、中医学、中西医结合临床医学专业教材，以及研究生教学参考书和执业医师、执业药师的培训用书，得到了广大院校师生及执业医师、药师好评，多次印刷发行。随着中药安全应用与药物警戒的深入研究，中药不良反应与警戒知识不断发展、不断丰富，编委会在《中药不良反应与警戒概论》的基础上，广泛吸纳“十二五”研究成果及广大师生教学中的意见和建议，进行第三版修订。

本次修订的成员来自全国中医院校国家级教学团队——“北京中医药大学中药学教学团队”及北京中医药大学中药药物警戒与合理用药研究中心，由临床中药学、中药药理学、中药药剂学等学科的教授、医师、药师联合撰写。再版内容增加了中药安全性研究及国外传统药物警戒的前沿进展、充实中药药物警戒与合理用药知识体系，力求集时代性、实用性、学术性于一体，旨在提供系统的、与时俱进的、实用的教材。全面锻炼读者发现、理解、评估和防范不良反应的警戒技能，提升安全用药能力。

宥于认识的时限性，本次再版仍可能会有错漏之处，竭诚欢迎广大教师、学生继续关注本教材，并提出宝贵意见。另外，本教材所引用的中药不良反应/事件病例，均列有参考文献，在此向病例的原报道者致谢。案例引用目的仅为举例说明不良反应临床现象，不作为医疗纠纷判断的佐证与依据。同时，随着中药学技术和知识不断发展更新，参照本书有关资料时，应遵循即行的相关法规、药品标准和药品说明书。谨致说明。

编委会

2017 年 1 月

编写说明

安全、有效、经济、科学合理地使用药物，是WHO倡导的用药原则。近年来，中药临床使用安全性引起广泛关注，本部《中药不良反应与警戒概论》教材顺应这一学术趋势而编写，既可以作为中医、中药各专业本、专科教材，也可作为研究生教学参考书和执业医师、执业药师的培训教材。

本教材既是北京中医药大学特色教材，也是北京市精品教材《中药不良反应与警戒概论》(2013年出版）的修订版（二版)。本教材以十余年教学积淀为基础，及时吸纳了国家“十一五”科技支撑计划课题的研究成果，集创新性、科学性、实用性、学术性、时代性于一体，力争成为体现北京中医药大学教学特色的优秀教材。教材编写团队成员来自全国中医院校国家级教学团队——“北京中医药大学中药学教学团队”，有临床中药学、中药药理学、中药药剂学、中药鉴定学等多学科背景，具有多学科联合编写的优势。本教材旨在为学生提供系统的、全新的中药安全应用与药物警戒知识，立足于内容创新、追踪前沿，拓展学生视野，填补知识空缺。本教材的出版应用将有助于高等中医药教育教学内容的丰富与扩展，有助于课程体系的补充与完善，有助于学生更好地掌握临床安全用药的相关知识，有助于培养出知识均衡、能力全面的中医药学人才。

本教材引用了大量中药不良反应/事件病例，均详列参考文献，在此向病例的原报道者表示衷心的感谢。本书引用病例的目的为举例说明不良反应临床现象，不作为医疗纠纷判断的佐证与依据。对所用病例的分析和认识随着科学的发展，将得到不断地深化和完善，在此并未定论。另外，科学发展日新月异，中药学技术和知识不断丰富发展更新，新的法规政策会不断出台。因此，采用或参照本书有关资料时应遵循当时的有关法规、药品标准和药品说明书。特此声明。

本书编写过程中得到国医大师颜正华教授和国家药典委员会资深委员周超凡教授的关心与指导，书稿付梓之际，颜正华教授、周超凡教授为本书审稿，周超凡教授为本书欣然作序。特此向颜正华教授、周超凡教授表示崇高敬意与深深感谢。

本教材立项与编写过程中得到北京中医药大学教务处和中药学院领导、专家们的关心与指导，在此特表感谢。

编委会
2013年7月

目　录

上　篇

下　篇

上　篇

第一章　中药不良反应与警戒的基本概念和认识历程

【学习要求】

1. 掌握药品不良反应的广义、狭义概念和中药不良反应的概念。
2. 熟悉不良事件、药源性疾病和副作用、过敏反应、毒性反应等药品不良反应基本类型的概念。
3. 了解中医药学对药物安全性的认识渊源和近现代中药不良反应的典型事件。

中药在中华民族的繁衍昌盛、健康保障中发挥着重要而不可替代的作用。相较其他国家的传统药学，中药的应用有着完整的理论指导，整体安全性较好，不良反应整体数量少于化学药品。根据我国国家药品不良反应监测中心公布的数据，2015 年全国药品不良反应监测网络收到《药品不良反应/事件报告表》139.8 万份，其中，化学药不良反应的病例报告占总报告的 81.2%，中药不良反应的病例报告仅占总报告的 17.3%。化学药、中成药不良反应累及系统前三位排序为皮肤及其附件损害（占 27.3%）、胃肠系统损害（占 26.2%）和全身性损害（占 10.8%）。当然，作为药品，中药和化学药品一样在治疗疾病的同时，也存在不良反应。特别是近年来，随着中药使用的广泛化和大众化，中药使用中出现的各种安全问题不容忽视。为了推动中药的科学使用，需要全面认识中药的应用特点，防范中药不良反应的发生，减少药物伤害，使之更加安全、有效的服务全人类。

第一节　药品不良反应与药物警戒的相关概念

一、药品不良反应

所谓广义药品不良反应，是指因用药引起的任何对机体的不良作用。狭义的药物不良反应，即世界卫生组织对药品不良反应（Adverse drug reaction，ADR）的定义："A response to a drug which is noxious or unintended and which occurs at doses normally used in man for prophylaxis，diagnosis，or therapy of diseases，or for the modification of physiological functions."即"为了预防、诊断或治疗人的疾病、改善人的生理功能，而给予正常剂量的药品时所出现的任何有害且非预期的反应。"我国国家食品药品监督管理局和卫生部联合颁布的《药品不良反应报告与监测管理办法》将药品不良反应定义为："主要是指合格药品在正常用法用量下出现的与用药目的无关的或意外的有害反应。"

二、中药不良反应

根据世界卫生组织和我国药监部门对药品不良反应的定义，中药不良反应可界定为：在中医药理论指导下，应用中药治疗、预防疾病时出现的与用药目的不符，且给患者带来不适或痛苦的有害反应，主要是指合格中药在正常用量、用法条件下所产生的有害反应。但由于中药临床应用灵活，实际应用时剂量差异大、给药途径多样，自行用药现象普遍，以及中药成分复杂、作用靶点多等特点，中药不良反应的概念界定较化学药物更加困难，临床报道大多涉及了较为宽广的范围，不可一概而论。有些中药不良反应是药物的固有作用，可以预知的，有些是可以避免的，而有些则与药物的固有作用无关，难以预测。

三、新的不良反应

《药品不良反应报告和监测管理办法》（卫生部令第81号）定义新的药品不良反应，是指药品说明书中未载明的不良反应。说明书中已有描述，但不良反应发生的性质、程度、后果或者频率与说明书描述不一致或者更严重的，按照新的药品不良反应处理。

四、严重不良反应

《药品不良反应报告和监测管理办法》（卫生部令第81号）中定义严重药品不良反应，是指因使用药品引起以下损害情形之一的反应：①导致死亡；②危及生命；③致癌、致畸、致出生缺陷；④导致显著的或者永久的人体伤残或者器官功能的损伤；⑤导致住院或者住院时间延长；⑥导致其他重要医学事件，如不进行治疗可能出现上述所列情况的。

五、药品不良事件

药品不良事件是指药物治疗期间所发生的任何不利的医疗事件，但该事件并非一定与用药有因果关系。这一概念在药品安全性评价中具有实际意义。因为在很多情况下，药品不良事件与用药虽然在时间上相关联，但是因果关系并不能马上认定。为了最大限度地降低人群的用药风险，本着"可疑即报"的原则，对不良事件也进行监测和上报，为进一步评价提供资料。

六、药品群体不良事件

《药品不良反应报告和监测管理办法》（卫生部令第81号）定义药品群体不良事件，是指同一药品在使用过程中，在相对集中的时间、区域内，对一定数量人群的身体健康或者生命安全造成损害或者威胁，需要予以紧急处置的事件。同一药品：指同一生产企业生产的同一药品名称、同一剂型、同一规格的药品。

七、药源性疾病

药源性疾病是药物在用于疾病的诊断、治疗、预防等过程中又成为致病因素所导致的疾病的总称。一般来说，当药物引起的不良反应程度严重或持续时间比较长，并造成某种疾病状态或组织器官发生持续的功能性、器质性损害，即可称之为药源性疾病。亦即药物不良反应是从药物角度出发对药物不良作用的表述，而药源性疾病是从患者机体角度出发对药物不良作用的表述。

鉴于中药临床应用的广泛性、特殊性，本教材提及的中药不良反应涉及狭义与广义两种含义，旨在全面警戒中药应用的安全问题，更好地发挥中药的临床治疗作用。

八、药物警戒

20 世纪 70 年代，法国医药学家 Begaud 首先提出药物警戒（Pharmacovigilance）的概念，并将其解释为“监视、守卫、时刻准备应付可能来自药物的危害”。2001 年世界卫生组织（WHO）将药物警戒定义为“The science and activities relating to the detection，assessment，understanding and prevention of adverse effects or any other drug－related problems”，即“有关不良反应或任何其他可能与药物安全相关问题的发现、评估、理解与防范的科学与活动”。

药物警戒不仅包含对合格药品在正常用法用量下所出现不良反应的监测，还包括对药品质量问题，药物滥用及用药错误等的监测；既包含药品上市前的临床试验和动物毒理学研究，也包含上市后的不良反应监测和药品安全性再评价。药物警戒涵盖了从药物研发到药物上市后使用的全过程，贯穿于药品的整个生命周期。因此，药物警戒是对药品不良反应监测的进一步发展与完善，是全新的药物安全性理念。目前，药物警戒理念已被各国家广泛采纳与应用，为药物安全性监测与评价提供了更加广阔平台与空间。根据 WHO 的指南文件，药物警戒涉及的范围已经扩展到草药、传统用药和辅助用药、血液制品、生物制品、医疗器械以及疫苗等。

第二节　药品不良反应的常见临床类型

关于中药不良反应的临床类型目前尚无专门的分类，根据药品不良反应发生的原因、性质，大致可以分作如下几种：

一、副作用

副作用（side reaction），也可称作副反应，属于药物的固有作用。是指药物在治疗量下出现的与用药目的无关的作用，可给患者带来不适和痛苦，但一般危害有限，多为可恢复性的功能失调。如用麻黄止咳平喘治疗哮喘，用药过程中患者可能会出现失眠。这是由于麻黄中所含的有效成分麻黄碱，一方面能解除支气管平滑肌痉挛而改善哮喘症状，而另一方面兴奋中枢则引起失眠，失眠就成为副作用。再如大黄有泻热通便、活血祛瘀、清热解毒作用，药效广泛，当我们用大黄来活血祛瘀治疗妇女经闭痛经时，活血祛瘀就成为治疗作用，而其泻热通便所引起的腹泻便溏就成为副作用；相反，当我们用大黄治疗热结便秘，泻热通便就成为治疗作用，而活血祛瘀所导致的妇女月经过多就成为大黄的副作用。一般而言，药物的治疗范围越广，选择性越低，药物的副作用就表现得越多。而且在一定条件下，随用药目的的不同，药物的治疗作用和副作用可以相互转化。由于副作用是药物的固有作用，因此副作用是可以预防的，可以针对其采取一些必要的预防措施，减轻或消除药物的副作用，或用药时将药物的副作用预先告诉患者，以免引起患者的紧张和不安。如应用大黄泻热通便治疗热结便秘，对于月经期妇女就应该慎用，可适当减轻用量或改用其他作用缓和的药物。

二、毒性反应

毒性反应（toxic reaction）是指药物由于用药剂量过大、用药时间过长或某些患者对某些药物特别敏感（相对剂量过大）所引起的严重功能紊乱或病理损害。毒性反应后果严重，有时甚至会危及生命。如附子有增强心肌收缩力、改善微循环等作用，然而其毒性较大，可出现神经系统、消化系统、心血管系统等一系列毒性反应。毒性反应是药物药理作用的延伸，毒性反应可能立即发生，也可能是在长期蓄积后逐渐产生的，前者称为急性毒性，后者称为慢性毒性。急性毒性在用药后立即或短期内发生，而慢性毒性多于用药后一段时间才发生。如有个案报道大剂量长期应用人参，出现恶心呕吐、惊厥抽搐、二便失禁、发热、血压升高、呼吸急促、心率减慢、发绀、双侧瞳孔不等大、对光反射消失、眼底出血、烦躁不安、昏迷等严重的中毒症状。因此，试图增加给药剂量、延长用药时间以提高疗效是有限度的，有时甚至是十分危险的。认为中药是纯天然药物，没有毒性，可以长期、大量用药的观点是片面的、不正确的。

三、变态反应

变态反应（allergic reaction），又称过敏反应，是指少数过敏体质的患者，经致敏后对某种药物产生的特殊反应，包括免疫学上所有四种速发型和迟发型变态反应。过敏反应与药物的药理作用和用药剂量无关，是难以预料的不良反应，反应性质各不相同，不同的药物常产生相似的临床表现。常见的变态反应有皮疹、药热、哮喘，甚至出现过敏性休克。据文献总结，具有致敏原性、可引起变态反应的中药达上百种。变态反应在所有中药药源性疾病中发病率最高，究其原因可能与中药成分复杂，而且中药大多为复方制剂等因素有关。中药引起的变态反应不仅常见，而且类型多样，如当归、五味子、白芍、丹参、穿心莲等可引起荨麻疹；川贝母、虎杖、两面针等可引起猩红热样药疹；蟾蜍、蓖麻子、苍耳子等可引起剥脱性皮炎；槐花、南沙参等可引起丘状皮疹；天花粉、黄柏、大黄、紫珠、六神丸等可引起湿疹皮炎样药疹；虎杖、血竭、南沙参等可引起烫伤水疱样药疹；青蒿、大蒜等可引起固定型药疹；牡蛎、瓦楞子等可引起过敏性腹泻；菠萝、百宝丹可引起过敏性喉头水肿；复方丹参注射液、柴胡注射液、双黄连注射剂、鱼腥草注射液、牛黄解毒片、藿香正气水等可引起过敏性哮喘；丹参注射液、六神丸、双黄连注射剂、天花粉注射液、藿香正气水、清开灵注射剂等可引起过敏性休克。

四、后遗作用

后遗作用（after effect），也称作后遗效应，是指停药以后，血浆药物浓度下降至阈浓度以下所发生的不良反应。后遗作用持续时间可长可短，有些十分短暂且容易恢复，如应用镇静安神催眠药物后，次日仍感觉精神不振，昏昏欲睡。再如应用大黄、番泻叶、黄连、黄芩、黄柏等苦寒泻火药物后，患者短期内可能会食欲减退，腹部不适。而有些后遗作用则比较持久且不易恢复，如长期大量服用甘草在停药后可发生低血钾、高血压、浮肿、乏力等假性醛固酮增多症。

五、特异质反应

特异质反应（idiosyncratic reaction），指机体对药物的反应不仅存在量的不同，还可能出现质的差异，这种反应称为特异质反应，特异质与先天的遗传性有关。少数特异体质的患者对某些药物的反应特别敏感，反应性质也可能与常人不同，反应严重程度与用药剂量成一定比例。

六、耐受性、习惯性、成瘾性

有些药物长期连续应用，可能会产生耐受性（tolerance），表现为患者对药物的敏感性降低，对药物的需要量增加，必须加大剂量才能达到原有疗效。如单纯应用具有镇静催眠作用的中药治疗失眠，连续用药一段时间后，药物的催眠作用可能逐渐降低，必须加大剂量才能达到原有疗效。有些药物连续用药一段时间后，患者在精神上对该药产生依赖，希望能继续给药，如果中断给药会出现一些主观不适感，这种反应称为习惯性（habituation）。有些药物连续应用后还会产生成瘾性（addition），患者强迫性地要求继续使用该药，停药后会出现所谓的戒断症状（abstinance syndrom），成瘾性又可称作生理依赖性（dependence）。据报道番泻叶及风油精用药一段时间后可产生生理依赖性，停药后会出现焦虑不安、颜面潮红发热、体温升高、呼吸频率加快、心率加快、厌食、体重下降、呕吐、腹泻等症状。《麻醉药品管理办法》规定“连续使用后易产生生理依赖性、能成瘾的药品”属于麻醉药品，其种植、生产、供应、进出口、使用都应按照国家《麻醉药品管理办法》实行严格管制。罂粟壳及种子连续应用易成瘾，属于严格管制的麻醉药品。

七、致癌作用

致癌作用（carcinogenesis），指长期接触或应用某药物可导致癌肿的发生称为致癌作用。一般而言化学类药物的致癌作用大于天然药物，但有些中药长期应用或长期接触亦有致癌作用。如有实验报道，大鼠皮下注射槟榔水提物 1.5mL，每周 1 次，连续 72 周，导致动物发生恶性纤维间质瘤，可能与槟榔所含的槟榔碱和水解槟榔碱有关。有学者用含 4% 蜂斗菜花蕾饲料喂养小鼠420d，结果在存活的39只小鼠中，发现24只患有肺腺癌，6只患有肺癌，4只患有肝网状细胞肉瘤，1只患有肝细胞血管肉瘤，1只患有胸腺瘤，2只患有白血病，而平行对照组50只小鼠中除肺肿瘤、肾血管内皮瘤和脾血管瘤各1只外，未见其他类型的肿瘤。日本一学者曾在大鼠身上进行过款冬花的致癌作用研究，以含16%款冬花的饲料喂养大鼠，连续600天，结果12只大鼠中8只大鼠肝脏发现血管内皮肉瘤，1只大鼠发现肝细胞腺瘤，1只大鼠发现肝细胞癌，1只大鼠发现膀胱乳头瘤。从所产生的肉瘤类型分析，主要是由款冬花中所含的吡咯双烷生物碱所致。此外，细辛、狼毒、白屈菜、土槿皮（黄樟醚）、石菖蒲（β-细辛醚）、藿香、辛夷（挥发油）、斑蝥（斑蝥素）、大黄、槲皮素、芦丁等也发现有致癌作用。尤其值得注意是，个别中药本身可能没有直接的致癌作用，但当它与其他有致癌作用的药物合用时，则可使其他致癌物质的致癌作用增强，使癌肿的发生率显著增高，称为辅助致癌作用。如巴豆中所含的巴豆油即具有明显的辅助致癌活性，当与其他致癌剂合用时，可使其他致癌剂的致癌活性显著提高，致癌作用显著增强。中药在这方面的报道还很少，且已有的研究报道均表明是在长期、大量、高浓度地应用某些中药提取物作用于动物身上的结果，故不能完全说明这些中药具有致癌作用，但为了安全起见，某些中药在应用之前可进行必要的致癌实验。

八、致畸作用

致畸作用（teratogenic effect），指有些药物可能影响胚胎的正常生长发育，导致胎儿畸形，称为致畸作用。发生于20世纪50~60年代的“反应停事件”就是药物致畸作用典型而惨痛的教训，使全世界出现10000多例四肢短小、形似海豹的畸形婴儿。无论是古代的本草学著作还是现代的中药学著作，对中药的妊娠禁忌都有专门的论述，一般根据药物妊娠毒性大小的不同，分为禁用和慎用两类。禁用者大都是毒性较强、药性猛烈的药物，如巴豆、牵牛、斑蝥、麝香、三棱、莪术、水蛭等，慎用者大多是活血化瘀、行气破气、温燥的药物，如桃仁、红花、大黄、枳实、干姜、半夏等。药物对妊娠的影响包括两个方面的内容，一是能导致胚胎的生长发育停止，引起胚胎死亡；二是能影响胚胎的正常生长发育，引起胎儿畸形。关于中药的致畸作用，越来越受到人们的重视，如有人进行了半夏对妊娠家兔和胚胎的毒性实验研究，观察到制半夏和生半夏在对妊娠家兔母体无明显影响的情况下，均能导致妊娠家兔死胎显著增加，胎儿体重显著下降，胎儿之间的个体差异突出，且其胚胎毒性不因炮制而有所降低，说明古人“半夏动胎”的说法确有根据。还有报道认为有些中药如百合、桃仁、杏仁、郁李仁、苦参等能影响胎儿的发育导致畸形而具有致畸作用。由于药物对胚胎的影响在妊娠的前3个月较为严重，因此孕妇在妊娠的前3个月最好避免用药，非用不可时也必须先确定所用药物确实没有致畸作用。今后应该加强有关中药致畸作用的研究，新的中药制剂在投入临床应用前必须进行致畸实验，以确保妊娠期妇女的用药安全。

第三节　中医药学对药物安全性的认识源流

中医药学历来重视药物毒性和用药安全，古代本草医籍中蕴涵着大量与安全用药相关的论述，主要包括服药禁忌，配伍、炮制等减毒方法，有毒中药的剂量控制原则，中药毒性分级以及中毒解救等内容。综合而论，传统中医药学对药物安全性的认识可分为三个阶段。

一、早期认识阶段

中医药学对药物毒的认识是伴随着远古人类的生产、生活和医疗实践而萌芽产生的。如《淮南子·修务训》云："神农乃教民播种五谷……尝百草之滋味，水泉之甘苦，令民知所避就。当此之时，一日而遇七十毒。"周代，人们已懂得利用"毒药"来医治疾病，如《周礼·天官·冢宰》有"医师掌医之政令，聚毒药以供医事"的记载。战国秦汉之间，中医学奠基之作《黄帝内经》中有"必齐毒药攻其中"和"毒药治其内"的论述。虽然以上论述中的"毒药"未必专指对人体有毒害作用的药物，但至少说明当时的医药学家已认识到毒与药的密切联系性。

汉代，医药学家对中药毒性的认识更加明确。如已知最早的本草著作《神农本草经》在论述药性时云："药有酸咸甘苦辛五味，又有寒热温凉四气，及有毒无毒。"并将所载365种药物按功效特点及有毒无毒分为上中下三品，云："上药一百二十种为君，主养命以应天，无毒，多服、久服不伤人……中药一百二十种为臣，主养性以应人，无毒、有毒，斟酌其宜……下药一百二十五种为佐使，主治病以应地，多毒，不可久服。"此处"多毒，不可久服"即是安全用药思想的初步体现。不仅如此，《神农本草经》还明确提出了配伍禁忌和配伍减毒思想，云："勿用相恶相反者。若有毒宜制，可用相畏相杀者。"并提出服用毒药时应遵循的剂量原则，云："若用毒药疗病，先起如黍粟，病去即止，不去倍之，不去十之，取去为度。"以上记载说明当时的人们已懂得通过药物配伍和控制药物剂量的方法来避免毒性反应的发生。东汉末期成书的经典医学著作《伤寒杂病论》中亦有关于药物剂量控制原则的阐释，如《金匮要略》在论述乌头桂枝汤时云："初服二合，不知，即服三合，又不知，复加至五合。"又如在论述乌头赤石脂丸时云："先食服一丸，日三服。不知，稍加服。"另外，《伤寒杂病论》已有与服药食忌相关的记载，如《伤寒论》在桂枝汤后注云："禁生冷、黏滑、肉面、五辛、酒酪、臭恶等物。"又如《金匮要略·卷下·禽兽鱼虫禁忌第二十四》云："所食之味，有与病相宜，有与身为害，若得宜则益体，害则成疾，以此致危例皆难疗。"汉末至两晋间成书的《名医别录》首次将毒性药物分为大毒、有毒、小毒三个等级，如"天雄有大毒""乌头有毒""葈耳实有小毒"等。这标志着中药毒性分级思想的产生。

魏晋时期，医药学著作中开始出现有关药物中毒解救的专篇论述。如东晋葛洪《肘后备急方·卷七·治卒服药过剂烦闷方第六十七》是针对服药过量引起胸闷反应的解救专篇，其在论述"服药无度心中苦烦方"时云："饮生葛根汁，大良。无生者，干葛为末，水服五合，亦可煮服之。”又如《肘后备急方·卷七·治卒中诸药毒救解方第六十八》是有毒中药的解毒诊治专篇，详细记载了“中狼毒毒以蓝汁解之”“中踯躅毒以栀子汁解之”“中雄黄毒以防己汁解之”等多种解毒方法。再如《肘后备急方·卷七·治食中诸毒方第六十九》中亦载有部分药物中毒的解救方法，云：“蜀椒闭口者有毒，戟人咽，气便欲绝，又令人吐白沫。多饮桂汁若冷水一二升，及多食大蒜，即便愈。”等。因此，可以认为，《肘后备急方》作为我国最早设专篇论述中药解毒方法的著作，奠定了中药中毒解救思想的基础。

二、成熟阶段

南北朝陶弘景《本草经集注》的问世标志着中医药学对药物毒的认识取得新的突破，其在《神农本草经》等前世著作的基础上，首次系统整理了“畏恶反忌”“服药食忌”等药物警戒内容，并在序录中设专项列出。其“畏恶反忌表”共收载相畏、相恶、相反等配伍药组数百对，被后世本草医籍奉为经典，为金元时期“十八反”“十九畏”的诞生奠定了理论基础。《本草经集注》论述服药食忌时，云：“服药，不可多食生胡荽及蒜杂生菜；又不可食诸滑物果实等；又不可多食肥猪、犬肉、油腻、肥羹、鱼脍、腥臊等物。”并将“有术，勿食桃李”“有甘草，勿食菘菜”等二十余条服药食忌示例整理总结于序例中。这标志着服药食忌思想的正式形成。此外，《本草经集注》在《神农本草经》“若用毒药疗病，先起如黍粟”观点的基础上，对服用毒药的剂量原则作了进一步阐述，云：“一物一毒，服一丸如细麻；二物一毒，服二丸如大麻；三物一毒，服三丸如胡豆；四物一毒，服四丸如小豆；五物一毒，服五丸如大豆，六物一毒，服六丸如梧子；从此至十，皆如梧子，以数为丸。而毒中又有轻重，且如狼毒、钩吻，岂同附子、芫花辈耶？凡此之类，皆须量宜。”意思是说使用毒药治病时，应具体情况具体分析，斟酌药物中含毒量或药物的毒性大小决定服药剂量的大小，不可一概而论。

隋唐时期，人们对中药安全性的认识进一步深化发展。如隋巢元方在《诸病源候论·卷二十六·解诸药毒候》中警示云：“凡药物云有毒及有大毒者，皆能变乱，于人为害，亦能杀人。但毒有大小，自可随所犯而救解之……从酒得者难治……因食得者易愈。”唐代王冰强调根据不同药物毒性的大小决定其中病即止的时机，其在《重广补注黄帝内经素问·五常政大论》中云：“大毒治病十去其六，常毒治病十去其七，小毒治病十去其八，无毒治病十去其九。谷肉果菜，食养尽之，无使过之，伤其正也。不尽，行复如法。”就安全用药而言，这显然比《神农本草经》中所云“取去为度”更加科学。王冰又云：“能毒者以厚药，不胜毒者以薄药。”意思是说，临床用药时应根据不同患者体质的具体情况决定不同毒性药物的选取。药王孙思邈在《备急千金要方》和《千金翼方》中对药物中毒后的解救做了专篇论述，如《备急千金要方·卷二十四·解毒并杂治·解百药毒第二》云：“甘草解百药毒，此实如汤沃雪，有同神妙。有人中乌头、巴豆毒，甘草入腹即定……有人服玉壶丸治呕不能已，百药与之不止，蓝汁入口即定。”并在此段论述后列出解毒方剂十二首。又如《千金翼方·卷二十·药毒第三》中列述“解野葛毒方”和“一切解毒方”等解毒方剂共计十二首。

宋代，寇宗奭在前世有关毒药使用剂量论述的基础上，强调应根据患者和疾病的具体情况确定毒药的用量。如《本草衍义·卷一》云："凡服药多少，虽有所说一物一毒，服一丸如细麻之例，今更合别论。缘人气有虚实，年有老少，病有新久，药有多毒少毒，更在逐事斟量，不可举此为例。"唐慎微《证类本草》全面继承了《本草经集注》等前世本草中有关中药安全应用的思想并有所发展，如对"畏恶反忌表"和"服药食忌"等内容进行了扩充，并在前世本草三级毒性分类法的基础上，首创四级分类，将有毒药物划分为大毒、有毒、小毒、微毒四个级别。此外，南宋朱端章《卫生家宝产科备要》中首载的妊娠禁忌歌诀以及王怀隐《太平圣惠方·卷三十九·解诸药毒诸方》和赵佶《圣济总录·杂疗门》中对药物中毒解救的精辟阐述都是宋代药物警戒思想发展的写照。

金元时期，经典的配伍禁忌"十八反""十九畏"被提出。如金代张从正《儒门事亲》中首载十八反歌诀，云："本草明言十八反，半蒌贝蔹及攻乌，藻戟遂芫俱战草，诸参辛芍叛藜芦。"又如李杲《珍珠囊补遗药性赋》中首载十九畏歌诀，云："硫黄原是火中精，朴硝一见便相争；水银莫与砒霜见，狼毒最怕密陀僧；巴豆性烈最为上，偏与牵牛不顺情；丁香莫与郁金见，牙硝难和荆三棱；川乌草乌不顺犀，人参最怕五灵脂；官桂善能调冷气，若逢石脂便相欺。"两首歌诀中所云"功、战、相争、相欺、最怕、难和、莫与、不顺情"等均含有配伍禁忌之意。时至今日，"十八反""十九畏"仍然是中药配伍禁忌理论的核心内容。

三、补充完善阶段

明清时期，随着医药学的蓬勃发展，人们对药物毒的认识也进一步丰富充实。明代，著名医学家张介宾强调凡药皆有毒，并以此为论据，对药物的毒进行了精辟的阐释。如《景岳全书·卷四十八·木草正》云："本草所云某有毒、某无毒，余则甚不然之，而不知无药无毒也。"又云："药以治病，因毒为能。"又如《类经·卷十二·论治类》云："毒药者，总括药饵而言，凡能除病者，皆可称之为毒药。"张介宾《类经·卷十二·论治类·有毒无毒制方有约必先岁气无伐天和》中亦有关于药物毒性分级的论述，云："大毒之性烈，其为伤也多。小毒之性和，其为伤也少。常毒之性，减大毒之性一等、加小毒之性一等，所伤可知也。"此外，张介宾也强调用毒药时应因人而异，如《类经·卷四·脉象类·耐痛耐毒强弱不同》中指出："人有能耐毒者，有不胜毒者。"又如《类经·卷五·脉色类·诊有大方》云："五脏各有所偏，七情各有所胜，阳藏者偏于凉，阴藏者偏于热，耐毒者缓而无力，不耐毒者峻之为害。"李时珍在《本草纲目》中对前世本草中的配伍禁忌、妊娠禁忌、服药食忌等内容进行了综合概括，并在宋代唐慎微《证类本草》基础上对有毒药物进行了大量增补，共收载毒药361种，亦按毒性大小分为大毒、有毒、小毒、微毒四个级别，并在草部下首次单列"毒草"专目，收载有毒草药47种。明末医家王肯堂在《证治准绳》中从医（药）源性疾病角度对药物安全提出警示，云："夫有生必有死，万物之常也。然死不死于老而死于病者，万物皆然，而人为甚。故圣人悯之而医药兴，医药兴，而天下之人又不死于病，而死于医药矣。"此外，明代朱橚《普济方·卷二百五十一·诸毒门》和董宿《奇效良方·卷六十九·诸毒门》中记载的众多解毒方剂也是明代药物毒性认识发展的鲜活例证。

清代医药学家对药物毒性分级的认识更加细化，如汪昂《本草易读》突破前世本草四级分类法，将有毒药物分为大毒、毒、小毒、微毒和微有小毒五个等级。一些清代著作从药物偏性角度阐释药物毒性，并提出警示。如景东阳《嵩厓尊生书》云："一药之生，其得寒热温凉之气，各有偏至，以成其体质，故曰药。药者，毒之谓。"晚清名医凌奂所著《本草害利》是一部浓缩了我国传统药物警戒思想精华的著作，其在自序中云："凡药有利必有害，但知其利，不知其害，如冲锋于前，不顾其后也。"又云："知药利必有害，断不可粗知大略，辨证不明，信手下笔，枉折人命。"《本草害利》在各论阐述每一味药物性能主治特点时，均先言其害，后言其利。且书中所云每味药之"害"不仅涉及药物自身毒性，还包括配伍禁忌、妊娠禁忌、服药食忌、证候禁忌等多方面。如论述诃子害时云："至于带下本于湿热，喘嗽实由肺火，用之立致杀人，宜当深戒其弊。"又如芎䓖："单服久服，令人暴亡，亦泄其真气使然也。畏黄连、硝石，恶黄芪、山茱萸。"再如牡丹皮："胃气虚寒，妇人血崩，经行过期不净，妊娠者并忌之。"此外，书中还在"修治"项中附有详细的解毒方法。

由此可知，中医药学对药物毒性的认识源远流长，初成于汉末魏晋时期，至金元时期内容趋于完善，明清时期得到进一步充实与发展。这些对药物毒性的认识和相关安全用药思想是祖国传统医药学的宝贵财富，对指导临床安全用药具有重要意义。

综合历代本草医籍中有关中药"毒"的阐释。中药的"毒"有狭义与广义之分。所谓狭义的"毒"，即指药物可以对人体造成伤害的性质。有毒的药物，大多性质强烈，作用峻猛，极易损害人体，常用治疗量范围较小，安全性低。药量稍微超过常用治疗量，即可对人体造成伤害。正如隋代《诸病源候论·卷二十六》云："凡药物云有毒及大毒者，皆能变乱，于人为害，亦能杀人。"明代《类经·卷四》云："毒药，为药之峻利者。"据此推断，砒石、雄黄、轻粉、千金子、巴豆、芫花等有毒中药即为"药之峻利者"，而其中"毒"即为狭义概念，指药物可以对人体造成伤害的性质。

所谓广义的"毒"主要有四种含义：①药物的总称。即"毒"与"药"通义。如《周礼·天官·冢宰》云："医师掌医之政令，聚毒药以供医事。"明代《类经·卷十二》云："毒药者，总括药饵而言，凡能除病者，皆可称之为毒药。"《类经·卷十四》又云："凡可避邪安正者，皆可称之为毒药。"以上文献中，"毒"即是指"药"。②药物的偏性。中医药学认为，药物之所以能治疗疾病，就在于它具有某种偏性。临床用药每取其偏性，以祛除病邪，调节脏腑功能，纠正阴阳盛衰，调整气血紊乱，最终达到愈病蠲疾、强身健体之目的。古人常将药物的这种偏性称之为"毒"。如金代《儒门事亲·卷二》云："凡药有毒也，非止大毒小毒为之毒，甘草、苦参不可不谓之毒，久服必有偏胜。"明代《类经·卷十四》云："药以治病，因毒为能。所谓毒者，以气味之有偏也。盖气味之正者，谷食之属是也，所以养人正气。气味之偏者，药饵之属是也，所以去人邪气。其为故也，正以人之为病，病在阴阳偏胜尔。欲救其偏，则惟气味之偏者能之，正者不及也。"可见，每种药物都具有各自的偏性，中药理论将这些偏性统称为"毒"。③指药物作用的强弱。如《普济方·卷五·药性总论》云："有无毒治病之缓方，盖药性无毒，则攻自缓。""有药有毒之急方者，如上涌下泄。其病之大势者是也。"一般来说，在常规剂量下应用，有毒特别是有大毒的药物，如马钱子、巴豆等，对人体作用强烈；而无毒或毒性极小的药物，如麦芽、龙眼肉等，对人体作用较缓。④指药物可以对人体造成伤害的性质，即狭义的“毒”。

第四节　近现代的中药不良反应事件及认识

据国家不良反应监测中心数据显示，我国自1999年开始公布不良反应报告总数，但报告数量增长较为缓慢，至2003年共收到不良反应报告3.69万份。2003～2008年报告总数逐年增长，至2009年已达63.9万份。此后，不良反应报告数量急剧上升，2012年已达120万余份，2013年131.7万份，2014年132.8万份，2015年139.8万份，增长逐渐变缓。1999年至2015年，全国药品不良反应监测网络累计收到《药品不良反应/事件报告表》近930万份。2015年我国每百万人口平均病例报告数为1044份。2015年全国药品不良反应监测网络收到新的和严重药品不良反应/事件报告393 734份，与2014年相比增长15.3%；新的和严重报告数量占同期报告总数的28.2%，与2014年相比增加2.5%。新的和严重药品不良反应/事件报告比例持续增加，显示我国药品不良反应总体报告质量和可利用性持续提高。

近现代以来，随着我国中医药事业的进步和发展，有关中药的毒副作用、不良反应越来越受到人们的重视，有关中药不良反应的报道逐年增多，对不良反应的认识逐步深入，对药物相互作用有了进一步了解。

有学者对1915～1990年408种医药学期刊中有关药物不良反应的文献进行了整理，结果有关中药不良反应的病例报道有2788例，中药不良反应在整个药物不良反应中所占的比例达39.48%。中药不良反应的报道呈逐年增多趋势，1915年至1959年只有26例，60年代有147例，70年代有398例，80年代则高达2217例。导致不良反应的中药既有单味中药，也有复方，既有单体，也有中成药及一些新剂型（如注射剂、栓剂、擦剂、软胶囊剂、中药枕等）。中药不良反应的类型以全身毒性反应与Ⅰ型变态反应占多数。据统计，现在中国每年约有5000多万住院患者，其中至少有250万人入院治疗后出现的不良反应与不合理用药有关，其中50万人属于严重不良反应，因此致死的人数每年约有19.2万人，比传染病致死的人数高出数倍，这些药物引起的不良反应及致死病例当然也包括中药在内。

中药不仅为中华民族的健康、繁荣、昌盛作出了重要贡献，而且正逐步走向世界。由于20世纪60年代国际上发生了几起严重的化学药物不良反应的事件，因而世界很多学者开始重视天然药物的开发研究。近年来，随着世界上“回归自然”热的兴起，研究、开发、利用天然药物已成为一种世界潮流，中医药以其独特的理论和优越的疗效在国际上受到越来越多的人的重视。但随着中药在国际上的广泛应用，由于人们对中药应用特点认识的不足，以及使用不当或以中药某些成分提取物代替中药作用，对中药产生了不良影响。1977年FDA宣布停止使用由碎杏仁制成的维生素 B_{17} 制剂，因其主要成分苦杏仁苷水解可产生氰化氢，发明者认为该产品能选择性在癌细胞中水解并破坏癌细胞，但FDA却认为该产品口服可能导致中毒和死亡。1979年新加坡政府禁止进口和销售含小檗碱的制剂，认为葡萄糖－6－磷酸脱氢酶低下的婴儿发生黄疸、贫血与应用含小檗碱的中药制剂有关。20 世纪 80 年代后日本发现含中药柴胡（如小柴胡汤）的制剂可导致急性肝损害、间质性肺炎等中药药源性疾病，日本厚生省于 1991 年 2 月的第 13 号通告宣布，由厚生省药务局安全科负责，对小柴胡汤、小青龙汤等 8 个品种的汉方制剂进行重新评估，以确定其安全性和有效性，具体审议工作由中央药事会的下属机构——汉方制剂再评价调查会负责。世界上不少中药进口国认为中药饮片、中成药的包装和说明书中对农药残留量、重金属含量、不良反应等指标未能详尽说明，因而缺乏可信性和安全性。据 WHO 国际药物监测合作中心报道，1994 年以前收集到草药不良反应报告计 4960 例，1999 年底已增至 8986 例，常见的不良反应为草药的过敏反应和中毒反应，轻则给患者带来不适，重则危及生命。

20 世纪 90 年代至 21 世纪初，含马兜铃酸中草药引起的肾功能损害事件在国内外频发。如在国内，多名患者因服用含有关木通的龙胆泻肝丸导致严重肾衰竭。又如欧洲，一些服用含有广防己制剂的患者出现肾损害。不少国家因此采取了限制中草药使用的严厉措施，给中草药的国际化带来了许多负面影响。可见，中医药要与国际医药接轨，要开拓国际市场，要在竞争激烈的国际医药市场上求得生存和发展，一定要重视中药不良反应的研究。

21 世纪以来，中药注射剂不良反应逐渐引起人们高度关注。双黄连注射剂、清开灵注射剂、鱼腥草注射剂、参麦注射剂、莪术油注射剂、葛根素注射剂、穿琥宁注射剂等中药注射剂因严重不良反应被收入药品不良反应信息通报。特别是鱼腥草注射剂因导致多例严重不良反应于 2006 年被暂停使用。有鉴于此，国家食品药品监督管理局于 2009 年启动了中药注射剂安全性再评价工作。

当然，尽管中药存在安全性问题，但是不应夸大中药不良反应的危害性。中药不良反应，特别是严重不良反应的数量远低于化学药品。如 2015 年国家药品不良反应监测中心收到药品不良反应/事件报告中，化学药的病例报告占总报告的 81.2%，中药的病例报告仅占总报告的 17.3%，生物制品（不含疫苗）的病例报告仅占总报告的 1.5%。《国家基本药物目录（基层医疗卫生机构配备使用部分）》（2012 版）中成药部分涉及内科用药、外科用药、妇科用药、眼科用药、耳鼻喉科用药、骨伤科用药 6 大类共 203 个品种。2015 年全国药品不良反应监测网络收到该部分共 203 个相关品种的报告 98176 例次，其中严重报告 5480 例次，占 5.6%。2015 年国家基本药物中成药部分六大类中，药品不良反应/事件报告总数由多到少依次为内科用药、骨伤科用药、妇科用药、耳鼻喉科用药、外科用药、眼科用药。其中内科用药报告总数占到总体报告数量的 84.9%，内科用药构成比较大可能与内科用药临床使用量大，且基本药物目录中中药注射剂都属于内科用药有关。内科用药中排名前五位的分别是祛瘀剂、温理剂、开窍剂、清热剂、扶正剂，此五类药品报告占到内科用药报告数的 88.9%。2015 年国家基本药物目录中成药部分药品不良反应/事件报告中，累及系统排名前三位的是皮肤及其附件损害（占 29.0%）、胃肠系统损害（占 23.8%）和全身性损害（占 14.4%）。不同剂型报告累及系统中，注射剂不良反应/事件累及系统排名前三位的是皮肤及其附件损害（占 21.1%）、全身性损害（占 12.8%）、胃肠系统损害（占 6.2%），口服制剂累及系统排名前三位的是胃肠系统损害（占 16.9%）、皮肤及其附件损害（占 5.5%）、中枢及外周神经系统损害（占 2.7%）。

目前，关于中药毒副作用、不良反应的研究正在开展中，中药不良反应的发生原因、发病机理、临床表现和预防措施等研究尚不系统。开展中药不良反应的临床表现、发生机制、治疗方法、预防措施进行科学、全面、系统的研究，使人们能正确地认识中药作用的双重性，有效地减轻中药不良反应所造成的损害，进一步提高中药的安全性、有效性至关重要。

思考与练习

1. 试述药品不良反应和中药不良反应的概念。
2. 中药不良反应按照发生原因和性质可分为几种？请简述并举例。

第二章 中药不良反应的基本类型和发生机理

【学习要求】

1. 掌握 A、B 型不良反应的基本概念和发生特点。
2. 熟悉 A、B 型不良反应的发生机理。
3. 了解 C、D 型不良反应的概念和发生机理。

第一节 中药不良反应的基本类型

中药不良反应按其发生的原因和临床表现可分为 A、B、C、D 四种基本类型。

一、A 型中药不良反应

A 型药物不良反应是可以预知的药物不良反应，是由药物已知药理、毒理导致的临床反应和表现，是由于药物本身的固有成分或代谢产物所致，占所有不良反应的 70% ~80%。常是药物固有作用增强或持续发展的结果，也可认为是由药理作用增强所引起的。A 型不良反应的程度呈剂量依赖性，多能预知，易于预测，发生率高而死亡率低。临床主要包括：

（1）作用增强型：是由于药物本身固有作用的增强和放大而导致。如三七、云南白药具有止血抗凝作用，可引起出血倾向；消渴丸可引起低血糖反应。

（2）副作用型：是指在治疗剂量时，随药物的治疗作用而发生的一些与防治目的无关的作用。如应用人参来补阳补气的过程中，可引起口干、心烦，即属于此类。

（3）毒性型：主要是指药物在正常剂量、正常用法下发生的毒性反应，也包括用药时间过长、用药剂量过大所引起的毒性反应，均可导致人体的生理生化机能异常和结构的病理改变，可发生在任何系统。包括急性中毒和慢性蓄积性中毒反应。如应用雷公藤抗风湿，治疗痹痛过程中，可引起肝肾损伤等。

（4）继发型：是指由于药物作用诱发的一些病证。如排便困难，长期服用番泻叶、大黄、芦荟等中药，由于其中含有的蒽醌类化合物可以增强巨噬细胞的活性及倾化性，可损害肠黏膜上皮细胞，尤其是对隐窝部位上皮细胞的损害，使上皮细胞变性，细胞核固缩，最后上皮细胞坏死脱落，坏死脱落的上皮细胞一部分进入肠腔随粪便排出，另一部分退行性变的结肠上皮细胞，其膜性结构及崩解产物形成脱落小体陷入黏膜固有层，被巨噬细胞吞噬形成脂褐素，而继发产生结肠黑变病。

（5）首剂综合征：是指首次应用某些药物时所发生的不可耐受的强烈反应。如降压药罗布麻叶，首剂按常量应用，常出现血压骤降现象。具有首剂效应的药物，其用量应从小剂量开始，根据病情和耐受情况逐渐加大到一般治疗剂量，较为安全。

（6）撤药综合征：是指突然停用某种药物后出现的症状反跳现象。如长期服用罂粟类药物可出现成瘾现象。

二、B型中药不良反应

B型药物不良反应与药物和患者的异常性有关，特别是与人体神经系统、内分泌系统、免疫系统异常有关。此类不良反应的特点与药物的固有作用、用药剂量、用药时间无关，是药物不可预测的不良反应，占所有不良反应的20%～30%。由于常规的毒理学筛选不能发现，因此发生率低而死亡率高，究其原因可能与中药成分复杂、中药制剂工艺以及中药制剂的稳定性有关。如1915～1990年我国有关中药不良反应的报道共有2788例，其中仅B型药物不良反应就有676例（死亡7例），占24.24%；引起B型药物不良反应的药物剂型既有中药制剂，也有中药汤剂，还有单味中药；用药途径既有全身用药，也有局部外用。如穿心莲注射液的不良反应报道共19篇22例，其中12例为B型药物不良反应；外用鸦胆子引起不良反应的报道有7篇9例，其中B型有7例；有关柴胡注射液不良反应的报道15篇19例，其中B型有12例。由此可见，B型药物不良反应在中药注射剂所致的不良反应中不仅发生率较高，而且也较为严重，处理不及时或不恰当甚至会引起死亡。B型药物不良反应在临床主要包括：

（1）不耐受性不良反应：是因患者个体差异而表现出来的对药物毒理作用耐受低下，低于常量时就可发生的不良反应。

（2）特异质性不良反应：是一种与正常药物作用不同的特异反应，与患者遗传背景有关，多由机体生物化学过程的异常引起，发生率较低。

（3）变态反应性不良反应：是患者被药物致敏，再次用药时诱发的一种免疫反应。如中药中的很多种动物药，如蟾蜍、僵蚕、全蝎等都可引起此类反应，不少中药注射剂注射给药特别是静脉注射给药时可引起变态反应。

三、C型中药不良反应

C型中药不良反应一般在长期用药后出现，用药与反应的发生没有明确的时间关系，潜伏期较长，反应不可重现（如致癌、致畸胎），机制不清，难以预测，影响因素多，较难归因。

四、D型中药不良反应

D型中药不良反应主要是指与配伍有关的中药不良反应。包括中药与中药配伍、中药与化学药物配伍两种情况。中药与中药配伍如麻黄与乌头类中药配伍，可增加乌头类中药对心脏的毒性；又如贝母、瓜蒌、白及、白蔹可增强乌头的毒性。中药与化学药物配伍如含颠茄类生物碱的中药（曼陀罗、洋金花、天仙子合剂等）及其制剂与强心苷类药物联用，可增加强心苷类药物的吸收和蓄积，增加毒性；麻黄与降压药配伍，可拮抗降压药的降压效果，导致患者血压升高；乌梅、山楂、五味子等有机酸含量较高的中药与磺胺类药物配伍，可酸化尿液，导致磺胺类药物在肾脏析出结晶，引起肾损伤等。

第二节　中药不良反应的发生机理

中药不良反应的发生原因及其影响因素主要涉及药物、机体、给药三个方面，而中药不良反应的发生机理则更为复杂，既与药物本身的作用增强有关，也与机体靶器官的敏感性增强有关；既与药物体内代谢异常有关，也与机体生理生化机能异常有关。各种因素单一或相互作用即可导致中药不良反应的发生。

一、A 型不良反应的发生机理

A 型药物不良反应的发病原因、发生机理主要表现为药物代谢动力学和药物效应动力学两方面的异常。

（一）药物效应动力学方面

1. 药物治疗效应的增强和扩大　如具有止咳平喘作用的苦杏仁主要有效成分为苦杏仁苷，治疗量口服给药的苦杏仁苷经消化酶和苦杏仁酶分解后逐渐产生少量的氰氢酸，对呼吸中枢呈轻度抑制作用，使呼吸运动趋于平稳安定而达到止咳平喘的治疗效应。但若服用杏仁剂量过大，苦杏仁苷经分解后产生大量的氰氢酸，则可抑制细胞内呼吸，使细胞氧化反应停止，引起组织窒息、细胞内缺氧，出现氰化物中毒反应，严重者可引起死亡。由于苦杏仁苷口服后易经胃肠道消化酶分解产生氰氢酸，因而苦杏仁口服毒性较静注大。

2. 药物的作用广泛，非治疗作用成为副作用　由于药物的作用广泛，治疗范围大，当用药时将其中的某一或某些作用作为治疗作用时，而另一些与用药目的无关的作用就成为药物的副作用。尤其是中药成分复杂，一味中药就含有多种成分，因而作用广泛，可涉及人体多个系统。再者，中药临床应用中多采用复方，一个复方可能包含几种、十几种，甚至几十种中药，这样的复方成分之复杂可想而知，作用之广泛显而易见。一般而言，药物的作用越广泛，其副作用就可能越多。如千金子，辛温有毒，有泻下逐水作用，可治疗水肿胀满、二便不利的水肿；有破血通经作用，可治疗瘀血阻滞、经闭不通；有攻毒杀虫作用，可治疗恶疮肿毒、药食中毒。当我们以其泻下逐水，用来治疗水肿时，其破血通经作用就成为副作用，可能引起妇女月经过多或流产；当我们以其破血通经，用来治疗腹中痞块或经闭痛经时，其泻下逐水作用就成为副作用，可能引起腹痛腹泻。可见随用药目的的不同，药物的治疗作用和副作用在一定条件下可以相互转化。

3. 个体差异性导致高敏性　一般而言，药物的常用剂量只是绝大多数人的平均值，就不同个体而言又有其最适合的剂量，大多数人最适合的剂量与平均值相差并不大，只有极少数人的最适合剂量与平均值相差很大，对某一或某些药物的反应十分敏感，一般人的治疗量即超过了其所能耐受的最大限度而出现不良反应。如青黛，中药学著作记载其无毒，有清热解毒、凉血消斑、定惊止痉等作用，可入散剂或入丸剂，剂量1.5～3g，不良反应多不严重，仅部分患者用药后有轻度恶心、呕吐、腹痛、腹泻、腹胀等胃肠道刺激症状；但极少数高敏性患者用此剂量后即会出现严重的毒副作用，如转氨酶升高，头痛，浮肿，甚或骨髓严重抑制，红细胞减少，血小板减少，胃肠道反应强烈等。

（二）药物代谢动力学方面

药物代谢动力学是指药物在体内的吸收、分布、生物转化代谢、排泄的过程。药物由给药部位进入血液循环的过程即为药物的吸收。中药最常用的给药途径是口服给药，药物经胃肠道黏膜吸收由门静脉通过肝脏而进入血液循环。药物吸收速度的快慢、吸收量的多少，与药物的剂型、溶剂的性质、脂溶性的高低、分子量的大小、用药的剂量、合用药物及机体的机能功能状态有关。若吸收量低于有效水平则达不到预期疗效，若吸收量高于正常水平就可能增加药物的毒副作用。如将具有抑制胃肠蠕动作用的药物与含有有毒成分的毒性中药合用，由于胃肠蠕动减慢，药物在肠内停留的时间延长，吸收量大大增加，尤其是毒性成分的吸收量增加就可能诱发或加重药物的不良反应。药物吸收进入血液循环后广泛分布于各器官组织，药物在体内的分布情况与药物血浆蛋白结合率的高低、脂溶性的高低、分子量的大小以及药物与组织亲和力等因素有关，药物在体内分布的不同是药物选择性作用的基础，一般来说，药物在体内分布越广泛则其作用就越广泛，而选择性就越低，副作用也就越多。

机体内参与药物代谢的酶除肝药酶之外，还有一些特异性酶，如单胺氧化酶、儿茶酚氧位甲基转移酶、胆碱酯酶等，这些酶专一性高，只对其特异性物质进行代谢。由于遗传基因的不同，个体之间参与药物代谢的酶活性高低存在一定差异，这就必然影响药物的疗效和不良反应的发生。而且，药物之间的不合理联用，还会影响酶对药物的代谢，出现药物单用所没有的毒副作用。药物的代谢产物或部分药物原形排出体内的过程即药物的排泄，由于药物的主要排泄途径是肾脏，肾功能不良的患者药物的排泄速度减慢，容易发生蓄积中毒。因此，药物的吸收、分布、代谢和排泄的任一环节出现问题，均可导致药物代谢过程的改变，引起药物效应的改变，出现不良反应。

另外，凡是药物合用后在吸收、分布、代谢、排泄过程中可以相互影响、相互作用的，可能使药物吸收量显著增加，使血浆中游离型药物的浓度显著增高，使药物代谢的速度显著减慢，使药物的排泄速度显著减慢，其结果都有可能使血浆药物浓度增高，药物的治疗作用和毒性作用增强，不良反应增多和加重。

二、B型不良反应的发生机理

导致B型药物不良反应的原因或是由于药物方面的异常，或是由于机体方面的异常，或是由于两方面的异常同时存在。正是由于B型不良反应的这种异常性，因此较难用一般药理学理论即从药物的化学成分、药理作用对其进行预测和解释。

（一）药物方面的异常

药物方面的异常包括药物有效成分分解所形成的分解产物、药品制剂中的添加剂、赋型剂、稳定剂、着色剂、制剂中的杂质，以及药物有效成分的代谢产物等，这些药物方面因素的异常都可能引起药物不良反应。具体原因可归纳为以下三点：一是中药成分复杂，一味中药中即含有几种甚至几十种成分，而临床上应用最广泛的还是复方制剂，其成分的复杂程度是显而易见的。而且，中药的有效成分中，还有相当一部分是大分子物质，具有较强的抗原性，或本身就是半抗原或完全抗原，易引起变态反应。二是中药进入体内后，在生物转化过程中所产生的变化十分复杂，不排除有些中药的代谢产物能损伤机体组织结构，干扰机体的生理生化功能而引起不良反应。三是中药制剂的质量问题，中药制剂类型多样，如丸剂（水丸、蜜丸、糊丸、滴丸、浓缩丸）、片剂、丹剂、膏剂（软膏、黑膏、蜜膏）、散剂、颗粒剂、胶囊（硬胶囊、软胶囊、微胶囊）、露剂、酒剂、酊剂、锭剂、注射剂、口服液、控释剂等。中药制剂的工艺是否合理，质量控制是否可靠，产品质检是否严格，在贮藏运输过程中是否按要求进行保管、检查，这些因素都可能影响药品的质量，进而成为引起不良反应的因素。

（二）机体方面的异常

一是由于靶器官的异常，可引起靶器官的质变的原因很多，诸如年龄、性别、体重、精神状态、病理状态等因素均可引起靶器官的质变。如人参无毒，但有报道有人口服治疗量的人参后即出现恶心呕吐、腹泻便溏、语言不清等不良反应，据分析可能与靶器官的异常变化有关。二是由于机体的遗传背景异常，如先天缺乏葡萄糖 - 6 - 磷酸脱氢酶（G - 6 - PD）的患者，应用氧化性强的药物后即可能发生急性溶血性贫血。有报道一例患者口服治疗量的板蓝根糖浆后发生急性溶血性贫血，即可能与体内缺乏葡萄糖 - 6 - 磷酸脱氢酶有关。一般而言，遗传背景异常具有家族性。据报道有母女均有饮用胖大海茶而致血尿的病例。三是由于机体免疫方面的异常，即过敏体质。过敏体质的患者应用具有致敏作用的药物后，可发生各种类型的变态反应。各种形式的中药均有可能导致过敏反应。中药所致变态反应的临床表现，主要包括皮肤黏膜的过敏反应、过敏性哮喘、药热和过敏性休克，其中以Ⅰ型变态反应为多数，这可能与中药成分中大分子物质含量较多，易于构成完全抗原有关。特别值得注意的是，中药注射剂尤其是静脉给药易引起Ⅰ型变态反应，变态反应出现迅速而严重，在临床上必须引起高度重视。

三、C 型不良反应的发生机理

某些不良反应难以用 A 型、B 型来区分，例如因为药物的作用使人体免疫力降低，使患者原有疾病发生率增加，或因药物引起癌症、畸胎儿、染色体畸变等不良反应。C 型不良反应多在长期用药后出现，难以预测，且影响因素复杂，因果关系较难确定，机制不甚明确，有待进一步研究。

四、D 型不良反应的发生机理

D 型不良反应是与配伍相关的不良反应。其发生机理可概括为以下几个方面。

（一）影响吸收

1. 影响药物透过生物膜吸收 中药中的某些成分如鞣质、药用炭、生物碱、果胶及金属离子等易与西药结合或吸附，特别是以固体形式口服的西药，可导致某些药物作用下降。含鞣质较多的中药有大黄、虎杖、五倍子、石榴皮等，因此中成药牛黄解毒片（丸）、麻仁丸、七厘散等不宜与口服的红霉素、士的宁、利福平等同用，因为鞣质具有吸附作用，使这些西药透过生物膜的吸收量减少。蒲黄炭、荷叶炭、煅瓦楞子等不宜与生物碱、酶制剂同服，因为药物炭吸附生物碱及酶制剂，抑制其生物活性，影响药物的吸收。含有果胶类药物，如六味地黄丸、人参归脾丸、山茱萸等不宜与林可霉素同服，同服后可使林可霉素的透膜吸收减少 90%。

2. 影响药物在胃肠道的稳定 中成药中含有某些重金属或金属离子，当与一些具有还原性的西药配伍使用时，会生成不溶性螯合物，影响药物在胃肠道的稳定性，甚至造成毒副反应。四环素类抗生素是多羟基氢化并苯衍生物，在与含金属离子如 Ca^{2+}、Fe^{2+}、Fe^{3+}、Al^{3+}、Mg^{2+} 等的中药如石膏、海螵蛸、自然铜、赤石脂、滑石、明矾等以及含有以上成分的中成药如牛黄解毒片等同服时，酰氨基和多个酚羟基能与上述金属离子发生螯合反应，形成溶解度小、不易被胃肠道吸收的金属螯合物，从而降低四环素在胃肠道的吸收。一些含生物碱的中药如麻黄、颠茄、洋金花、曼陀罗、莨菪等，可抑制胃蠕动及排空，延长红霉素、洋地黄类强心苷药物在胃内的滞留时间，或使红霉素被胃酸破坏而降低疗效，或使强心苷类药物在胃肠道内的吸收增加，引起洋地黄类药物中毒。因此，含有上述中药成分的中成药都不宜与红霉素、洋地黄类药物同时口服。含鞣质较多的中药或中成药，不可与西药索米痛片、克感敏片等同服，因同服后可产生沉淀而不易被机体吸收，拮抗降低疗效。

（二）影响分布

某些中西药联用相互作用后，血药浓度有所变化而影响药物与血浆蛋白组织结合。碱性中药如硼砂、女金丹、痧气散等，能使氨基苷类抗生素如链霉素、庆大霉素、卡那霉素等排泄减少，吸收增加，血药浓度上升，同时增加脑组织中的药物浓度，使耳毒性增加，造成暂时性或永久性耳聋。含有鞣质类化合物的中药在与磺胺类药物合用时，导致血液及肝脏内磺胺类药物浓度增加，严重者可发生中毒性肝炎。银杏叶与地高辛合用可促进主动脉内皮细胞内钙离子水平，使地高辛的游离血药浓度明显升高，易造成中毒。因此，临床上两者联合使用时应适当降低地高辛剂量，并进行血药浓度的监测。

（三）影响代谢

中西成药配伍时会影响药酶的活性，从而影响药物在体内的代谢。

1. 酶促反应 中药酒剂、酊剂中含有一定浓度的乙醇，乙醇是常见的酶促剂，它能使肝药酶活性增强，在与苯巴比妥、苯妥英钠、安乃近、利福平、二甲双胍、胰岛素等药酶诱导剂合用时，使上述药物在体内代谢加速，半衰期缩短，药效下降；当与三环类抗抑郁药盐酸氯米帕明、丙米嗪、阿米替林及多虑平等配伍使用时，由于肝药酶的诱导作用，使代谢产物增加，从而增加三环类抗抑郁药物的不良反应。

2. 酶抑反应 中西药合用时发生酶抑反应也会影响药物在体内代谢，使药效降低或毒副作用增加。富含鞣质的中药大黄、山茱萸、诃子、五倍子、地榆、石榴皮、虎杖、侧柏叶等，在与淀粉酶、蛋白酶、胰酶、乳酶生等含酶制剂联用时，可与酶的酰胺键或肽键结合形成牢固的氢键缔合物，使酶的效价降低，影响药物的代谢。单胺氧化酶抑制药呋喃唑酮、异烟肼、丙卡巴肼、司来吉米等通过抑制体内单胺氧化酶的活性，使单胺氧化酶类神经递质如去甲肾上腺素、多巴胺、5-羟色胺等神经递质不被破坏，而贮存于神经末梢中。此时若口服含有麻黄碱成分的中成药如大活络丹、千柏鼻炎片、蛤蚧定喘丸、通宣理肺丸等，所含麻黄碱可随血液循环至全身组织，促进单胺类神经递质的大量释放，引起头痛、恶心、呼吸困难、心律不齐、运动失调及心肌梗死等不良反应，严重时可出现高血压危象和脑出血，因此，临床上应避免联用。

（四）影响排泄

1. 增加排泄　碱性药物由于与酸性药物发生相互作用，可大大加快药物排泄速度，导致药效降低，甚至失去治疗作用。碱性中药如煅牡蛎、煅龙骨、女金丹、痧气散、乌贝散、陈香露白露片等，与诺氟沙星、呋喃妥因、吲哚美辛、头孢类抗生素等联用时，酸性解离增多，排泄加快，使作用时间和作用强度降低。红霉素在碱性环境下抗菌作用强，当与含山楂制剂合用时，可使血液中pH降低，导致红霉素分解，失去抗菌作用。含有机酸成分的中药如乌梅、山茱萸、陈皮、木瓜、川芎、青皮、山楂、女贞子等，与一些碱性药物如氢氧化铝、氢氧化钙、碳酸钙、枸橼酸镁、碳酸氢钠、氨茶碱、氨基苷类抗生素等合用时，会发生酸碱中和而降低或失去药效。

2. 减少排泄　酸性较强的药物联用，可酸化体液而使药物排泄减少，增加药物的毒副作用。含有机酸成分的中药，如乌梅、山茱萸、陈皮、木瓜、川芎、青皮、山楂、女贞子等与磺胺类、大环内酯类药物、利福平、阿司匹林等酸性药物合用时，因尿液酸化，可使磺胺类和大环内酯类药物的溶解性降低，增加磺胺类药物的肾毒性，导致尿中析出结晶，引起结晶尿或血尿；增加大环内酯类药物的肝毒性，甚至可引起听觉障碍；可使利福平和阿司匹林的排泄减少，加重肾脏的毒副作用。

（五）影响药效

1. 药效学的协同作用　中西药合理的配伍，可导致协同作用，增强疗效，减轻毒副作用。研究表明，三七粉具有扩张血管，改善微循环的作用，阿司匹林具有抗血小板凝集的作用，两药合用导致抗凝作用增强，具有潜在的出血风险。含麻黄碱的中药及其中成药，如复方川贝精片、莱阳梨止咳糖浆、复方枇杷糖浆等，因麻黄碱会兴奋心肌β受体、加强心肌收缩力，与洋地黄、地高辛等联用时，可使强心药的作用增强，毒性增加，易致心律失常及心衰等毒性反应。含钙较多的中药或中成药，如石膏、龙骨、牡蛎、珍珠、蛤蚧及瓦楞子等，不可与洋地黄类药物合用，因钙离子为应激性离子，能增强心肌收缩力，抑制 Na^+-K^+-ATP 酶活性（也可以说与强心苷有协同作用），从而增强洋地黄类药物的作用和毒性。

2. 药效学上的拮抗作用　中西药配伍不当，会使两者在疗效上发生拮抗作用，甚至产生严重的毒副作用。

（1）甘草、鹿茸具有糖皮质激素样作用，有水钠潴留和排钾效应，还能促进糖原异生，加速蛋白质和脂肪的分解，使甘油、乳酸等各种糖、氨基酸转化成葡萄糖，使血糖升高，从而减弱胰岛素、甲苯磺丁脲、格列本脲等降糖药的药效。因此含有甘草、鹿茸的中成药，如人参鹿茸丸、全鹿丸等，不能与磺酰脲类降糖药联用。

（2）中药麻黄及含麻黄碱的中成药，如止咳喘膏、通宣理肺丸、防风通圣丸、大活络丸、人参再造丸等有拟肾上腺素作用，具有兴奋受体和收缩周围血管的作用，与复方降压片、帕吉林等降压药同时服用，会产生明显的拮抗作用，使其作用减弱，疗效降低，甚至使血压失去控制，严重者可加重高血压病患者的病情。

（3）含鞣质较多的中药及其中成药，如五倍子、地榆、诃子、石榴皮、大黄等，不可与胃蛋白酶合剂、淀粉酶、多酶片等消化酶类药物联用，形成络合物影响酶制剂的活性，且不易被胃肠道吸收，从而引起消化不良、纳呆等症状。

3. 药理作用相加产生毒副作用　有些中西成药均具有较强的药理作用，合用后药理作用相互加强产生毒性作用。

（1）六神丸、救心丹等中成药中有蟾酥、罗布麻、夹竹桃等药材，含强心苷成分，不宜与洋地黄、地高辛、毒毛旋花苷 K 等强心苷类同用，引起中毒。

（2）发汗解表药荆芥、麻黄、生姜等及其制剂（如防风通圣丸），与解热镇痛药阿司匹林、安乃近等合用，可致发汗太过，产生虚脱。

（3）含雄黄类的中成药，不能与硫酸盐、硝酸盐、亚硝酸盐及亚铁盐类西药合服，因雄黄所含硫化砷具有氧化还原性，遇上述无机盐类后即生成硫化砷酸盐沉淀物，既阻止西药的吸收，又使含雄黄类的中成药失去原有的疗效，并有导致砷中毒的可能。

（4）含汞类中药及其制剂，如朱砂、轻粉、朱砂安神丸、人丹、紫血散、补心丹、磁朱丸等，不能与溴化钾、三溴合剂、碘化钾、碘喉片等同服，因汞离子与溴离子或碘离子在肠中相遇后，会生成有剧毒的溴化汞或碘化汞，从而导致药源性肠炎或赤痢样大便。含汞的中药及其制剂，不能长期与含苯甲酸钠的咖溴合剂，或以苯甲酸钠作为防腐剂的制剂同服，因同服后可产生可溶性苯汞盐，引起药源性汞中毒。含汞的中药或中成药，不能与具有还原性的西药如硫酸亚铁、亚硝酸异戊酯同服，同服后能使 Hg^{2+} 还原成 Hg^{+}，毒性增强。

（5）含有机酸类的中药及中成药，不能与磺胺类西药同服，因同服后易在肾小管中析出结晶，引起结晶尿、血尿，乃至尿闭、肾衰竭。含大量有机酸的中药及其制剂，不可与呋喃妥因、利福平、阿司匹林、吲哚美辛等同服，因前者能增加后者在肾脏中的重吸收，从而加重对肾脏的毒性。

（6）含水合型鞣质而对肝脏有一定毒性的诃子、五倍子、地榆、四季青等，以及含有这些药物的中成药，不能与对肝脏有一定毒性的西药四环素、利福平、氯丙嗪、异烟肼、依托红霉素等联用，因联用后会加重对肝脏的毒性，导致药源性肝病的发生。含鞣质类中药如虎杖、大黄、诃子、五倍子等，不能与磺胺类西药同服，因鞣质能与磺胺类药物结合，影响磺胺的排泄，导致血及肝内磺胺药浓度增高，严重者可发生中毒性肝炎。

（7）含碱性成分的中药及其制剂，不能与氨基糖苷类西药合用，因这些中药及其制剂能使机体对氨基糖苷类抗生素吸收增加，排泄减少，虽能提高抗生素的抗菌药力，但却增加了其在脑及其他组织中的药物浓度，使耳毒性作用增强，从而影响前庭功能，导致暂时或永久性耳聋及行动蹒跚。含碱性成分的中药及其制剂，不能与奎尼丁同用，因其能使尿液碱化，增加肾小管对奎尼丁的重吸收，从而使排泄减少，血药浓度增加，引发奎尼丁中毒。含颠茄类生物碱的中药及其制剂，如曼陀罗、洋金花、天仙子、颠茄合剂等；含有钙离子的中药，如石膏、牡蛎、龙骨等，均不可与强心苷类药物联用，因颠茄类生物碱可松弛平滑肌，降低胃肠道的蠕动，与此同时也就增加了强心苷类药物的吸收和蓄积，故增加了毒性。

（8）含氰苷的中药，如杏仁、桃仁、枇杷叶等，不宜长期与镇咳类的西药如喷托维林等联用。因氰苷在酸性条件下，经酶水解后产生的氢氰酸虽有止咳功效，但在一定程度上抑制呼吸中枢，喷托维林等可加强其抑制作用，使呼吸功能受抑制。

（9）含乙醇的中成药如各种药酒等，不可与镇静剂如苯巴比妥、苯妥英钠、安乃近等联用，因联用后既可产生具有毒性的醇合三氯乙醛，又能抑制中枢神经系统，引起呼吸困难、心悸、焦虑、面红等不良反应，严重者可致死亡。含乙醇的中成药如各种药酒等，不可与阿司匹林、水杨酸钠等抗风湿药同服，因乙醇与水杨酸等对消化道均有刺激作用，同用后能增加对消化道的刺激性，严重者可导致胃肠出血。含乙醇的中成药如各种药酒等，不可与三环类抗抑郁药丙米嗪、阿米替林、氯米帕明、多塞平等同服，因前者可加快后者的代谢，从而增强三环类抗抑郁药毒性，甚至导致死亡。含乙醇的中成药如各种药酒等，不可与抑制乙醇代谢的氯丙嗪、奋乃静、氟奋乃静、三氟拉嗪等吩噻类西药同用，因后者能使前者分解缓慢，加重恶心、呕吐、头痛、颜面潮红等中毒症状。含乙醇的中成药如各种药酒等，不可与胍乙啶、利舍平、肼苯达嗪、甲基多巴及妥拉唑啉等抗高血压药联用，因同用后易产生协同作用引起体位性低血压。含乙醇的中成药如各种药酒等，不可与对乙酰氨基酚同服，因同用后二者的代谢产物对肝脏损害严重，有些患者对此类药极为敏感，从而可引起肝坏死及急性肾衰竭。含乙醇的中成药如各种药酒等，不可与抗组胺类药如氯苯那敏等联用，因同用后能增强对中枢神经系统的抑制，导致熟练技能障碍、困倦等不良反应等。含乙醇的中成药如各种药酒等，不可与胰岛素及磺脲类降糖西药同用或同服。因联用后会导致严重的低血糖，或头晕、呕吐，严重者可出现昏睡等酩酊反应，甚至出现不可逆性神经系统症状等。含乙醇的中成药如各种药酒等，不可与磺胺、头孢菌素类及呋喃类抗生素联用，因这类西药均能抑制乙醇在体内的代谢，增加乙醇对机体的毒性作用，严重者亦可出现酩酊反应（亦称双硫仑样反应），而所含乙醇又能加重这两类西药对中枢神经的毒性。含乙醇的中成药如各种药酒等，不可与硝酸甘油等扩张血管类西药同用，因所含乙醇对交感神经和血管运动中枢有抑制作用，致使心肌收缩力减弱，血管扩张，从而与硝酸甘油的扩张血管作用产生协同作用，导致血压明显降低。

（10）海藻、昆布等含碘类中药及其制剂，不宜与治疗甲状腺功能亢进的西药联用。因其所含的碘能促进酪氨酸的碘化，使体内甲状腺素的合成增加，不利于治疗。

（11）黄药子对肝脏有一定毒性，不可与利福平、四环素、红霉素、氯丙嗪等本身也具有肝毒性的西药联用，以免引发药源性肝病。

思考与练习

1. 中药不良反应按照发生原因与临床表现可分为哪几种类型？
2. 简述 A、B、C、D 型不良反应的发生机理。

第三章 中药不良反应的影响因素

【学习要求】

1. 掌握药材品种、产地、炮制、制剂水平、毒性成分、性别、年龄、个体差异、给药途径、剂量、疗程、配伍、中西药合用等对不良反应发生的影响。

2. 熟悉药不对证、贮存条件、病理状态、煎煮方法对不良反应发生的影响。

3. 了解采集时间、精神因素、种族差异对不良反应发生的影响。

中药源自植物、动物、矿物，临床使用以中医药理论为指导，因此中药不良反应发生的原因及其影响因素较化学药物更加复杂。归纳起来主要有药物、机体和用药三个方面。

第一节 药物相关因素

一、药材品种

我国地域辽阔、中医药历史悠久，对药物品性的传统论述诸多、认识不一，而且中药在传承过程中曾出现一名多物的药材混用现象。这导致中药品种混淆、同名异物、同物异名的现象较为普遍。由此带来的药品安全事件，时刻提醒药学研究和药品监管必须不断对种类繁杂的中药材进行正本清源、科学界定。临床用药中，如将来源于不同品种的药物盲目替用和乱用易导致毒副作用或不良反应的发生。如大戟，常见的有京大戟、红大戟两种，前者属大戟科含大戟苷等，毒性大；后者属茜草科含蒽醌类化合物，毒性小。又如五加皮有南五加皮和北五加皮之分，南五加皮为五加科植物细柱五加的干燥根皮，无毒，可祛风湿、补肝肾、强筋骨。北五加皮为萝藦科植物杠柳的根皮（即《药典》中之香加皮），有一定毒性，虽有强心利尿作用，但应用不当可致中毒。在动物药中，有些亦因来源差异而影响毒性。如蜂蜜，因蜜源不同，可分为无毒与有毒两类。若以枣、油菜、刺槐等无毒植物的花蜜酿得者即无毒；若以钩吻等有毒植物的花蜜酿得者就有大毒。如2000年前后国内外先后报道的马兜铃酸和“龙胆泻肝丸”事件，就是将“关木通”混成“木通”使用，由于前者含有的马兜铃酸具有强烈的肾毒性，一字之差，导致一些患者使用后出现肾损害甚至肾衰竭，从而引发了严重的药害事件。金银花、山银花同属中药材，尽管二者在一些功效方面存在着相同性，国家药典委员会认为两者在药用历史、植物形态、药材性状及化学成分上存在着差异，可能会带来疗效和安全风险的差异，把金银花和山银花在《药典》中分列出来更有利于药品安全。由此可见，品种混乱是中药安全的重要隐患之一。因此，临床用药要注意品种混淆现象，正确选择药物。

二、药材产地

许多中药，尤其是植物类药所含成分的质和量因产地的不同而相异。从植物药的产地说，由于各地的自然条件如土壤、水质、气候、雨量、光照、温度及海拔高度等相差很大，从而导致同种等量而产地不同的中药，其疗效与毒副作用有别。如乌头含乌头碱、中乌头碱等有毒成分，它们的含量多少是衡量乌头毒性大小的主要依据，而其却常因产地不同而差别很大。如近年有人对不同产地乌头所含的乌头碱、中乌头碱、次乌头碱进行检测，发现不同产地的乌头中，三种乌头碱的总含量相差悬殊，产于四川南部的为 0.526%，产于北京西郊的为 0.205%，而产于甘肃的只有 0.16%。照此计算，四川南部产的乌头的毒性是北京西郊的 2 倍、甘肃的 3.2 倍。产地因素影响药材的品质，使用不当易引发安全问题。

三、药材采集时间

采集时间对植物类中药的成分与性效影响较大，这是因为植物的根、茎、叶、花、果、种子及全草，都有一定的生长和成熟期，故采集时间的适当与否，直接影响药物的疗效与毒性。如槐米、槐花来源于同一植物，槐米为花蕾，其中芦丁含量为 23.5%；而槐花为已开放的花朵，芦丁含量降至 13%。如苦楝皮为驱虫要药而有毒，活性成分主要是苦楝素，其含量以春夏季为最高，此时采集的苦楝皮，虽驱虫效佳，但毒性也大。钩吻有剧毒，春夏所采嫩芽最毒。又据国外报告，乌头母根中，有毒成分乌头碱的含量春天最高，至夏时剧降，从秋入冬期间渐减。而在子根中乌头碱类成分，冬春期间剧增。对于有的动物药，采集时间亦影响它的有毒与无毒。

四、药物贮存条件

贮存药材的条件与方法适当与否，对中药的质量与有毒无毒影响重大。明代陈嘉谟《本草蒙筌·总论》云："凡药藏贮，宜常提防。倘阴干、暴干、烘干，未尽去湿，则蛀蚀、霉垢、朽烂，不免为殃。"中药富含有蛋白质、淀粉、脂肪、糖类等有机物与多种无机物，若贮存条件不当，则可产生复杂的理化变化，导致部分或整体质变，使原有的性效发生质变。有的中药原本有毒，因存放年久或温、湿度失宜，发生泛油、虫蛀、酶解等变化，某些有毒成分部分或全部分解或挥发，使疗效与毒性大减。如苦杏仁有小毒，是因其含有苦杏仁苷，若存放年久或方法失宜，被虫蛀、泛油或过分酶解，则苦杏仁苷含量大减，疗效与毒性亦随之大减。有报道，将存放多年，并已被虫蛀，只剩下头、足、翅及躯壳的斑蝥泡酒，外涂皮肤，并不引起发泡，说明斑蝥刺激皮肤发泡的毒性，因久存与虫蛀而消失。

有的植、动物类中药，特别是鲜品或含汁液多的药物，原本无毒，若保存失当，极易霉变腐烂，发生质变，产生对人体有害的毒性成分，变为有毒之物。如甘蔗甘寒，功能生津止渴，榨汁内服可作为辅助药，用于热病伤津的治疗。倘若贮存不当，即会发生霉变。在霉菌的作用下，产生对人体神经有极强毒性的嗜神经毒素，临床屡有因食霉变甘蔗中毒致残或死亡的报道。

贮存条件亦能影响矿物药的有毒与无毒。有些矿物药要求在避光、密闭及低温条件下保存。倘若保存不当，即可发生氧化还原、分解等化学反应，改变其性效。如升药，若在高温或强光照射下保存，则易析出水银，使颜色变深，乃至于变黑，毒性增强。

五、药材炮制

炮制是药物在应用前或制成各种剂型前的必要加工过程。通过规范的炮制，可减轻或消除药物的毒性、烈性，提高药物的疗效，减轻或消除药物的不良反应。尤其一些含有毒性成分的药物，在使用前必须经过规范的炮制，才能减轻毒性，保证用药安全。如峻下逐水药芫花性温味辛，入肺胃大肠经，有泻水逐饮、祛痰止咳、杀虫疗癣等功效，毒性较大，生品尤甚。李时珍认为："芫花留数年陈久者良，用时以好醋煮十数沸，去醋，以水浸一宿晒干用，则毒减也，或以好醋炒者次之。"时至今日，芫花的炮制方法仍采用醋炙。有学者观察了芫花醋炙前后化学成分、药理作用及毒性的变化，发现醋炙芫花对实验动物肠蠕动的促进作用较生品增强，而且醋炙芫花的 LD_{50} 较生品提高了一倍。再如附子所含双酯型乌头碱毒性剧烈，可引起消化系统、心血管系统、神经系统等不良反应。但生附子经炮制后，双酯型乌头碱水解为乌头原碱，毒性显著降低。又如苍耳子有小毒，生品对肝脏有损害，需炒黄去刺用，炒后可使其有毒的植物蛋白变性凝固。可见，炮制对于减轻毒副作用，减少不良反应具有十分重要的作用。

六、制剂工艺

中药成分复杂，加上中成药又大多为复方制剂，因而中药制剂的质量控制和质量标准的把握确实存在一定的困难，特别是注射剂的质量问题更值得引起注意。在中药的不良反应中Ⅰ型变态反应占有较大比例，这一方面与中药含有大分子物质有关，另一方面与中成药制剂的质量，尤其是注射剂的质量也密切相关。因注射剂肌注后吸收迅速、静脉注射后直接进入血液循环，若质量不纯或含有杂质则抗原性显著增强，易产生过敏反应。

同时，我们还必须注意到由于中成药原料多来自动物、植物，处方成分复杂，制备工艺烦琐多样，有效成分多为混合物质，而且中药制剂品种繁多，剂型不一，自身存在着许多质量不稳定因素，再加上包装不够严密和合理，而使用周期又偏长，给药品的贮藏、保管带来了一定的困难，因此容易造成药品变质，如片剂的膨松、裂片、潮湿、粘连、透色斑点；颗粒剂的软化、潮解、结块、发霉、变色；口服液的浑浊、沉淀、变色、变味；注射液的沉淀、结晶、变色等，这些都可能导致药品的疗效降低，不良反应发生的可能性增高。

七、药物成分

有些中药如砒石、砒霜、生川乌、生马钱子、生甘遂、雄黄、生草乌、红娘子、生白附子、生附子、水银、生巴豆、白降丹、生千金子、生半夏、青娘子、洋金花、生天仙子、生南星、红粉、生藤黄、蟾酥、雪上一枝蒿、生狼毒、轻粉、闹羊花中含有毒性成分，这些毒性成分可影响机体机能、损害组织结构，是这些中药产生毒性作用的物质基础。如马钱子有大毒主要是由于马钱子含有番木鳖碱即士的宁，其安全范围小，毒性反应严重，中毒后先四肢轻微抽搐、吞咽困难、颈面部肌肉抽搐、精神不安或失常，继之则伸肌与屈肌同时极度收缩、强直性痉挛而出现惊厥、甚或呼吸肌麻痹而死亡。再如巴豆有大毒，主要是由于巴豆油对消化道黏膜和皮肤有很强的刺激作用，可产生严重的口腔刺激症状、恶心、呕吐、腹痛、腹泻、里急后重，皮肤发红、起泡、坏死，有报道服巴豆油20滴而致死者。

第二节　患者机体因素

一、年龄

人体的气血阴阳、脏腑功能，随年龄的变化而变化。不断变化的机体，对中药成分的吸收、输布、转化及排泄不同，从而影响中药不良反应的发生。一般说，成年人机体已发育成熟，脏腑功能完善，药物成分被吸收后，机体能较快地输布、转化及排泄，敏感性低，耐药性强。而婴幼与老人则相反。在常量应用的条件下，有些有毒中药对成年人可不发生损害，而对婴幼与老人则可能有害。具体而言，婴幼儿处在生长发育阶段，形体娇嫩，脏腑功能尚未完善，寒热虚实，均易变更。现代药理学又告诉我们，婴幼儿机体的药物代谢酶活性低，肾脏排泄功能较差，药物的血浆蛋白结合率较低，加之血脑屏障功能不完善，生长发育中的组织器官，尤其是中枢神经系统对药物的敏感性较高，故极易受到药物的损害。老年人处在身体衰老阶段，形体衰老，气虚血亏，脏腑功能减弱，或患多种慢性疾病，机体各系统、器官的组织形态与生理生化机能发生了变化，对药物的耐受性较低，中药成分特别是有毒成分被机体吸收后，不像成年人那样较快地被转化、排泄，使损害机体的风险增大。因此，临床使用中药时，应充分考虑患者年龄因素，灵活掌握用药剂量，将不良反应发生的可能性降到最低。

二、性别

不同性别的个体，体质差异很大。如女性平均体重轻，男性平均体重重。男性雄激素水平较高，为阳刚之体；女性雌激素水平较高，为阴柔之体。妇女有月经期及妊娠之生理变化等。这些差别均能影响机体对中药的敏感性与耐受性。因此，用药时应该考虑性别差异因素，否则就有可能发生意想不到的不良反应。如麝香虽善破血通经、消肿止痛，但有增加月经量与下胎之弊。常量应用，施于男性患者，则不会有大害，施于经期或妊娠期妇女，则有导致血崩或堕胎之害。又如经期、妊娠期妇女对泻下药敏感，作用峻猛的泻下药如大黄、芒硝、番泻叶、甘遂、大戟、芫花、商陆、牵牛、巴豆等，可导致盆腔器官充血而引起月经过多或流产；经期和妊娠期的妇女对活血化瘀药也非常敏感，易导致月经过多和流产，应尽量避免应用。另外，妊娠期特别是怀孕最初3个月的妇女，必须禁用峻烈、有毒、致畸作用的中药，否则会影响胚胎的正常发育。有的药物可部分通过乳汁分泌进入乳儿体内，因此哺乳期妇女应避免使用可经乳汁分泌排泄的药物。同时，哺乳期妇女还必须禁用、慎用有回乳作用的药物，如麦芽等，以避免抑制乳汁的分泌。

三、病理状态

在病理状态下机体对药物的反应可能发生质与量的变化，而影响或改变药物的药理作用，甚或产生不良反应，临床用药时必须充分认识这一影响因素，利用其有利的一面，避开病理因素对药物作用的负面影响，防止因不同的病理状态导致的不良反应。如热盛气分、阳明热炽的高热患者，对大苦大寒的清热泻火药的耐受性增加，可以耐受一般人过量即会伤阴败胃而腹泻便溏、食欲减退的苦寒之品，如黄芩、黄连、大黄、板蓝根、栀子等；如具有解热作用的中药（辛温解表药、辛凉解表药）可使发热者体温降至正常而对正常的体温却没有影响；再如患有肝肾疾病的患者，药物的代谢、排泄速度减慢，容易导致药物在体内蓄积而发生中毒，特别是当使用有一定毒性的药物时，一定要考虑药物因肝肾机能减退代谢、排泄减慢，应适当减轻用药剂量、缩短用药时间，防止药物蓄积中毒。总之，由于机体状态异常而影响药物在体内的正常代谢，尽管究其责不在于药物本身，但却提醒临床用药多注意患者病理特点，避免不良反应的发生。

四、个体差异

一般而言在年龄、性别相近的情况下，多数人对某一药物的反应是相同或相似的，但也有极少数人对药物的反应与一般人不同，存在质和量的差异，这种差异称为个体差异。导致个体差异的原因主要是遗传因素。个体差异大致有如下几种情况，一是高敏性，有少数人对某些药物特别敏感，仅用较小的剂量就会产生较强的药理作用，剂量稍大即会出现明显的不良反应。如附子的中毒剂量大多在30g以上，但有报道在复方中仅用附片3g即发生中毒，患者服药1小时后即觉舌、唇、全身肌肤麻木，发热，烦躁，恶心欲吐，胸闷气短，BP12.0/6.9kPa，HR100/分钟，心律不齐，频发期前收缩，呈二联律、三联律，心电图检查结果为紊乱性心律（房性、室性、结性期前收缩），室性心动过速。分析中毒原因可能与患者的高敏性有关。二是耐受性，与高敏性相反，有少数人对某些药物特别不敏感，必须用较大剂量才能产生应有的药理作用。耐受性的产生又有二种情况，其一是因遗传差异导致的先天耐受性，其二是因连续用药产生的后天耐受性，耐受性降低了药物的疗效也抑制了药物的不良反应，如同为附子，有报道产生耐受性的患者煎服120g而不发生毒性反应。其三是特异质，如先天缺乏葡萄糖-6-磷酸脱氢酶的患者在应用伯氨喹宁、磺胺类、呋喃类等强氧化性的药物后即可能发生急性溶血性贫血和高铁血红蛋白症。中药也有类似的报道，如服用治疗量的胖大海2枚沸水泡服代茶饮，服后致小腹胀痛，尿血。分析发现虽然患者既往无药物过敏史，但其母有服用胖大海尿血史。

五、精神因素

用药者的精神状态对药物的药理作用和不良反应都能产生重要的影响，安定、乐观的情绪，积极、向上的精神状态和克服、战胜疾病的坚强信心能使呼吸、循环系统功能稳定，使神经、内分泌系统功能协调，提高机体的免疫能力，从而增强药物的疗效。烦躁焦虑、忧郁悲观、愤怒恐惧等情绪，能造成自主神经功能紊乱、神经内分泌功能失调，从而降低药物的疗效。而对治疗药物信心不足，甚或怀疑药物的患者则不仅疗效欠佳，而且还容易产生不良反应。如有报道安慰剂可治疗高血压、消化性溃疡等多种疾病，有效率达30%～40%，不但能改善主观症状，还能使胃酸分泌减少、血细胞增高。反之，患者消极怀疑的精神状态，尤其是对药物或医生的怀疑可能诱发或加重药物的不良反应。

六、种族与环境

不同种族的人体，在遗传和变异规律的支配下，由于先天禀赋和后天生活、工作环境，如气候、水土、劳作方式、性情及饮食习惯等不同，其体质也不同。因而对药物的敏感性、耐受性及代谢速度不同。近年有研究表明，某些药物在人体内的吸收速度不仅存在着个体差异，而且与种族有关。此外，患者所处的环境，如居住条件、气象变化、温度湿度都能间接地影响或改变机体状况，从而影响药物的作用，增强或减弱药物的不良反应。如炎热的夏季或热带地区应用发汗解表药剂量过大较冬季和寒冷地区容易导致汗出过多而发生虚脱；再如寒冷的冬季和高寒地区应用苦寒清热泻火药则容易损伤脾胃而导致食欲减退、腹痛便溏等症。

第三节　临床用药因素

一、给药途径

不同的给药途径直接影响药物吸收速度的快慢、吸收量的多少、血浆药物浓度的高低，进而影响到药理作用的快慢、强弱。因此，给药途径对中药不良反应的发生与否、不良反应的严重程度有着极其重要的影响。概括地说，中药给药途径可分为体内给药与体表给药两大类，体内给药包括口服、直肠灌注、肌肉及皮下注射、静脉注射等；体表给药包括皮肤与黏膜给药等。由于体内给药是药物直接与消化道黏膜、肌肉及结缔组织接触，或直接注入血液中，故其成分易被机体吸收，并很快分布于全身。而体表给药是靠皮肤、黏膜等吸收药物成分，故吸收速度相对缓慢，吸收量也相对小，对人体的作用也相对缓和。如砒石有剧毒，成人中毒量为10mg，致死量为0.1～0.2g。按此量给人口服，即会导致中毒或死亡；若依法外用，局部小面积涂敷于正常皮肤，则不一定导致中毒。

其次，体内给药亦分不同给药方法，即药物送入机体部位不同，药物的吸收速度及效应就有相差，从而影响中药不良反应的发生与否。中药传统的给药途径为口服，口服给药具有经济、方便、安全等优点，适宜于大多数药物和大多数患者。然而，口服给药也存在一些明显的不足，如药物起效慢不宜用于急救给药；吸收易受胃肠内容物的影响，有些有效成分易被消化液破坏；对于昏迷、呕吐等不能口服的患者也不适用。因而有些患者只宜采用显效快、吸收迅速完全、不受消化液影响的注射给药途径。近年来，中药注射剂不良反应报道数量急剧增多，这其中当然不排除用药人数增多和不良反应监测力度加大等原因。但注射剂不良反应发生率明显高于同品种的口服剂型是不争的事实。如双黄连口服制剂很少出现不良反应，但双黄连注射剂不良反应多发且严重。又如鱼腥草口服较为安全，但鱼腥草注射剂可引起严重的不良反应。

二、用药剂量

用药剂量不规范的问题可以说是中药临床上一个普遍存在的问题。导致中药用药剂量不规范的原因大致有如下几个方面。一是古代重量（斤、两、钱、铢）、度量（尺、寸）、容量（斗、升、合）与现代临床使用的重量（kg、g、mg）、度量（m、cm）、容量（L、mL）相差较大，因此对于古代的度量、重量、容量现代临床只能进行近似换算；二是某些动物药用量欠规范。临床上有些医生习惯于以条计算动物药的用量，这就会因动物的大小而导致用量的差异，有时甚至是很大的差异。如蜈蚣，辛温有毒，2015 年版《中国药典》中规定的剂量比较严格，为 3 ~5g。由于医生用药习惯的原因，不少单位调配处方都以条为用量的基本单位，而蜈蚣小者仅 0.5g，大者可达 2g，大小重量相差 4 倍。蜈蚣含有两种类蜂毒毒性成分，用量过大即会产生不良反应；三是中药规定的有效量范围过大，中药学教科书及其他一些权威中药学著作中推荐的中药饮片成人一日用量是一般质地较轻者为 3 ~10g，质地较重者为 10 ~30g，上下限量相差 3 倍之多，是造成中药用药剂量不规范的又一原因；四是用药者的随意性大，部分医生认为中药是天然药物，毒副作用小，临床用药不甚严格和严谨，随意性很大。如牵牛子苦寒有毒，一般入汤剂 3 ~9g，入丸散 1 ~3g，但有医生处方用量竟达 100g 以上，患者服后即腹泻，排出黏液样血便，肉眼血尿；五是有些患者自购自服中药，缺乏有效的监督、指导和管理，在用药剂量方面存在很大的问题，成为引起中药毒性反应的重大隐患。上述种种原因导致用药剂量过大，超过了药物的安全范围，因而诱发或加重了药物的不良反应。

三、长期用药

长期用药是中药临床应用中一个普遍存在的问题，究其原因大致有如下几点，一是中药大多起效较慢，必须延长用药时间才能使药物充分发挥作用；二是中药大多用于治疗慢性病，疾病本身的性质和病程要求长期用药；三是由于对长期应用中药的危害性认识不足，未能中病即止，及时停药。长期应用某种药物，尤其是代谢速度缓慢的药物，药物进入体内的速度大于药物消除的速度，即容易引起药物在体内蓄积而发生不良反应，特别是一些有一定毒性的药物，短期应用尚不致有害，但用药时间过长即会蓄积中毒，如有患者连续三十几年服用含关木通的龙胆泻肝丸，导致肾衰竭。不仅有毒药物如此，即使一些药性平和的药物长期应用也会导致严重的不良反应，如甘草味甘性平无毒，但如长期大剂量服用也会出现水肿、高血压、低血钾等假性醛固酮增多症。可见临床应用中药，不仅要考虑每次的用药剂量，而且还要考虑用药时间和用药总量，不可守一法一方而长期应用。非长期用药不可时则应该采用逐渐减量或间歇用药，防止因用药时间过长药物蓄积而发生不良反应。

四、药不对证

中医药学历来强调辨证求因，审因论治，因时、因地、因人制宜。临床辨证失误、用药不当，或不经辨证、随意滥用，是导致中药不良反应的重要原因之一。如临床辨证失误，热证、阳证误用温热药物，阴证、寒证乱投寒凉药物，则易导致耗损阴津或损伤阳气之类的不良反应。对于这类不良反应，名医王叔和举了一个很好的例子“桂枝下咽，阳盛则毙；承气入胃，阴盛以亡”。此外，无虚证而滥用补益药也是中药药不对证的常见实例之一。如人参，味甘微苦，无毒，有大补元气之功，是治疗虚劳内伤之第一要药。但无虚证患者如长期大剂量服用人参，则非但达不到延年益寿、聪耳明目等补益目的，而且还会引起不良反应，有人将其称为“人参滥用综合征”。其临床表现包括中枢神经系统的过度兴奋或抑制；心血管系统的心律失常、血压升高甚或出现高血压危象；消化系统胃肠功能紊乱、胃溃疡或消化道出血；水、电解质代谢紊乱；过敏反应、目盲、视物不清、视力减退等。因此，临床使用中药时，当注意辨证用药，减少不良反应发生的可能性。

五、配伍失宜

中药的配伍是指在中医药理论指导下，根据病情需要、药物性能及药物之间的相互作用规律将两种或两种以上的药物联合应用。配伍用药的目的在于利用药物之间的相互作用，扩大治疗范围，增强临床疗效，降低药物毒副作用、不良反应发生的可能性。如麻黄、杏仁都能止咳平喘，但单用大剂量麻黄可能会导致中枢神经系统和心血管系统的过度兴奋而烦躁不安、心悸心慌，若单用大剂量杏仁则可能导致不同程度的氢氰酸中毒而抑制呼吸，若在有效剂量范围内将麻黄与杏仁配伍治疗咳喘，其疗效优于单用麻黄或杏仁，又不致产生不良反应。因配伍不当而致不良反应的实例历代中医药文献记载不少。经过长期的临床实践，中医药学家将不宜同时使用的中药总结归纳为配伍禁忌。目前，学术界公认的配伍禁忌包括“十八反”和“十九畏”等。医生临床处方用药时，要讲究配伍的法度，辨证施治，以法统方，君臣佐使合理配伍，切忌胡乱拼凑处方及庞杂处方，凡属“十八反”“十九畏”中的禁忌内容，若没有充分根据和应用经验一般应尽量避用。

六、合用西药

中药与西药毕竟属于两类不同理论体系的药物，其用药指导思想不同，药物来源不同，因此将两类药物合理地合用也是一个较为复杂的问题，特别是由于中西药之间的相互作用、相互影响，有时会产生一些意想不到的不良反应。合用中西药不当所产生的不良反应主要表现在以下几方面：一是注射剂发生理化反应，如穿琥宁注射液与乳酸环丙沙星注射液或左氧氟沙星混合后，会出现淡黄色混浊。二是影响药物的吸收、分布、代谢、排泄等体内过程，如磺胺类药物与有机酸含量高的中药（乌梅、山楂、五味子等）合用，大量的有机酸使尿液偏酸性，使磺胺类药物特别是其乙酰化产物在尿液中的溶解度降低，引起腰痛、结晶尿、少尿、血尿、无尿，甚或急性肾功能衰竭。三是在药效学方面产生不利影响，使药物的疗效下降或发生不良反应，如石膏、龙骨、牡蛎、海蛤壳等含有 Ca^{2+} 的药物若与强心苷类药物合用后，可能影响心苷类药物的强心作用，合用时要减轻用量并密切观察，以防强心苷中毒。

七、煎服不当

汤剂既是临床最常用的中药剂型，也是最能体现中医药特色的剂型。煎煮中药在器皿的选择、火候的大小、下药的先后、煎煮时间的长短等方面都颇为讲究。正确的煎煮方法，一方面能使药物有效成分充分溶出而得以充分发挥疗效，同时还能降低药物的毒副作用。如附子先煎，既可促进附子中所含的毒性成分乌头碱类生物碱的水解，降低附子的毒性，又可促进附子分离出消旋－去甲乌药碱、氯化甲基多巴胺、去甲猪毛菜碱等活性成分，从而提高疗效。又如旋覆花对咽喉有刺激作用，因此必须包煎。若煎煮方法不当则不仅会使药物的疗效降低，还有可能会引起不良反应。此外，还要特别注意中药服用方法。服药次数的多少，间隔时间的长短，饭前饭后，宜温宜凉，都要根据药物的性质、药物的剂型、药物的功用、疾病的表现、病情的缓急轻重等情况来确定。对因煎服药物方法不正确而导致不良反应的现象必须予以充分重视。

思考与练习

1. 中药不良反应发生的主要相关因素有哪些？
2. 如何控制各类诱因以减少中药不良反应发生？

第四章 中药不良反应的临床表现和关联度评价方法

【学习要求】

1. 掌握中药不良反应的临床表现和中药不良反应关联度评价方法。
2. 熟悉药物流行病学评价方法。
3. 了解中药不良反应评价的特殊性。

第一节　中药不良反应的临床表现

中药不良反应的临床表现随应用药物的种类、性质、药理作用、给药途径、用药剂量、用药时间和患者的年龄、性别、体质、疾病的性质、病变的程度的不同而有很大的差异。下面扼要介绍中药在皮肤、神经、精神、呼吸、消化、循环、泌尿、生殖、血液、造血、内分泌等系统不良反应的常见临床表现。

一、皮肤不良反应的主要临床表现

1. 瘙痒　瘙痒是激起搔抓的一种感觉，为皮肤的浅表感觉。发生于真皮乳头及真皮表皮交界处，主要是由组织释放的某些化学物质如组胺、激肽、蛋白酶等引起。此外，精神紧张、皮脂腺分泌减少以及机械的、电的刺激等均可引起瘙痒。

2. 斑疹、丘疹　斑疹为皮肤局限性的颜色改变。无凹凸感，有不同的大小、颜色及形状。斑疹分为红斑、色素沉着斑、色素脱失（或减退）斑及出血斑等。如直径大于3～4cm，称为斑片；由于炎症和毛细血管扩张、充血或增生等引起的斑疹，呈红色或淡红色，压之褪色，称为红斑。色素脱失斑如白癜风，色素减退斑如花斑癣等。

丘疹为实质性、局限性的突起。位于表皮或真皮浅层，直径为0.5～1cm，由于细胞浸润，表皮组织增生，代谢产物聚集等引起。常见于中药的过敏及变态反应中。

3. 水疱、脓疱　含有液体的局限性、腔隙性突起称为水疱。炎症较重时常绕以红晕，大小、形状不等，针尖至豆粒大者称为小水疱，小于豌豆者称为水疱，大于豌豆者称为大疱，丘疹中心出现水疱时称为丘疱疹。

脓疱为含有脓液的局限性、腔隙性突起。周围常有水晕和红肿，大小、深浅基本与水疱相同。可由某些中药过敏反应继发细菌感染所引起。

4. 溃疡、糜烂 为皮肤感染、循环障碍、肿瘤坏死、外伤等引起的真皮或皮下组织破坏后所致的组织缺损，称为溃疡。其大小、形状、深浅随病因及发病情况而异。

糜烂为水疱、大疱及脓疱破裂，皮肤浸渍，搔抓，外伤等引起的局部性表皮缺损，表面鲜红、湿润、平滑。

5. 鳞屑 即将脱落或积累增厚的表皮角质层细胞，小如秕糠，大可成片，是由于表皮细胞形成加速、疱疹干燥或正常角化过程发生障碍引起的。

6. 风团 局限性、水肿性、暂时性的扁平隆起。在药物性过敏反应中常见。大小不一，形状不定，发生突然，消退迅速，它是由于毛细血管扩张，渗透性增加，血清外溢等引起的真皮水肿。

二、呼吸系统不良反应的主要临床表现

1. 咳嗽 咳嗽是呼吸系统疾病的最常见症状，当呼吸道黏膜发生炎症或受到异物刺激时即发生咳嗽，刺激性药物经呼吸道吸入或药物随血液循环达到呼吸道刺激呼吸道黏膜或导致黏膜发生炎症反应时即引起咳嗽。药物所致的咳嗽，急性发作者咳嗽较剧，且呈阵发性，初期多无痰或少痰；慢性发作者咳嗽多不甚严重，时发时止，多有痰。若因药物过敏所致，咳嗽多伴有哮喘、呼吸困难，若因药源性肺水肿所致则咳吐粉红色或白色泡沫样痰，伴有呼吸困难。

2. 咳痰 咳痰多与咳嗽或喘息伴随出现，正常人每日仅咯少量白色黏液样痰，咯痰量的多少和性质在一定程度上反映呼吸系统疾病的性质和轻重，痰量增加提示呼吸道炎症有所加重，治疗后痰量减少说明炎症得到了控制。一般而言，药物不良反应引起的咳痰痰量不甚多，以白色黏痰较多见，若伴有小血管破裂可痰中带血，药源性肺水肿则咯白色或粉红色泡沫样痰，急性上呼吸道炎症可干咳无痰或咳嗽少痰。

3. 咯血 导致咯血的原因众多，除呼吸系统外，循环系统、血液系统等其他方面的不良反应也可引起咯血。咯血量的多少因不良反应的性质和程度不同有很大差异，咯血量少则仅为痰中带血，咯血量多则可达100mL以上，一般而言由于支气管黏膜病变引起的咯血量少，由于气管、支气管血管病变或血液系统不良反应引起的咯血量则明显增加，甚或出现大咯血。临床上还必须对咯血和吐血进行鉴别，咯血者，血液多随咳嗽而出，且血液中多带有痰液，可有胸闷，但无恶心感；呕血者，血液多随呕吐而出，且血液中多带有胃内容物，多有恶心感。

4. 呼吸困难 呼吸困难是患者主观上感觉到空气不足或呼吸费力，客观上表现为呼吸的节律、频率、深度改变，病者用力呼吸，辅助肌参与呼吸运动，严重者端坐呼吸，甚或因缺氧而发绀。

根据呼吸困难的发病机理可将呼吸困难分为肺源性呼吸困难、心源性呼吸困难、中毒性呼吸困难、血源性呼吸困难和神经精神性呼吸困难五种基本类型。药物影响到呼吸系统会导致呼吸困难，影响到心血管系统、中枢和外周神经系统也同样可能引起呼吸困难。根据呼吸困难的临床表现，又可将呼吸困难分为吸气性呼吸困难、呼气性呼吸困难和混合性呼吸困难三种不同的形式，呼吸困难伴有喉中哮鸣音者称作哮喘。呼吸困难根据其发作的快慢又可分

为急性呼吸困难、慢性呼吸困难和反复发作性呼吸困难三种。药物所致的呼吸道炎症、肺水肿、支气管平滑肌痉挛或药源性心力衰竭，以及中枢神经系统不良反应所致的呼吸困难一般多起病急骤、来势较猛、发展迅速，属急性呼吸困难。药物过敏所致的过敏性哮喘则大多表现为突然发作性呼吸困难，并伴有喉中哮鸣音，若再次接触到具有致敏作用的药物，哮喘又可再次发作。

三、消化系统不良反应的主要临床表现

1. 恶心，呕吐 恶心和呕吐是消化系统不良反应两个最常见的症状，两者常先后出现，一般恶心在前，呕吐在后（有时恶心也可单独出现）。恶心主要表现为胃脘部的特殊不适感，多伴有头晕、流涎、脉搏缓慢等迷走神经兴奋的症状。呕吐则是指胃内容物或部分小肠内容物，通过食道倒流至口腔的一系列反射动作。呕吐可将进入胃中的有毒药物排出，但临床上患者的自行呕吐往往并非如此，剧烈而频繁的呕吐可引起水电解质紊乱、酸碱平衡失调等严重后果。

药物引起恶心呕吐主要有两方面的原因，一是反射性呕吐，药物刺激咽部，刺激胃肠道黏膜，反射性引起延髓呕吐中枢的兴奋而呕吐，由于病变来自消化道本身，因此出现相对较快，多于用药后立即或不久发生；二是中枢性呕吐，由于药物毒性成分的作用，引起中枢神经系统功能失调，延髓呕吐中枢兴奋而呕吐，药物必须经胃肠道吸收后才能引起，所以一般出现较刺激性呕吐晚。不仅口服药物可引起恶心呕吐，而且有些药物注射给药也可能引起恶心呕吐。值得注意的是，由于恶心呕吐常常是药物不良反应，尤其是毒性反应最早出现的症状，因此临床上对用药后发生的上腹部不适、恶心、干呕、呕吐要特别重视。

2. 食欲减退，厌食 食欲减退或称食欲不振、厌食，是消化系统疾病最基本的临床表现。食欲减退既可伴随其他消化道症状一起出现，也可单独出现，厌食说明消化机能减退或障碍。厌食的出现既可能是由于全身神经体液的调节障碍，也可能是由于消化器官自身的功能损害或器质病变。

药物直接或间接地影响消化功能，使消化能力减弱，即食欲不振。有时若不良反应较轻，可能仅出现食欲不振。而且食欲的变化除为消化系统不良反应的基本表现之外，还可以直接或间接地反映其他不良反应，尤其是消化系统不良反应的病情变化和预后。疾病后期，若食欲增加，表明疾病向好的方向发展，预后良好。相反，若厌食加重，说明病情恶化，预后欠佳。

3. 嗳气，反酸 嗳气是指进入胃中的空气经过食道向上排出。进食后偶然出现的嗳气对机体并无多大影响，但频繁的嗳气，多伴有胃脘饱胀、上腹部不适，说明胃肠蠕动减弱，胃排空减慢，消化不良，有抑制胃肠蠕动不良反应的药物即可引起嗳气。

反酸是指胃中的胃酸以及酸性物质反流进入食道甚至口腔，反酸多伴有食道烧灼感，有些药物能引起胃酸分泌过多，或胃蠕动紊乱，用药后即可能发生反酸。

4. 胃灼热 胃灼热，俗称烧心。是指胸骨后或食道有烧灼感，表现为胸骨后或食道灼热、烧灼，甚至灼热疼痛。除胃酸反流可以引起烧心外，药物对食道的刺激、腐蚀作用，导

致食道黏膜损伤或黏膜炎症反应，都能产生烧心。尤其是口服具有刺激性的中药，大多可引起烧心，如生半夏、生天南星、白附子、红花油、芫花、巴豆等药物均可引起不同程度的烧心。

5. 吞咽困难　吞咽困难是指患者吞咽费力，或食物经过口腔、咽部、食道时有梗阻不畅的感觉，且吞咽时间延长，多伴有咽喉肿痛，吞咽时疼痛加重，严重时甚至不能下咽食物。吞咽是由口腔、咽部的随意肌和保护喉及呼吸道的随意肌收缩、食道括约肌松弛以及食管肌节律性蠕动等所形成的一系列连贯有序的动作，通过吞咽将流质食物或食团推进胃中，这一过程应该是顺畅而轻松的，正常人吞咽流质食物一般需要 3 ~ 4 秒，吞咽固体食物一般需要 6 ~ 8 秒，有吞咽困难者则感到吞咽过程延长，吞咽不轻松，有些还伴有咽喉疼痛，在吞咽时疼痛加重。

药物所引起的吞咽困难的发生主要有两方面的原因，其中大部分是由于药物对咽部、口腔、喉的黏膜的刺激性作用，严重者甚至导致黏膜腐蚀性损伤，咽喉红肿疼痛、口腔糜乱溃疡，食物刺激以及吞咽动作的刺激会使咽喉、口腔的疼痛加重，因而不愿意吞咽或吞咽困难，这一部分患者的吞咽困难多伴有咽喉、口腔红肿疼痛，若坚持吞咽，仍然可以完成，其吞咽困难随疼痛的好转而减轻，以此可与其他类型的吞咽困难相区别。还有一部分药源性吞咽困难是由于药物引起的神经肌肉疾病所致，如药物导致骨骼肌强烈的收缩、肌肉痉挛强直，可发生吞咽困难，如马钱子中毒初期即可出现嚼肌和颈部肌肉抽搐、强直，舌根麻木，吞咽困难。

6. 呕血　呕血是指患者呕吐血液，呕血的发生既可能是由于局部、上消化道（食管、胃、十二指肠、空肠上段、胆道、胰腺等）的急性出血所致，也可能是由于全身性疾病如凝血机能障碍所致。呕血的诊断首先要排除口腔、鼻、咽、喉等部位的出血，尤其是要与咯血相鉴别（咯血多伴随咳嗽而出，血液中多夹有痰液；呕血多伴随呕吐而出，血液中多夹有食物残渣）。

药物直接刺激、腐蚀食道、胃和十二指肠的，损伤上消化道血管，引起上消化道急性出血而呕血，是药源性呕血发生的原因之一；药物通过引起上消化道不良反应，如消化性溃疡、急性胃炎等，从而发生上消化道血管损伤出血而呕血是药源性呕血发生的原因之二；药物影响机体的血液系统，导致凝血机能障碍而出血，可能发生多部位、多脏器的出血，呕血仅为其中之一，这是药源性呕血发生的原因之三。

7. 便血　消化道出血时，血液排出的途径有二，一是向上经口腔排出，称为呕血；一是向下经肛门排出称为便血。当血液从肛门排出，无论颜色鲜红，还是颜色暗红，或呈柏油样黑色，或粪便带血，都称为便血。便血的颜色有鲜红、暗红、黑色等不同，产生的原因主要跟药物所引起的消化道出血的发生部位有关。药物引起上消化道出血，血液经大便排出时，多为暗红色血便，或大便呈柏油样，柏油样大便是由于红细胞破坏后产生的硫化铁，其表面的光泽是因硫化铁刺激肠壁分泌黏液，黏液覆盖于粪便表面所致。药物引起下消化道出血，血液多为鲜红或暗红的血便。但值得注意的是，不能单凭血便的颜色来判断出血部位，因为还存在一些例外，如急性上消化道出血伴有肠蠕动加快时，由于血液在肠道停留的时间短，因此所排出的血液颜色鲜红而非黑色或柏油样大便，而小肠出血时若血液在肠内停留的时间过长，同样可以见到暗红色或柏油样黑便，当小肠出血量多、排出较快时，其大便则呈鲜红色。

8. 便秘 便秘是指大便秘结，粪便干燥，排便次数减少，每2～3天或更长时间排便一次，大便没有规律，常伴有下腹胀满，甚或腹痛，有便意但大便不易排出、甚至烦躁、头晕。食物经消化、吸收后的残渣在结肠形成粪团，当在肠蠕动的作用下粪团由乙状结肠向直肠推进时，直肠受到膨胀刺激，并将此刺激传向大脑皮质，而产生便意，再通过一系列的排便反射，将粪团排出体外。当药物影响或干扰肠道的蠕动、分泌、以及排便过程中的任何一个环节都可能引起便秘。如苦寒类中药，有伤津化燥副作用，若应用时间过长或剂量过大，使肠道分泌减少，水分吸收过多，肠蠕动减慢，则津亏肠燥、大便秘结；如具有M受体阻断作用的药物（洋金花等），可阻断肠道平滑肌M受体，使肠蠕动减慢，大量水分被吸收而导致便秘；还有些药物（如罂粟壳等）既能抑制结肠推进性蠕动、抑制胃肠道腺体的分泌，又能抑制大脑皮质，使其对正常的排便反射不敏感，从而引起便秘、排便困难。

9. 腹泻 腹泻是指肠道的分泌与吸收功能异常，肠蠕动加快，致使排便频率增加，大便质地清稀，不成形，或如水样，并含有异常成分。腹泻是中药最常见的不良反应之一，当药物引起肠蠕动增强，肠内容物通过加快，即可导致大便溏泻，如大黄、番泻叶、芦荟、甘遂、大戟、芫花、商陆、巴豆等泻下药和峻下逐水药，都具有促进胃肠蠕动的作用；当其不作为泻下通便药物使用时，这类药物所引起的腹泻就成为其不良反应；药物引起肠腔内渗透压增高，一方面可以保留肠内的水分不被吸收，同时还可以使肠外的水分向肠腔内运动，结果使肠腔的容积增大，刺激肠壁的传入神经，反射性引起肠蠕动加快，导致腹泻、粪便清稀、甚或流体样大便。如芒硝，其主要含有硫酸钠、硫酸镁等，口服后在肠腔内，溶解度大，吸收少，可提高肠腔内渗透压，导致渗透性腹泻；还有些具有抗原性的药物，过敏体质的患者应用后可产生变态反应，引起变态反应性腹泻，如双黄连粉针剂即可引起变态反应性腹泻。中药所导致的腹泻，大部分属于急性腹泻，多于用药后不久发生，腹泻来势较猛，一般伴有腹痛，大便多为流质样，但持续时间较短，停药后可迅速恢复；另有一小部分慢性腹泻，发病较晚，多于长期用药后出现，病情多不甚严重，或时轻时重，大便时干时稀，停药后不易恢复。

10. 腹胀，腹痛 腹胀是指腹部胀满不适，导致腹胀的原因多为药物引起胃肠蠕动异常、胃肠积气、积食、积粪、积水等，一般多伴有食欲减退、厌食，空腹时腹胀相对较轻，进食后腹胀多加重。

药物产生腹部疼痛的机理很多，药物刺激胃肠道黏膜，引起平滑肌张力增高或痉挛、器官膨胀、蠕动异常等都可导致腹部疼痛，临床上要详细诊断，针对不同的疼痛部位（上腹部疼痛、下腹部疼痛、全腹疼痛）、不同的疼痛性质（急性绞痛、慢性钝痛、针刺样疼痛、隐隐作痛）、腹痛发作的急缓、腹痛发作的时间以及腹痛诱发、加重、缓解的因素等分析和判断，以确定引起腹痛的药物和机理。

11. 黄疸 黄疸既是症状也是体征，是由于胆色素代谢障碍，导致血液中胆红素浓度增高，胆红素渗入组织，引起皮肤、黏膜、巩膜染成黄色，称为黄疸。一般面黄、目黄、身黄、尿黄并见。根据黄疸发生机理的不同，将黄疸分作三类，即肝细胞性黄疸、溶血性黄疸、阻塞性黄疸。黄药子等中药引起的药源性黄疸主要为肝细胞性黄疸。有些中药就可能直接或间接引起溶血性黄疸，如大量快速静脉滴入含皂苷类成分中药，可造成红细胞破坏，发生溶血，出现尿血、面色苍白、巩膜黄染，尿液检查呈红褐色，蛋白（+++），但中药引起的溶血性黄疸临床并不多见。

四、中枢神经系统不良反应的主要临床表现

1. 头痛、头晕 头痛是指额、颞、顶、枕部疼痛，头晕是指头晕眼花或眼前发黑、头重脚轻等异常感觉。头痛、头晕是神经系统中药不良反应的二个最常见症状，头痛、头晕大多没有特异性，往往伴随其他症状而发，较少单纯见到头痛、头晕者。头晕头痛常随其他症状的好转而好转。有学者对376篇中药中毒资料进行了分析，可引起头晕或头昏的中药就有103种（如苦参、五加皮、马钱子、洋金花等），其次是头痛（如麝香、细辛等）。由于引起头痛、头晕的肇事药物不同和病变程度的不同，头痛、头晕发病可急可缓，程度可重可轻，持续的时间可长可短。由于头痛、头晕出现较早，因此又是其他不良反应的信号，用药后出现头痛头晕者，应引起重视。

2. 惊厥 惊厥是指颜面部、躯干、四肢骨骼肌呈非自主的强直和痉挛性抽搐，惊厥的典型表现为患者突然意识丧失或意识模糊，两眼上翻或斜视，两手紧握，先全身强直性痉挛，持续半分钟左右后转为四肢阵发性抽搐，呼吸不规则或暂停，口吐白沫，先皮肤苍白后转为发绀，发作持续几分钟后自行停止，严重者反复发作或呈持续状态。发作停止后患者意识可逐渐恢复。发作时瞳孔散大，对光反射迟钝，腱反射亢进，病理反射出现。惊厥的产生是由于脑神经元群异常放电所致，药源性惊厥的病因病理目前还不十分清楚，可能是当药物通过某种途径作用于中枢神经系统引起脑神经元群异常高频放电，并向周围正常的脑组织扩散，导致脑组织广泛的兴奋，结果就引起肌肉痉挛和抽搐。药源性惊厥患者常表现为突然昏倒、不省人事、四肢抽搐、口吐白沫、先强直性痉挛后转为阵发性抽搐，与癫痫大发作的临床症状相似，因此又可称为癫痫样发作。

3. 发热与过热 人体得以维持相对恒定的体温，有赖于体温调节中枢对产热、散热两个过程的调节，体温升高有两种情况，一种是调节性体温升高，即我们常说的发热，是机体在致热原的作用下，导致体温调定点上移，上移至37℃以上，产热增多，散热减少而发热；虽然体温在37℃以上，但体温昼夜的节律变化仍然存在。另一种是过热，过热属于非调节性体温升高，体温没有昼夜节律性变化，过热的产生主要是由于体温调节中枢对体温的调节能力下降，体温调节障碍。中药药源性过热主要是由于药物干扰了丘脑下部体温调节中枢的正常功能，导致体温调节障碍，产热增加，散热减少，体温升高，严重者体温可达到41℃。

4. 感觉异常 由于药物的直接或间接作用引起周围神经末梢受损时则导致神经末梢感觉异常，表现为口唇、面部、指端等处的麻木、疼痛或其他异样感觉。

精神异常类不良反应既可以单独出现精神方面的症状，也可以伴随其他系统的疾病而出现，精神症状仅仅是其他系统不良反应的一部分表现或症状之一，临床上中药药源性精神障碍以后者较为多见。

5. 意识模糊 意识是人对周围环境的识别和反应能力，正常人在清醒状态下意识是清楚的，能识别外界环境并能对外界刺激产生相应的反应。意识障碍是指注意力不集中，对环境的识别能力下降，反应迟钝，判断错误，理解困难，对外界刺激不能做出及时、恰当的反应，患者可能伴有定向障碍、错觉、幻觉，或精神错乱。当药物抑制大脑皮层，降低中枢神经系统的兴奋性，或由于各种原因导致脑细胞代谢紊乱，都可以引起意识障碍。

6. 谵妄 神志不清，语无伦次，意识丧失是谵妄的典型表现。临床可以表现为思维不连贯，理解、记忆、判断困难或错误；语言不连贯，词不达意，语不成句；躁动不安，或伴有幻觉、错觉、紧张、恐惧、焦虑等症状。

7. 嗜睡、昏睡 患者大脑皮层兴奋性下降，对外界环境刺激的反应性降低，处于病理性睡眠状态，昏昏欲睡，睡眠时间延长，睡眠中觉醒减少，外界较弱的刺激对其睡眠没有影响，外界较强刺激可以使其觉醒，醒后能回答问题，但答语缓慢而简单，反应迟钝，停止刺激后又能很快再入睡，称为嗜睡。若病情加重，处于熟睡状态，不易唤醒，接近不省人事，强刺激（如摇动患者身体或压迫眶上神经）可唤醒，醒后回答问题含糊单一，甚至答非所问，这种病理性睡眠称为昏睡。人体大脑皮层之所以能维持正常的兴奋性而保持觉醒状态，有赖于脑干网状结构上行激活系统不断地将体内和体外的刺激向大脑皮层传递，从而不断刺激大脑皮层以保持一定的兴奋性，脑干网状结构上行激活系统内的多级神经元之间的联系，主要是胆碱能神经纤维，刺激该系统能使大脑皮质 Ach 的释放量增加，Ach 是中枢神经系统内广泛存在的兴奋性递质，Ach 激动 M 受体可引起神经元兴奋性提高，从而引起大脑皮层兴奋性活动，这与维持机体意识清醒有关。而睡眠时 Ach 的释放量则减少，大脑皮层的兴奋性降低。当药物影响脑干网状结构上行激活系统，抑制胆碱能神经，就能减少大脑皮质神经元释放兴奋性递质 Ach，结果就导致大脑皮层的兴奋性下降而出现嗜睡或昏睡，如火麻仁、元胡就可引起嗜睡。

8. 昏迷 昏迷是中枢神经系统高度抑制的结果，是意识障碍最严重的阶段，患者意识丧失，对外界环境刺激的反应迟钝或消失，精神、思维活动完全停止，对疼痛刺激反应迟钝或消失。根据其病情的严重程度又分为浅昏迷和深昏迷。浅昏迷患者意识大部分丧失，无自主性运动，对疼痛的刺激可出现痛苦的表情或肢体退让等反应，对光、声等刺激的反应消失，角膜反射、瞳孔对光反射、吞咽反射存在；深昏迷患者意识全部丧失，对强刺激也没有反应，肢体松弛，深浅神经反射消失，仅能维持呼吸和循环基本功能。昏迷是意识障碍最严重的临床表现，是药物对中枢神经系统损害的严重阶段，预后凶险，一旦出现昏迷必须立即抢救，挽救患者生命。

9. 幻觉 机体的感觉器官在接受客观刺激的条件下产生各种不同的感受，并将其整合成整体印象称为知觉。知觉可以反映客观存在事物的颜色、形状、大小、气味、温度、声音等。而幻觉是指在没有外界刺激的条件下，机体感觉器官所产生的感觉。包括幻视（看见实际上并不存在的人物、动物、物体或其他怪异的事物）、幻听（听见实际上并不存在的声音）、幻嗅（闻到实际上并不存在的气味）、幻味（感觉到实际上并不存在的味道，幻味和幻嗅大多同时出现）、幻触（机体皮肤感觉到实际上并不存在的感觉，如电流通过感，虫蚁爬行感等）。幻觉是精神病的常见表现之一，药物引起的幻觉多表现为幻视，幻视的内容也大多为色彩鲜艳的事物或动物，幻视患者可能意识清楚，因此与谵妄不同。如洋金花应用过量就可能出现幻觉，主要表现为幻视。

10. 记忆障碍　记忆的过程包括识记、记忆的保存和记忆的回忆三个方面的内容，边缘系统的海马核和杏仁核与记忆关系密切，胆碱能神经参与了记忆的过程，记忆需要脑功能健全，记忆障碍主要表现为记忆减退（对发病前和发病后所经历的事件、过程或经验遗忘，不能回忆）、记忆错误（对所经历过的事件、过程发生的回忆错误）。

五、循环系统不良反应的主要临床表现

1. 心悸　心悸又名心慌，是中药循环系统不良反应中的一个最常见症状。患者自觉心跳或心慌，伴有心脏搏动时心前区的不适感。心悸发生的机制尚不十分清楚，主要和心脏的过度活动有关，在药物的作用下，心脏活动过度，心功能发生一系列改变，如心跳加快、心肌收缩力加强、收缩期缩短、喷射速度加快、第一心音亢进等都可能是心悸发生的基础。当药物导致心动过速，或心动过缓，或心律不齐，或心搏量不正常时都可以引起心悸。

心悸症的实验室检查可见到心率、心律失常。心律失常临床表现形式多样，几乎可以见到各种类型的心律失常，如心动过缓或过速、心律不齐、心脏停搏、阿－斯氏综合征等。心电图检查可见：窦性心动过缓、房性期前收缩、心房颤动、交界性心动过速、室性节律失常、不同程度房室传导阻滞、左束支传导阻滞、ST－T 改变等。

2. 胸闷　胸闷表现为胸部尤其是心前区胀闷不舒，严重者可表现为闷痛，胸闷多与心悸同时出现。当药物干扰心脏的正常功能，引起心率过快或过缓、心律不齐、心肌收缩力减弱、特别是引起冠状动脉供血不足，心肌缺血缺氧时可出现胸闷。严重的心肌缺血缺氧可引起胸痛，即所谓心绞痛；而轻微的、缓慢的心肌缺血缺氧多仅表现为胸闷不舒。

3. 呼吸困难　呼吸困难表现为呼吸急骤、迫促、喘息。是药物引起左心衰竭、肺循环瘀血、急性肺水肿的主要临床症状之一。发生的主要因素是肺瘀血和肺组织弹性减弱，由于肺泡内压力增高，刺激肺牵张感受器，通过迷走神经反射性兴奋延髓呼吸中枢。由于肺泡的弹性减弱，妨碍其扩张与收缩，导致肺活量减少。同时由于肺瘀血阻碍了肺毛细血管气体的交换，多种机制综合作用的结果就引起呼吸困难。呼吸困难轻者仅表现为活动或劳累后呼吸急骤，休息后可缓解；严重者表现为持续性呼吸困难，呈端坐呼吸，或伴有哮喘，咯粉红色泡沫样痰。

4. 发绀　发绀，又称为发绀，是组织细胞缺氧的表现。由于血液中还原性血红蛋白增多，导致皮肤、黏膜呈现紫色。发绀在皮肤较薄、色素较浅以及毛细血管丰富的循环末梢部位较明显，如口唇、指甲、鼻尖、面颊部等。当药物妨碍循环系统功能，如心动过缓、心律不齐、心肌收缩力减弱、急性肺水肿等均可引起组织细胞缺血缺氧而发绀。

5. 昏厥　昏厥表现为短暂的头昏、眼花、眼黑、意识丧失、突然昏倒。中药不良反应导致的昏厥主要有二种情况。一是由于心脏高度抑制，心动过缓，甚至心跳暂停，导致心输出量突然减少，引起脑组织暂时缺血缺氧而发生暂时性意识丧失；二是由于药物引起外周血管扩张，使回心血量减少，大量的血液瘀积于末梢循环，导致脑组织暂时性缺血缺氧而意识

丧失，尤其容易发生于突然由卧位起立的情况下。

呼吸困难、发绀、昏厥还可能是由于药物直接或间接的影响心脏，导致心肌收缩力减弱，心输出量减少，心脏不能排出足够血量，致使周围组织灌注不足和肺循环和/或体循环静脉瘀血的一组症候群，多发生在原有心脏病的患者，既可表现为急性左心衰竭，亦可表现为充血性心力衰竭。临床特点为发病急、病情重、进展、死亡率高，必须及时做出正确的诊断和处理。

6. 血压异常 血压异常包括血压升高和血压降低两种情况。所谓药源性高血压是指在临床上应用某种药物引起患者血压升高并超过正常值，即静息状态下动脉收缩压/舒张压高于140/90mmHg。可表现为头晕、头痛、眼花、耳鸣、失眠、乏力、血压升高等。如大剂量长期应用人参、甘草即可导致血压升高。凡药物直接或间接兴奋交感神经，收缩血管，或增加血容量，影响神经、体液、血管、容量等因素都可以引起高血压。

药物性低血压是指由于应用某种药物后患者静息状态下动脉收缩压/舒张压低于90/60mmHg，主要表现为困倦无力、头晕、眼花、心悸、面色苍白、嗜睡、记忆力减退、手足麻木等，甚至出现昏厥。凡药物能扩张血管、抑制心脏、减少心输出量，或减少血容量，致使有效循环血量减少均可导致低血压。药物性低血压以体位性低血压较为常见，多表现为体位改变出现头晕、眼花、心悸、甚至昏厥。

六、血液系统不良反应的主要临床表现

1. 贫血 贫血是单位容积循环血液中红细胞数、血红蛋白量或红细胞压积低于正常值时的机体状况。当血红蛋白下降至相当浓度时，可以表现为倦怠，乏力，工作耐力下降，颜面及口唇苍白，头昏，劳动性心悸气短，起立时眼前昏黑，卧枕时耳内轰鸣，甚至不能胜任劳动或工作、不能处理生活、卧床不起等。其中，耳鸣是显著贫血的一个特征性症状。

2. 出血倾向与紫癜 出血倾向表现为容易出血，常无明显诱因，或诱因轻微而出血不成比例地严重，而且出血往往不易控制。临床可表现为皮肤瘀点、瘀斑，局部黏膜出血，某些器官出血诸如齿龈出血、鼻部出血、尿血、便血等。

3. 发热和易感染性 发热主要有两种情况，一种是合并感染所致，临床有该感染的表现，这一情况占大多数。一种是作为某些血液病本身具有的症状之一。如严重贫血可有低热，溶血性贫血的急性再生障碍性危象可有中度热至高热。

易感染性常表现为反复发生感染；以口腔、皮肤、软组织、呼吸道等为好发部位；比较难控制。主要见于急性再生障碍性贫血、粒细胞缺乏等。

4. 其他 皮肤瘀斑、黄疸、口舌灼痛、反复口舌溃疡、吞咽时胸骨后痛、急性腹痛、酱油尿、关节疼痛等症状都可能与血液病有关。对血液病的诊断具有一定的价值。

七、泌尿系统不良反应的主要临床表现

中药对泌尿道的直接刺激，或由于药物损害肾脏，或由于变态反应导致肾实质的炎症反应都可引起泌尿系统的不良反应。泌尿系统的不良反应主要表现为尿液的色、质、量以及排

尿的异常。

1. 血尿、蛋白尿 尿液中出现红细胞称为血尿。病情较轻者表现为镜下血尿，尿常规检查可发现红细胞。严重者呈肉眼血尿，尿液颜色加深，呈红色或深红色。尿常规检查发现蛋白质者称为蛋白尿。

2. 少尿、无尿 少尿是指24小时尿量少于400mL，无尿是指24小时尿量少于100mL。中药不良反应导致急慢性严重肾脏损害即可出现尿量减少，甚至无尿。这是药物肾脏毒性的严重表现，是肾功能衰竭的重要标志。因此，一旦出现少尿、无尿，应立即停用可疑肇事药物，并按肾功能衰竭进行救治。

3. 排尿异常 排尿异常包括排尿困难、尿潴留、遗尿和尿失禁。膀胱中尿液排出无力、排尿时间延长、小便淋漓不尽者属于排尿困难，而膀胱中尿液完全不能排出者称为尿潴留。尿液不自主排出体外者称为尿失禁，睡眠中不自主排尿者属于遗尿。

八、生殖系统不良反应的主要临床表现

1. 勃起障碍 勃起障碍指因使用中药导致阴茎不能勃起，或虽然勃起但不能维持并进行性交的男子性功能障碍。药源性阳痿属于继发性勃起障碍。

2. 阳强 阳强即阴茎异常勃起。一般在服用中药后突然发病，阴茎海绵体呈高度勃起状态，但尿道海绵体和阴茎头仍较松软。这是一种与性欲无关的持续性阴茎海绵体膨胀，可持续数小时、数天乃至逾月。如一些含有类固醇激素的中药使用不当可引起此症状。

3. 早泄 早泄是指在阴茎置入阴道之前或置入阴道尚未做骨盆运动时，即出现射精现象。服用中药后多引起真性早泄，又称完全性早泄。

4. 性交不射精 性交不射精是指在性交时阴茎能坚硬地插入阴道，但一般达不到性高潮且不能射精。长期服用催欲中药或性交未达到射精阶段就中断性交，或经常手淫都可引起脊髓中枢负担过重，发生性功能障碍。该症状的发生不排除心理因素，同时要考虑药物对神经系统功能的干扰。

5. 闭经 闭经是妇女常见的症状。凡年过18岁月经尚未初潮者，称原发性闭经；凡已经有过正常月经而出现月经连续三个周期不来者称继发性闭经。妊娠期、绝经期后各时期，月经不来者称生理性闭经。临床应用中药可使下丘脑—卵巢轴的功能失调，肾上腺皮质、甲状腺等功能失调等均可引起闭经。所以中药药源性闭经主要指继发性闭经，雷公藤、马钱子、雄黄等都可引起中药药源性继发性闭经。

6. 月经稀少 因服用中药导致的月经稀少包括月经过少和月经稀发两类。

月经过少是其中一种类型，较为多见。它主要是指月经量减少或月经持续时间缩短或两者合并存在，有的可导致闭经。全身或内外生殖器官检查可无明显异常发现，也可表现为第二性征发育不良。

月经稀发也是月经稀少的一种表现，临床也较多见。是指月经周期延长，超过35～40天，甚至60～90天来潮一次。经期持续时间或经量均属正常范围；有时可出现第二性征及子宫发育不良，但多数患者妇科检查无明显异常。如长期服用雷公藤等中药，可出现此病症。

7. 功能性失调性子宫出血（功血） 由于使用中药而引起的功血一般分无排卵型和有排卵型两大类。按性成熟阶段可分为青春期、生育期、更年期功血三种。

8. 不孕、不育症 一般认为未采取避孕措施的育龄夫妇，有正常的夫妻生活，80%的妇女在婚后12个月内应当妊娠。因服用中药而致婚后一年未孕即原发性不孕；有一次以上分娩或流产史，又经一年未避孕而未受孕者为继发性不孕，其发生原因可涉及女子内分泌失常或男方因素。

9. 流产 妊娠于28周前终止，胎儿体重少于1000g，称为流产。依据流产的发展过程，又分为先兆流产、不可避免流产、不全流产、完全流产。妊娠12周前终止者称早期流产，12～18周前终止者称晚期流产。先兆流产临床表现为：有停经史，可无妊娠反应，出现少量阴道出血，无痛或出现轻度下腹坠痛或腰痛。泻下、逐水、破瘀类中药可导致流产。

10. 死胎 妊娠20周后，胎儿在宫腔内死亡，称为死胎。引起死胎的主要原因是缺氧，其中可能由于服用中药不当累及胎儿，也可能是累及胎盘或母体而引起。临床表现：胎儿死亡后，孕妇自觉胎动停止，子宫停止增长，乳房逐渐缩小，胀感消失，约80%的死胎在2～3周后自然娩出。

11. 胎儿发育异常 某些中药可引起胎儿发育异常，如畸形儿。畸形胎儿一般可见到脑积水、无脑儿、脊柱裂、脑膜膨出与脑膨出等。

九、五官不良反应的主要临床表现

1. 眼部的常见症状 一般可表现为眼睛局部红肿，疼痛，有烧灼感；角膜上皮糜烂、剥脱、弥漫性损害等症状。当某些中药的成分影响眼细胞和组织的营养及物质代谢时，会导致其功能障碍，出现组织及神经萎缩、坏死、变性等退行性病变。临床可表现为视网膜出血、视神经损伤、视力下降或异常等。

2. 耳部的常见症状 一般可表现为耳部异常分泌物的溢出，耳痛、耳鸣、眩晕、听力下降甚至耳聋，有时还会累及其他器官，出现面瘫、视力下降等症状。

耳鸣有间歇性、持续性、单一频率、宽频带噪音等多种表现。外界的声音传进内耳，最终到达听觉中枢为大脑皮层所感知，有赖于以下三个环节：一是中耳传音机构的完整；二是内耳听觉感受器将声能转变为神经冲动；三是耳蜗神经经耳蜗核到达颞叶皮层的神经传导通畅。药物影响这三个环节的任何一处，均可发生耳鸣。

听力下降也是药物耳不良反应中的常见症状。听力下降的程度有轻有重，轻者为重听，重者为耳聋。病变可发生在听觉系统的传音部分（传音性聋）、感音部分（感音性聋）、感音器官（耳蜗）以后的部分神经（神经性聋）或大脑皮层听觉中枢而引起耳聋。

3. 鼻部的常见症状 一般可表现多为鼻痒、打喷嚏、鼻塞、清水样鼻涕、头痛、鼻出血、嗅觉减退等症状。

根据病变原因和程度的不同，鼻塞可表现为间歇性、交替性、阵发性、进行性或持续性，可单侧，也可双侧。

鼻出血可发生于鼻腔的任何部分，按鼻出血的部位可分为上鼻出血、前鼻出血和后鼻出血三个易出血区。患者可表现为轻微的鼻涕带血，也可能会出现大量出血。

4. 咽喉部的常见症状　咽痛由咽部本身病变引起，也可由咽部邻近器官的病变累及而致。疼痛的时间可长可短，可以是突然自发疼痛，也可是吞咽、炎症、外伤等所致的继发性咽痛。咽痛的性质有隐痛、钝痛、牵拉痛、撕裂痛或搏动性跳痛。此外，咽痛还往往伴有咽干、红肿、溃疡等症状。部分中药如枇杷叶、旋覆花等刺激喉部后，还会出现声音嘶哑、喘鸣、呼吸困难等症状。

某些中药可导致喉头水肿。临床主要表现为声音嘶哑、咽喉疼痛、喘鸣、呼吸困难及吸气性三凹征，严重者甚至危及生命。

5. 口腔的常见症状　口腔不良反应疾病的临床表现变化较大，从短暂性的不适，到黏膜溃疡、神经病变等均可发生。最常见的是口腔黏膜的病变，如黏膜溃疡。还可见流涎、口干、口腔感染、口腔出血。

第二节　中药不良反应的关联度评价方法

药品不良反应的关联度评价，及其评价信号的可靠度是不良反应监测工作的重要内容。目前世界上使用的药品不良反应因果关系评价方法有20多种。中药不良反应的关联度评价是指对某一不良反应和某一中药之间关联性程度的评价。中药不良反应的临床表现十分复杂，而且变化多端。临床上判断、评价和确定中药不良反应具有一定的难度，究其原因主要有以下几个方面。一是受中药自身特性的影响，中药成分复杂，有些有效成分和毒性成分目前还不十分清楚，加之临床上中药又多以复方的形式应用，而且由于中药辨证论治、因时制宜、因地制宜、因人制宜的用药原则，复方中药多加减化裁，因而给肇事药物的判断和确定带来了困难；二是受患者疾病变化的影响，由于疾病的过程是一个不断发展、变化的过程，在用药过程中出现了新的症状，究竟是原有疾病发生了变化，还是药物所引起的不良反应，往往相互纠缠、混淆不清。尤其是当不良反应发生于长期用药过程中缓慢出现时，增加了不良反应判断和确定的复杂性；三是患者个体的差异性，不同个体对药物的反应不同，使不良反应的临床表现不规范、不典型；四是受联合用药因素的影响，临床上常常同时或先后应用多种药物，既有中药与中药的联合用药，也有中药与西药的联合用药，一方面由于药物之间的相互作用使药物的反应变得复杂多样，另一方面应用药物过多也给不良反应的判断和评价增加了复杂性。综上，要及时、准确、科学地判断、确定和评价中药不良反应必须全面收集有关药物和病情方面的资料，全面、综合分析中药和不良反应之间的关系。

一、专家判断或全面内省法

专家判断或全面内省法即专家凭临床经验作出判断药物引起不良事件的可能性大小。评价药品与不良事件之间关系的最古老的方法，在药物不良反应监察的初期阶段，即60年代初至70年代是药物不良反应判断的唯一方法，至今仍然为大多数ADR评价人员所采用，也是目前最广泛使用的ADR因果关系个例评价方法。优点：判断过程简单易于进行。缺点：

重现性差，不同的观察者之间，甚至同一观察者在不同的时间所得出的结论可能不一致；判断过程无法解释；正确性与判断者的专业水平和经验而定；衡量标准不一致。同一药物不良事件，有专家评为可能，有专家评为很可能。瑞典管理机构采用的评估方法是专家判断法，临床医师通过考虑时间序列、药品已知信息、剂量关系、对药物的反应模式、再激发、病因学原因和合并用药七个不同的因素来评价因果关系。事件可以被评价为“很可能”“可能”“无法评价”或“不可能”。

二、综合分析推理法

综合分析推理法，是目前国内外使用最为广泛的不良反应关联度评价方法。所谓综合分析推理法是利用影响药物与不良反应之间的因素，设置相应的问题，根据对问题的不同回答，评价出不良事件与药物之间的关联度。主要包括：WHO 推荐的方法；Karsh & Lasagna 法；FDA 药品不良反应判断法；我国药品不良反应判断方法。下面介绍几种常用的标准化评价方法。

（一）世界卫生组织推荐的标准评价方法

根据世界卫生组织（WHO）的建议，药品不良反应的关联性评价可以分为 6 个等级，即明确、很可能、大概可能、不可能、需进一步证实和无法判断。具体每个等级应符合的标准如下。

1. 明确 ①不良事件在患者使用药物之后的一段合理的时间范围内出现；②患者所出现的不良事件不是由于疾病或者其他药物引起的；③当患者出现不良反应后，医务人员根据自己的判断，认为停止使用药物是非常可行的建议；④患者的不良事件，无论是主观感受还是客观表现，都是非常明确的。

2. 很可能 ①不良事件在患者使用药物之后的一段合理的时间范围内出现；②患者所出现的不良事件不是由于疾病或者其他药物引起的；③当患者出现不良反应后，医务人员根据自己的判断，认为停止使用药物。

3. 大概可能 ①不良事件在患者使用药物之后的一段合理的时间范围内出现；②患者所出现的不良事件可能是由于疾病或者其他药物引起的；③当患者出现不良反应后，医务人员不能明确决定是否停止使用药物。

4. 不可能 根据目前掌握的知识，患者所发生的反应不应该是由特定药物引起的，其他药物可能是不良事件的更好解释。

5. 需要进一步证明的因果关系 当患者使用药物后发生药物不良事件，但是根据现有的资料不能完全做出判断，需要进一步收集材料。

6. 无法判断的因果关系 用药者出现药物不良事件，而现有资料或者相互矛盾，或者不够充分。

（二）欧盟“ABO”标准评价法

欧盟国家药物监测工作组就关联度评价提供了指导性规范，建议管理部门和公司采用“ABO”分类法进行关联性评价。

A：很可能的　病例报告中具备了较为充分的理由和较全面的资料，说明可疑产品与报告反应之间的因果关系是合理的、可以想象的或有可能的。

B：可能的　即便可疑产品与报告反应之间的关联性关系是不确定的或值得怀疑的（如由于资料的丢失或资料不充分），但病例报告中具备了较为充足的资料说明这种关联性不是没有可能。

O：难以分类的　由于一种或几种原因不能评价病例报告的因果关系，例如证据不充分，资料矛盾或资料缺乏。

（三）我国现行的标准化评价方法

我国现行的药品不良反应标准化评价方法是借鉴国际标准化评价方法制定而成的。中药、西药的不良反应评价均采用这一方法。其由以下五项评价原则组成：①时间方面的联系：开始用药的时间和可疑不良反应出现的时间有无合理的先后关系。②过往资料：所怀疑的不良反应是否符合该药已知的不良反应类型。③混杂因素：所怀疑的不良反应是否可用合并用药、患者临床症状或其他疗法的影响来解释。④撤药后的结果：停药或减量后，可疑不良反应是否消失或减轻。⑤再次用药的结果：再次使用药品后，同样反应是否重新出现。

根据以上判断原则，通常将不良事件与药品的关联程度分为六个级别，即肯定、很可能、可能、可能无关、待评价和无法评价。其中待评价和无法评价是指因资料不足，难以评价药品与不良反应之间的关联性。其他四项关联度级别评价原则见表 4－1。

表 4－1　我国采用的药品不良反应关联性评价表格

评价原则	肯定	很可能	可能	可能无关	待评价	无法评价
合理的时间关系	+	+	+	−	信息不齐，需要补充材料才能评价，或因果关系难以定论	缺项太多，因果关系难以定论，且评价的必需资料无法获得
已知药物的 ADR 类型	+	+	+	−		
反应可有另外解释	−	−	±	+		
撤药后可以改善	+	+	±	−		
再次给药重复出现	+	?	?	−		

【病案示例】

某患儿，男性，因感冒服用感冒通片，每次 1 片，每日 3 次，于服药第 2 天出现肉眼血尿，停服感冒通，予 10% 葡萄糖注射液 500mL 加 5% 碳酸氢钠注射液 40mL 静脉滴注，2 天后血尿消失。

问题：血尿与服用感冒通是否存在因果关系？

分析：①与用药有合理的时间顺序？有。②已知的药物反应类型？是，国家药品不良反应监测中心资料显示与感冒通有关的血尿 219 例。③反应可否有其他解释？无。④停药后反应减轻或消失？是。⑤再次给药后反应反复出现？未知。

结论：根据标准化评价方法，该患儿血尿与感冒通之间的关联度是很可能。

上述评价方法简便易掌握，但也存在明显的缺点和漏洞。首先，评价标准的用词界限不明确，“很可能”“可能”等类别的含义界定并不清晰，相互之间有重叠之嫌，这在评价中为不同观点和个人主观偏见留下余地，因此重现性差。

同时，该评价方法判断原则中的问题设计也有不严谨之处。对“判断原则①”而言，如何衡量“时间有无合理的先后关系”并非一件轻而易举的事情，因为并不是所有不良反应的发生时间都可以用药动学参数为指标来判断是否合理的，如中药注射剂静脉滴注引起的严重过敏反应，既可能发生在给药后数秒内，也可能发生在撤药后数小时；又如滞后反应通常在长期用药或撤药后才出现。“判断原则②”将是否为药品已知不良反应类型作为判断指标之一，本身就有偏颇之嫌，因为这显然不利于药品新的不良反应的发现。“判断原则④”亦有瑕疵，如停药后反应症状未减轻，并不能作为反应与药物无关的依据，因为不良反应可能已造成组织器官的不可逆性损伤。又如“判断原则⑤”，再次接触药品后，同样反应未重新出现时，应考虑是否出现耐药性或是否致敏物耗竭所致，而不能作为排除药物引起不良反应的关键依据。显然，如按以上的方法对中药不良反应进行评价，极可能将“新的滞后发生的且造成组织永久性损害的反应”归为“不可能”类别，这显然不利于不良反应的信号发现与评价。

三、积分推算法

积分推算法有：Naranjo 法；Kramer 法；Venulet 法；法国官方方法。其中最常用的是 Naranjo 标准评价法的 APS 判断药物不良反应的评分标准是国际上比较常用的评价方法（表 4 –2）。它对评价准则十项内容的是、否、不清，按 0、1、2、 –1、 –2 五级分别予以计分，然后根据得出的总分分为四级。①总分值≥9 分为肯定有关；②总分值 5 ~8 分为很可能有关；③总分值 1 ~4 分为可能有关；④总分值≤0 分为可疑。

表 4 –2　Naranjo 标准化评价法量化表

序号	评价准则	是	否	不清
1	该反应既往是否有结论性报告	+1	0	0
2	该反应是否在应用可疑药物后发生	+2	–1	0
3	当停药或给予拮抗药后，该反应是否改善	+1	0	0
4	当再次给予该药，该反应是否再次出现	+2	–1	0
5	是否有其他原因可以单独引起该反应	–1	+2	0
6	给予安慰剂后，该反应是否出现	–1	+1	0
7	在血液或其他体液内是否可以检测到引起毒性的该药浓度	+1	0	0
8	当药物剂量增加或减少是否该反应也加重或减轻	+1	0	0
9	当患者过去暴露于相同或类似的药物是否有类似反应	+1	0	0
10	该不良反应是否任何客观的证据证实	+1	0	0

四、药物流行病学评价方法

（一）描述性评价

当收集到一组药物和不良反应的数据时，就可以通过相关分析来推断两者之间的关系，而且还可以进一步确定两者的密切程度。

例：下表是某些国家反应停（沙利度胺）的销量与同一时期畸形婴儿的发生数，经过相关分析，结果显示反应停与婴儿畸形之间存在因果关系，相关系数为0.99。

表4-3　反应停销量与海豚样婴儿畸形的关系

国家	销量（kg）	畸形例数
西德	30099	5000
英国	5769	349
比利时	258	26
奥地利	207	8
荷兰	140	25
挪威	60	11
葡萄牙	37	2

$r=0.993$，$P<0.01$

（二）病例对照研究

病例对照研究是从不良反应事件的发生去推断病因，即由果至因的研究，属于回顾性研究。这种研究方法是从出现了不良反应的用药者中选择一组人群作为病例组，从未出现不良反应的用药者中选择一组人群作为对照组，比较两者的用药情况，以分析药品与不良反应之间是否存在联系以及联系的性质和强度。病例对照研究具有如下特点：一是所需病例较前瞻性研究少；二是短时间内即可得出结果，节省人力，物力；三是较前瞻性研究涉及伦理方面的问题少，容易取得患者的合作。

病例—对照研究的设计模式：

不良反应事件　→　服用某药a，无b

无不良反应事件　→　服用某药c，无d

$$OR=\frac{a/(a+b)}{c/(c+d)}$$

OR简化式：$OR=ad/bc$

$OR>1$，危险因素；$OR<1$，保护因素

$OR>1$，危险因素；$OR<1$，保护因素

例：1966～1969年4年间某地有8例15～22岁女青年患阴道腺癌。阴道腺癌属于一种罕见的恶性肿瘤，当地资料显示：阴道癌仅占女性生殖系统癌症的2%，而腺癌又只占其中的5%～10%，发生年龄多在50岁以上，常见为鳞状上皮细胞癌。对于阴道癌突然呈时间和地区高度聚集性及发病年龄早的现象，考虑可能有另一种致癌物质存在，于是对病因提出

了四种假说：①是否由局部刺激引起癌变？②是否与服用避孕药有关？③是否与患者胎儿发育期或生长过程中的某些因素有关？④是否与母亲的情况，如疾病史、生活习性、孕期情况、分娩情况等因素有关？

按照病例对照研究的方法进行调查，以每 1 个病例配以 4 个对照（1∶4），对照者是与病例同医院、同病房、出生时间不超过 5 天的女婴。调查结果排除了假说的前 3 点，显示与母亲此次孕期出血史，既往流产史和孕期使用雌激素（己烯雌酚）有关。进一步调查发现，8 个病例的母亲中，有 7 为母亲孕期有服用雌激素史，而 32 位对照母亲中无 1 人在孕期服用过雌激素。

表 4－4　阴道腺癌与己烯雌酚的病例—对照研究

母亲怀孕初期服药史	病例组	对照组
服用己烯雌酚	7（a）	0（b）
未用己烯雌酚	1（c）	32（d）

OR = ad/bc，（b = 0，a、b、c、d 各加 1）

OR = （8 × 32） ÷ （1 × 2） = 132

结论：母亲在妊娠早期服用己烯雌酚可大大增加女儿出生后患阴道腺癌的可能性。

（三）队列研究

队列研究属于前瞻性研究，可以计算药品的相对危险性，论证强度较高。其研究方法是按用药与否将观察对象分为用药组和对照组，观察一段时间，比较两组间不良反应事件的发生率。

用药组：有不良反应事件(a)，无(b)

对照组：有不良反应事件(c)，无(d)

$$RR = \frac{a/(a+b)}{c/(c+d)}$$

例：妊娠早期服用过反应停和另一组未服用过反应停的孕妇胎儿的情况。

表 4－5　反应停与海豹肢畸胎的队列研究结果

	胎儿数	畸胎数	畸胎率（%）
反应停组	24	10	42.00
对照组	21485	51	0.24

结论：

①RR = 42.00/0.24 = 175

说明服药组的畸胎率是对照组的 175 倍。

②AR（attributable risk） = 42.00% − 0.24% = 41.76%

说明反应停致畸胎率为 41.76%。

③AR% = （42.00 − 0.24）/42.00 × 100% = 99.43%

说明服用反应停后出现的畸胎中，有 99.43% 是由于反应停所致。

病例对照研究与队列研究均为观察性研究，二者差别可概括为以下三个方面：①研究对象的基础的差别，病例对照研究是在有病和无病的基础上研究其对药物的暴露与否；而队列研究是在是否暴露于某种药物的基础上研究其疾病过程。②队列研究可以是前瞻性的，也可以是回顾性的研究；而病例对照研究的资料都是回顾性的，即从医疗记录摘录或服药者询问或随访得到的。③队列研究是从服药者与对照组对比发生的不良事件，可以直接评估不良反应的发生率；而病例对照研究中暴露组与非暴露组样本大小常不知道，无法估算不良反应的发生率，结果是以比值比（Odd Ratio）来表示。

（四）贝叶斯不良反应诊断方法

贝叶斯不良反应诊断法（Bayesian Adverse Drug Reaction Diagnostic Instrument，简称Bayes），用于评定药品不良事件中可疑药物引起的概率相对于其他因素引起的概率的大小间接判断药品不良事件与可疑药品之间的关联度。Bayes 方法的问世引人注目，但由于其计算方法复杂，至今较难在常规工作中被接受。

第三节　中药不良反应关联度评价的特殊性

确定中药不良反应的因果即肇事药物与临床表现之间的关系在不良反应的判断和评价中具有十分重要的意义。但由于中药自身的特殊性、临床应用的灵活性、不良反应的复杂性和联合用药等多种因素的影响，给中药不良反应因果关系的确定带来了一定的困难。需要全面、认真、细致地观察、总结、分析，剔除各种影响因素，发现事物的本质联系，必要时进行重复试验。当在短期、小范围内难以确定因果关系时，则需要采用药物流行病学的研究方法，有目的地在大量人群中做回顾性和前瞻性研究，才能最终确定因果关系。

中药不良反应的研究在多数情况下需要一个较长时间，有时在短期内很难确定药物与不良反应的因果关系。为了防止可疑肇事药物造成严重或广泛的不良反应，对于某些不良反应事件严重或继续用药弊大于利的药品，即使只是引起可疑不良反应，也应该先停药，然后再研究药品与不良反应之间的关系。

在因果关系的推断中，应用药物与出现不良反应之间的时间顺序非常重要，因此要求临床医生、药师及时、准确地观察和记录病情。但注意，有时不良反应的复杂性令研究人员难以判断两个现象之间的合理时间顺序，如有些中药引起的不良反应在停药后一段时间后才出现，所以确定两者之间时间顺序的最好研究方法是前瞻性研究。

生物学梯度——“剂量-反应关系”在药品不良反应的评价判断中具有较为重要的意义，但也不能一概而论。中药来源于自然界的植物、动物和矿物，成分复杂，故而某些中药不良反应与用药剂量之间并不一定符合“剂量-反应关系”。而且还应该注意，在临床上有时两种毫不相干的现象也可以表现出“剂量-反应关系”，但它们之间并不存在必然的联系，所以用生物学梯度来推断因果关系时一定要结合专业知识进行综合分析。

应用“已知药物的不良反应类型”来推断药物与不良反应之间的因果关系时，要注意，如果此次判断的不良反应不是药物已知的不良反应，也不能忽视，因为中药的安全性监测相对时间较短，一些罕见的不良反应可能缺少过往报道，所以不能掉以轻心。

在应用“再次给药实验”来推断药物与不良反应之间的因果关系时，要注意，由于中药安全性的影响因素很多，如药材品种，煎煮方法、制剂差异等等，所以即使是再次给药未发生不良反应，也不可大意，既不可一概肯定，也不能一概否定，应参照其他判断指标综合评价。此外，有些不良事件是无法应用再次给药实验进行判断的，如患者死亡等。此时不可生硬照搬评价指标。

思考与练习

1. 试述药品不良反应关联度评价的基本原则与方法。
2. 试比较病例对照研究与队列研究的异同点。

第五章　中药不良反应的防治

【学习要求】

1. 掌握中药不良反应的防治原则。
2. 熟悉中药不良反应的救治方法。

第一节　中药不良反应的防治原则

一、转变观念，提高认识

中药不良反应的防治首先是一个转变观念、提高认识的问题。认为中药是纯天然药物，没有毒副作用，不会发生不良反应的观点，不仅在一般人群中有，而且某些医药工作者也不同程度地存在类似不正确的观点。因此，必须站在对患者生命负责，对人民健康负责，对中医药学的发展负责的高度，用实事求是和一分为二的科学态度去认识、研究、评价中药的毒副作用和不良反应。作为一类药物，中药既有其积极有利的一面，能预防和治疗疾病，但另一方面，中药同样具有消极的、不利的影响，具有毒副作用，可以引起人体组织器官功能的失调和实质的损害，而导致多种不同形式的不良反应。引起不良反应的中药既有单味中药也有复方中药，既有中药单体也有中成药。因此，必须充分认识到中药的不良反应，只有这样，才能积极主动地采取相应的措施，防止中药不良反应的发生和发展，提高临床疗效。

二、严格管理，确保质量

中药不良反应与药品的质量有极其密切的关系。药品质量低下，不仅达不到应有的治疗效果，而且会使药物的毒副作用大大增强，导致药物的不良反应的发生率增高。由于中药饮片、中成药特别是中药注射剂的质量问题所引起的不良反应历年都有不少文献报道，必须引起我们高度的重视。由于中药来源于天然植物、动物或矿物，而且成分复杂，这些特殊因素的影响，使中药在确保药品质量方面与化学药物相比，确实存在许多困难，这是客观事实。譬如，我国地大物博，幅员辽阔，药用资源丰富，由于地理、历史和人为等因素的影响，致使中药品种混淆的现象很难在短期内克服；又如中药饮片的基原以植物（根、茎、叶、花、果实、种子）为多，药物体积大，包装困难，贮藏不便，容易吸潮、长霉、生虫、变质，还有部分动物药容易腐败、变质；再如中成药受中药基原、组方、制剂设备等因素的影响较大，为中成药质量标准的制定和执行带来了一定的困难。正是由于这些容易影响中药质量因素的存在，加强中药质量管理，确保中药饮片和中药制剂的质量，杜绝因药品质量所引起的不良反应就显得尤为重要。要制定相应的管理法规、制度和措施，依法加强中药药品质量的管理，对中药的生产、加工、流通进行综合治理、整顿，按照药典及有关的法规规范中药饮片和中药制剂的加工、生产，加强质量控制，保证药品质量，只有这样才能保证疗效和降低不良反应的发生率。

三、合理用药，以防为主

不合理使用是引起中药不良反应的主要原因之一。临床要减少因不合理用药引起的不良反应，首先要在中医药理论指导下使用中药，这是安全、高效使用中药的根本前提。第二要按照中医药用药准则，把控中药使用中的各个环节。即从辨证出发准确判断患者机体状态，结合药性理论准确选择配伍药物，把握好适当的用量、疗程、煎服法、给药途径和正确的调剂等。通过合理用药，可避免大多数中药不良反应的发生。因此，必须充分认识到合理用药在预防不良反应中的重要性。

临床中应重点关注以下几个方面。①要注意药物的配伍，首先要注意避免药物的配伍禁忌，不可轻易使用“十八反”“十九畏”及其他“相反”药物。另外要尽可能地主动利用配伍来减轻和消除药物的毒性。如应用半夏、天南星时，同时配伍生姜来减毒等。还要注意避免与化学药的不合理联合，如不宜将有机酸含量高的药物（乌梅、山楂、五味子等）与磺胺类药物合用，合用后可能加重磺胺类药物对肾脏的损害；如不宜将 Ca^{2+} 含量高的中药制剂与强心苷类药物合用，以免药物引起血钙增高，诱发或加重强心苷中毒。②要注意用药剂量，要确实根据疾病的性质和轻重、患者的年龄和体质、药物的性质和剂型以及地区、季节等因素来确定用药剂量，切实做到因证制宜、因人制宜、因地制宜、因时制宜。避免大剂量用药，对一些有一定毒性和作用峻猛的药物，用药剂量应从小剂量开始，逐渐增加剂量。那些对药物过于敏感和体质特别虚弱的患者，用药剂量也必须从小剂量开始，逐渐加大至患者最合适的剂量。③要注意用药时间，做到“中病即止”，无论是使用攻邪类药物，还是使用补益类药物，都不可随意延长用药时间。因为用药时间延长可能导致药物在体内蓄积中毒，特别是一些代谢、排泄速度缓慢的药物和肝肾功能减退的患者更要避免长期用药。④要确实杜绝“无病用药”，要加强宣传教育，普及中药安全性知识，使人们对中药的两面性有一个正确的、科学的认识，自觉抵制各种不良诱惑和宣传，正确使用中药；同时还必须加强对中药市场，特别是中药保健品、含中药食品市场和中药广告宣传的管理，使其健康、有序地发展。⑤注意给药途径，不可随意改变给药途径，尤其是外用药，大多含有一定的毒性，只宜用于体表局部消毒、灭菌、防腐、生肌、敛疮，而不宜内服。有些中药虽然既可外用，也可内服，但内服必须经过规范炮制，而且剂量小于外用。

四、加强观察，及时诊断

（一）加强观察

早期发现对于减轻损害程度、防止严重后果的发生和挽救患者生命具有重要意义。因此，用药期间一定要注意观察患者的病情变化，详细询问患者用药后的各种反应，特别要注意药物所导致的细微变化和反应，当患者出现与原有疾病和药物疗效无关的症状时更要引起警惕。不仅医生、护士要主动观察患者用药后的反应，还应该动员患者自己和患者的亲属协助观察，使患者自己和家人提高警惕，发现问题及时报告，这是早期发现、早期诊断的重要方法之一。既要注意全面观察用药后的变化和反应，更要针对所用药物可能出现的不良反应进行重点观察，如应用含乌头碱类药物时，要重点观察患者心血管系统、消化系统、中枢神经系统的症状表现；雷公藤主要表现为消化系统、皮肤黏膜和肾脏的毒性，因此应用雷公藤时就要重点询问和观察患者消化系统、皮肤黏膜、尿液等方面的变化和反应。再如应用容易引起过敏反应的中药注射剂时就要特别注意观察皮肤的过敏反应和过敏性休克的先兆。只有将医护观察与患者及其亲属的自我观察结合起来，将全面了解和重点观察结合起来，才能真正做到早期发现、早期诊断。

（二）准确判断

1. 分析病史和用药史　分析病史和用药史可以掌握药物不良反应的第一手资料，如以呼吸系统不良反应判断为例，如果患者用药前患有呼吸系统以外的疾病，在治疗过程中也没有接触到可引起呼吸系统疾病的致病因素，却出现呼吸系统症状，应该引起注意，分析所用药物是否具有呼吸系统的毒副作用或致敏作用，以做出初步判断。再以消化系统不良反应为例，如患者用药后出现腹痛、腹泻、恶心、呕吐等急性胃肠炎的表现，就应该首先从药物着手进行分析，了解所用药物是否有引起胃肠道炎症的毒副作用。另如无肝病既往史的患者，用药后出现肝区不适，甚或疼痛，食欲减退，巩膜黄染，皮肤发黄，小便黄，提示这些症状、体征与用药有关，可能是药物引起的肝脏损害；再如有肝病既往史的患者，但在此次用药前已经痊愈或好转，病情稳定，而用药后又出现原有肝病的症状和体征，甚至较以前更加严重，可能是由于用药不当诱发、加重了原有肝病。同时详细询问患者既往用药史，是否有使用同一药物而出现类似不良反应的情况，尤其要询问患者有关过敏性疾病和药物过敏史，以辅助诊断。

2. 停药实验　停药以确诊是不良反应诊断的重要方法之一，当怀疑为某种药物引起的不良反应时，应该及时停止使用该药。停药后，若不良的症状减轻或消失，即说明该药物可能为肇事药物，这一方法简单易行，且确实有助于最后确诊。但由于中药自身的复杂性和疾病的复杂性，有时并非一对一的简单关系，有些不良反应停药后能很快得到缓解或改善，但也有一些特殊情况，停药后病情并不能立即痊愈或缓解。这可能与中药成分复杂、药物在体内代谢、排泄缓慢、作用时间长，即使停药血药浓度也要经过一段相当长的时间后才能下降至有效浓度之下有关；而且，疾病的缓解或痊愈也需要一个过程，尤其消化系统有些不良反应病程较长，如药源性急性肝炎、药源性消化性溃疡等。当然，在绝大多数情况下，如果是某药物引起的不良反应，一经停药，病情会有所缓解，朝好转、痊愈的方向发展，至少也不会继续加重或恶化。

3. 激发试验 激发试验是指患者使用某种药物出现不良反应后，在反应消失后，再次给予相同的药物，以检验不良反应是否再次出现来判断药物与不良反应的因果关系。由于激发试验常使患者暴露在危险因素之下，故使用时须谨慎论证，必须使用时，须获得伦理委员会等机构的许可，用药过程中要严密监护患者表现，一旦出现不良反应立即停药、治疗。

4. 实验室检查 有些不良反应的判断需要借助实验室检查，如有些循环系统不良反应初期的症状、体征并不十分明显。这时可以通过实验室检查辅助判断，主要包括物理检查和生化检查，如心电图、心肌核素检查、多普勒超声心动检查等，必要时还应进行心肌酶谱及其他生化检查。另外，实验室检查对血液系统不良反应的确诊也很重要。这主要包括全血血象分析、血细胞形态学分析、细胞压积比等，必要时进行骨髓象检查。值得注意的是，对疑似药源性血液病患者，还要根据病情进行相关系统的检查，广泛收集临床体征，以防遗漏病情。如怀疑为免疫介导的红细胞破坏，要检查抗体及细胞因子水平等。

五、及时处理，正确救治

发生不良反应必须做到正确处理、及时治疗。根据药物不良反应的不同类型做出不同的处理，A 型药物不良反应主要是由于药物量和机体的异常所致，如能确定是某种药物引起的不良反应，就应该减轻该药的用量，或通过配伍减轻或消除该药的毒副作用，或停用可疑肇事药物而选用其他作用类似的药物来代替。而 B 型药物不良反应则主要是药物与机体质的异常所致，一旦确定是某种药物引起的不良反应，则必须停用肇事药物，以防止药物对机体的继续损害。当怀疑而不能确定是某种药物引起的不良反应时，也应该停用可疑肇事药物，若停药后症状减轻或消失，则可以帮助诊断。必要时可进行激发试验，以确诊为该药物引起的不良反应。因可疑而停药的目的有二，一是有助于诊断，二是可以防止不良反应的加重。

除减量和停药外，对中药不良反应还必须采取及时、积极、有效的治疗。治疗原则主要有两方面，一是消除病因、加速消除、终止损害；二是对症处理、减轻症状、保护机体。前者包括减轻引起不良反应的药物剂量或停用引起不良反应的药物，对于某些急性中毒者可采取洗胃、催吐、导泻等措施促使毒物排出体外，已吸收进入血液循环的药物可通过补充液体、增加尿量或合用利尿药加速药物由肾脏排除。后者可根据不同情况，进行对症处理，以减轻患者痛苦，减轻病理损害程度，缩短病程，促进康复。如过敏性中药引起的皮肤黏膜的过敏反应，各种药疹、皮炎、荨麻疹等，可选用抗组胺药物和钙剂进行治疗。如药物引起的过敏性休克，可用肾上腺素急救，血压过低者可用升压药，呼吸困难者可采用人工呼吸、吸氧，喉头水肿者可行气管插管或切开。

中药不良反应也可以采用中医辨证施治的方法应用中药进行治疗，对某些中药不良反应也可以用针灸进行治疗，如抢救过敏性休克，即可针刺人中、合谷、百会、涌泉等穴位。

第二节　中药不良反应的救治方法

发现、诊断、确定为中药不良反应，除减轻肇事药物的用量或停用肇事药物外，应针对不同情况，及时采取积极、有效的方法进行救治，以迅速缓解症状、减轻患者痛苦、减轻损害程度、防止病情恶化。当可疑而不能完全确定肇事药物时，也应先行减量或停药，并积极救治，在不良反应得到完全控制或恢复后，再采取相应办法确定肇事药物。

一、中药中毒的一般救治方法

（一）清除有毒药物

虽然中药不良反应主要是指合格药品在正常用法用量下出现的与用药目的无关的或意外的有害反应，但由于中药自身的复杂性、临床应用的广泛性和机体体质的差异性，因而不能完全排除大剂量用药、误服等所引起的中毒和毒性反应。中草药中毒一般以口服中毒较为常见，口服药物通常在胃内吸收不多，以小肠黏膜吸收为主，但在小肠中的吸收还需要一个过程。因此，发现中毒后4～6小时内，对于一部分未被吸收的毒物应迅速采取下列方法清除毒物，使其排出体外，终止继续损害。

1. 催吐　洗胃前，最好先进行催吐，使固形物体先行吐出，这样可以避免固形物体堵塞胃管的孔口。催吐的方法如下：①用硬羽毛、压舌板、手指等探吐，如因食物过稠不易吐出、洗净，可嘱患者先喝适量温开水、盐水或选用的液体，然后再促使呕吐。如此反复行之，直至吐出液体变清为止。重症患者或年幼小儿不合作时，可由胃管将水灌入，然后拔出胃管，再刺激咽部，使之呕吐。②若机械刺激无效，可用口服药物催吐。③对于不能口服催吐的中毒患者，成人皮下注射阿扑吗啡，可引起呕吐。但本品副作用甚大，幼儿、衰弱者、休克及昏迷患者禁用，并且不可用于鸦片及吗啡中毒者。④腐蚀性药物中毒的患者，胃内压力增高有穿孔的危险，故不宜催吐；年老体弱者及孕妇和患有食道静脉曲张、主动脉瘤、溃疡病、严重心衰者、昏迷或出现抽搐、惊厥状态的患者，也不能使用催吐法。催吐时使患者头部放低或偏向一侧，避免呕吐物进入气管，发生窒息或吸入性肺炎。

2. 冲洗创面　外用于皮肤黏膜，药物经皮肤、黏膜局部吸收中毒者，应立即用清水反复冲洗，若为酸性药物，可用肥皂或石灰水等弱碱性溶液洗涤中和之，若为碱性药物，可用食醋、稀醋酸等弱性溶液洗涤。

3. 洗胃　口服中毒的患者在催吐后，即使胃内容物残存不多，仍应洗胃，因为洗胃是最有效地去除胃内残存物的方法。第一次必须用温水，洗出液供化验用，以后可用其他溶液。洗胃时，有时为了加快毒物的破坏，或阻止毒物的吸收，常于洗液中加入下列药物：①氧化剂：某些药物遇氧化剂易被氧化破坏，达到解毒目的。如适当浓度的高锰酸钾或过氧化氢溶液对有机质、氰化物有效。②沉淀剂：当含生物碱类药物中毒时，可用鞣酸溶液、稀碘溶液口服，使之成为难溶的沉淀物而不宜吸收；当汞、铅等金属性药物中毒时，可用牛奶、蛋白液、豆浆等，使其结合而沉淀，以减少吸收。③中和剂：当酸类药物中毒时，可用弱碱性溶液如氧化镁乳、石灰水、肥皂水等中和；如属碱类药物中毒，则可用弱酸剂，如稀醋酸、食醋、柠檬汁等中和。④吸附剂：如活性炭能对某些毒物如生物碱及金属离子产生吸附作用。⑤保护剂：在腐蚀性药物中毒时，可用稀粥、牛奶、蛋白液、镁乳，以及淀粉胶浆、豆浆等以减轻刺激，保护胃黏膜。

4. 导泻 洗胃后，为清除肠内毒物，通常可用适量3%硫酸镁、30%硫酸钠等泻药，由胃管灌入。具有中枢抑制作用的药物中毒时，宜选用硫酸钠，因镁离子对中枢神经有抑制作用，可能加重药物的中枢抑制作用。油类泻药有可能促进某些毒物的吸收，应避免使用。也可用清水、食盐水或含沉淀剂、吸着剂等溶液或混悬液洗肠。

（二）促进代谢排泄

对已进入体内的毒物应该设法促进其代谢和排泄，直至排泄物化学分析阴性为止。泻药能清除肠内金属盐类毒物，利尿剂能加速毒物由肾脏排泄，肝活化剂可加强肝细胞的解毒功能，而静脉滴注生理盐水和葡萄糖液，可稀释毒素并促进毒素的排泄。

1. 加强肝脏的解毒功能 肝脏对许多毒物有解毒作用，是人体主要的解毒器官。肝脏糖原含量充分与否对肝脏解毒功能有很大影响，维生素C有促进肝糖原储存的作用，给予充足的维生素C和葡萄糖有利于增强肝脏的解毒功能。

2. 促进肾脏对毒物的排泄 大量饮水、输液和使用利尿剂，以稀释毒物在血液的浓度及促进利尿排出毒物。有心衰、肺水肿者，输液量要控制。利尿剂应当选用作用较强、速效者，如呋塞米、依他尼酸、利尿合剂等。尿量过少或无尿时，可静脉滴注20%甘露醇或25%山梨醇。在使用利尿脱水剂过程中，要注意调整水、电解质平衡，以免导致水、电解质平衡失调。

3. 透析疗法 是利用大棉胶、玻璃纸或纤维素等制成的半透膜，使离子分子能通过，胶体粒子不能通过，如人工肾脏系采用塞璐玢纸制成的透析器。主要适用于急性肾功能衰竭和可透析毒物的严重中毒。透析疗法有人工肾透析（血液透析）、腹膜透析及结肠透析等。凡能引起急性肾功能衰竭的中草药中毒都可考虑透析疗法。

（三）应用特效药物

解毒药通常包括一般性解毒药和特异性解毒药。一般性解毒药是一些解毒作用面广、特异性小、解毒效力低的药物，主要是通过物理化学作用如中和、氧化、吸附、保护、凝固、沉淀等发挥解毒作用，适用于大多数毒物中毒。如高锰酸钾属一种强氧化剂，能使多种生物碱类及有机毒物破坏，又如活性炭为一种强力吸附剂，可广泛用于治疗各种生物碱、苷类及各种金属盐等中毒。

特异性解毒药是对某些毒物具有专一性解毒作用、解毒效力高的解毒药而言。中药中毒的常用特异性解毒药有金属络合物、高铁血红蛋白形成剂和供硫剂。

1. 金属络合物 如依地酸二钠、二巯基丙醇、二巯基丁二酸钠、二巯基丙磺酸钠等，分子结构中含有巯基（-SH），既可以与金属、类金属离子结合，恢复被金属、类金属离子抑制的含-SH酶的活性，也可以与体内游离的金属、类金属离子结合，防止继续中毒。用于治疗含砷、汞等毒性成分中药如砒霜、轻粉等的中毒。

2. 高铁血红蛋白形成剂和供硫剂　桃仁、杏仁等核仁中含有氰苷，水解可产生氢氰酸，大剂量应用也会引起氰化物中毒，氰离子（CN^-）与细胞色素氧化酶结合，生成氰化细胞色素氧化酶而失活，使组织细胞不能利用血液中的氧，而产生细胞内窒息。除采取一般急救措施外，首先使用高铁血红蛋白形成剂（亚硝酸类药物）使部分血红蛋白氧化成高铁血红蛋白，因高铁血红蛋白与CN^-亲和力大于CN^-与细胞色素氧化酶的亲和力，可迅速恢复细胞色素氧化酶的活性，也可直接与游离的CN^-结合，防止其对酶的毒害。但高铁血红蛋白与CN^-的结合不稳定，仍可部分游离出CN^-，所以应再用供硫剂（硫代硫酸钠）使已结合的CN^-或游离的CN^-与之转变无毒的硫氰酸盐从小便排出。

亚硝酸类：如亚硝酸异戊酯，亚硝酸钠，系氧化剂可使血红蛋白中的亚铁离子氧化成高铁血红蛋白。亚硝酸异戊酯作用快而短，适用于应急，但所形成的高铁血红蛋白量少，用时将1~2支包手帕中打碎后吸入。亚硝酸钠作用缓慢，但生成的高铁血红蛋白量多，可有效地解除氰化物对细胞色素氧化酶的毒害。

硫代硫酸钠：有活泼的硫原子在转硫酶的作用下，与CN^-生成稳定几乎无毒的硫氰酸盐而排出体外，因本品作用慢，须先使用作用迅速的亚硝酸类缓解症状后，再用硫代硫酸钠临用时配成25%的溶液缓慢静注，必要时可重复半量。口服中毒的病例可用10%硫代硫酸钠溶液洗胃。

（四）应用中药解毒

本草著作中记载有药物的“相杀”，即一种药物能消除另一种药物的中毒反应，也可作为解毒的一种方法。如防风杀砒霜毒，绿豆杀巴豆毒，葱解藜芦毒，生姜杀天南星、半夏毒，及藤黄中毒可服海蜇解毒，河豚中毒可以鲜芦根解毒，巴豆中毒可用芭蕉叶或花生油解毒，大戟中毒可用鲜桔梗解毒，苍耳子中毒可用板蓝根解毒，雷公藤中毒可用凤尾草解毒，毒扁豆中毒可用洋金花对抗等。临床常用的中草药解毒剂如甘草、绿豆、黄芩等。绿豆可用于解附子、巴豆毒；甘草对马钱子、洋金花、天仙子、乌头、附子及河豚体内代谢产物的中毒都有一定的解毒作用；黄芩也可广泛用于砒霜、巴豆、斑蝥、番木鳖、天仙子、曼陀罗等中毒。但应知道，解毒药并不是“万能药”，解毒药的解毒效果是相对的，是有条件的，中药的解毒作用也相对较弱而且缓慢，还应采取相应的治疗方法，综合治疗是极为重要的。此外，解毒药使用的剂量要适当，绝不能认为剂量越大越好，以免引起药物的毒副反应。

二、中药不良反应的一般和对症处理

（一）一般处理

1. 卧床休息　发现可疑中药不良反应一般应卧床休息，避免劳动及运动，较严重的不良反应应留院观察，以便发现并及时处理，防止病情恶化。冬季注意保暖，夏季注意防暑。有惊厥出现者，宜置于安静的暗室中，尽量减少刺激。

2. 密切观察　注意观察患者的呼吸、脉搏、血压、体温等重要生命体征的变化，还要有针对性地观察不良反应的临床症状、体征的变化。必要时进行实验室检查，如血、尿、便常规，心电图、脑电图等。

3. 饮食调理 一般进食高蛋白、低脂肪、维生素含量丰富、易于消化的食物，避免进食辛辣刺激性和难消化以及坚硬的食物。尤其是恶心、呕吐、食欲减退、腹痛、腹泻等有消化道刺激症状的患者，更应注意饮食调理。有消化道损害的患者，饮食以低脂肪、适量蛋白及维生素的流质或半流质为宜，并应少食多餐，一次进食不宜过多。昏迷不能吞咽者应予鼻饲。

（二）对症治疗

中药不良反应受药物种类、用药剂量、给药途径、联合用药、用药时间、患者体质等因素的影响，临床表现十分复杂，因而对症治疗方法也千差万别，这里介绍一些基本的、常用的对症治疗方法，具体药物不良反应的对症治疗方法将在中篇有关药物的不良反应中详细介绍。

1. 抗炎 炎症是较常见的中药不良反应，以急性炎症较为多见。表现为局部组织的充血、水肿、渗出、红肿、疼痛，也可表现为慢性炎症反应，因此抗炎治疗对于缓解不良反应的临床症状，减轻患者痛苦和组织损害，防止病情加重和恶化具有十分重要的意义。糖皮质激素有较强的抗炎作用，对各种原因引起的炎症（机械性、化学性、免疫性等）以及炎症发展的不同阶段都有非特异性抑制作用。对炎症早期能使炎症部位的血管收缩，毛细血管的通透性降低，减轻炎症部位的渗出、充血、肿胀；对炎症后期，能抑制成纤维细胞的增生和肉芽组织生成，减少炎症后遗症。急性炎症可采用大剂量突击疗法，选用氢化可的松或地塞米松，静脉缓慢推注或静脉滴注，必要时 4 ~6 小时可重复 1 次。慢性炎症可一般剂量长程疗法或隔日疗法，选用泼尼松等；局部炎症也可选用糖皮质激素外用制剂局部用药。

2. 抗过敏 中药不良反应中过敏反应的发生率较高，既可表现为皮肤黏膜的过敏反应，也可表现为支气管哮喘、药热、甚至过敏性休克。皮肤黏膜的过敏反应如各种药疹、皮炎、皮肤瘙痒等，可选用 H_1受体阻断剂如苯海拉明、氯苯那敏、异丙嗪、阿司咪唑等，一般可口服给药，病情严重者可注射给药；也可选用钙剂治疗皮肤黏膜过敏反应，如静脉注射氯化钙、葡萄糖酸钙等，可增加毛细血管的致密度、降低毛细血管的通透性、有效地减轻过敏症状。支气管哮喘应选用平喘药解除支气管平滑肌痉挛。过敏性休克首选肾上腺素，出现过敏性休克立即以肾上腺素 1mg 皮下注射或肌内注射或稀释后缓慢静脉注射。对于严重的过敏反应，必要时应使用糖皮质激素，如氢化可的松或地塞米松注射给药。

3. 解除平滑肌痉挛 中药不良反应引起的平滑肌痉挛主要包括胃肠道平滑肌痉挛和支气管平滑肌痉挛。胃肠道平滑肌痉挛表现为恶心、腹痛等，解除胃肠道平滑肌痉挛可选用阿托品、山莨菪碱、东莨菪碱、颠茄合剂等 M 受体阻断剂，以阻断胃肠道平滑肌上的 M 受体，松弛平滑肌，可视病情需要或口服给药或注射给药。支气管平滑肌痉挛则表现为哮喘、咳嗽、呼吸困难、两肺满布哮鸣音端坐呼吸等，可选用 β_2受体兴奋剂，如肾上腺素、异丙肾上腺素、沙丁胺醇、克伦特罗等，其中以沙丁胺醇和克伦特罗对 β_2受体的选择性高，兴奋心脏等副作用小，平喘作用强而常用，控制哮喘急性症状可采用气雾剂吸入，预防哮喘发作可采用口服。

4. 抗惊厥　当中药不良反应引起脊髓的广泛兴奋时可出现惊厥。抗惊厥药物很多，如巴比妥类药物、苯二氮䓬类等镇静催眠药物通过抑制中枢神经系统，而具有良好的抗惊厥作用，可用异戊巴比妥（或苯巴比妥）每次0.1～0.2g，肌内注射或以等渗氯化钠溶液稀释成5%～10%溶液缓慢静脉注射。硫酸镁也具有良好的抗惊厥作用，硫酸镁可抑制中枢神经系统、阻断神经肌肉接头而抗惊厥，可用硫酸镁2.5g/次，静脉缓慢注射。

5. 抗休克　治疗中药不良反应引起的休克首先要分析病因，针对原因进行治疗，如过敏性休克应立即使用肾上腺素等。抗休克的治疗一般注意主要从以下几方面着手。①维持血压，视情况用血管收缩药（如去甲肾上腺素、间羟胺、去氧肾上腺素等）和血管扩张药（如异丙肾上腺素、阿托品、654－2、多巴胺等），补充血容量输液或输血等。②维持心率，若心率超过140次/分以上，予毛花苷C静注，必要时4～6小时减量重复1次。若心率低于60次/分以下时，应给予异丙基肾上腺素静滴，使心率保持在80～100次/分；或用阿托品肌注或静注。③纠正酸中毒。④应用激素，氢化可的松或地塞米松静滴。⑤应用能量合剂，补充能量，三磷腺苷，辅酶A，细胞色素C。

6. 维护呼吸功能　注意保持呼吸通畅，及时排出痰液和呼吸道异物。痰液黏稠不易排出者，可应用祛痰药促进呼吸道黏液的分泌，使痰液变稀有利于咯出，必要时也可使用吸痰机吸出痰液，以免阻塞呼吸道引起窒息和吸入引起感染。呼吸困难者应吸氧，严重的呼吸困难应人工呼吸或呼吸机呼吸。

患者呼吸表浅或出现陈－施氏、毕奥氏呼吸，为呼吸中枢抑制的表现。应予以吸入氧及二氧化碳混合气体，肌肉或静脉注射呼吸中枢兴奋剂如尼可刹米、洛贝林、二甲弗林等，可分别选用或交替使用，也可加入葡萄糖生理盐水中静滴。已经出现交替呼吸或呼吸有停顿现象时，应做人工呼吸或气管加压呼吸。人工呼吸一直进行到患者能自行呼吸或进行至尸斑出现（死亡确证）为止。组织缺氧较重者，可静注细胞色素C及三磷腺苷，可促进组织功能恢复。

7. 维护心血管功能　必须维护心血管功能，保持稳定的心输出量和组织灌注压，防止重要器官的缺血缺氧。注意观察心率和血压的变化，血压过低、组织灌注压不足时应及时应用升压药，可根据情况选用间羟胺、多巴胺、肾上腺素、去甲肾上腺素、多巴酚丁胺等。心律失常的患者应给予抗心律失常药，缓慢型心律失常可选用阿托品、异丙肾上腺素，室性心动过速可选用利多卡因、苯妥英钠、胺碘酮等，室上性心动过速可选用维拉帕米，窦性心动过速可选用普萘洛尔等。心搏骤停或心室纤颤，应立即做体外心脏按压，人工呼吸，心内注射肾上腺素，静注利多卡因，继以利多卡因静滴。也可用溴苄胺溶于5%葡萄糖液中静注。由于心脏停搏会很快出现代谢性酸中毒，注意及时纠正，有利于心脏复跳。

8. 纠正水、电解质平衡失调和酸碱平衡紊乱　当不良反应引起严重的呕吐、腹泻等症状导致水、电解质丢失或平衡失调时，要注意及时补充水、电解质，纠正水、电解质平衡失调。若不良反应导致酸碱平衡紊乱应注意及时纠正，酸中毒一般用4%碳酸氢钠溶液100mL静注，每5～10分钟1次，共3～5次，以后酌情或根据二氧化碳结合率或血pH值的情况再行补充，直至代谢酸中毒被完全纠正为止。乳酸钠也可应用，一般不列为首选药。

思考与练习

1. 简述中药不良反应的防治原则。
2. 举例说明中药不良反应的对症处理措施。

第六章　中药药物警戒与不良反应监测

【学习要求】

1. 掌握中药药物警戒的内涵和不良反应监测的基本知识。
2. 熟悉中药安全性重点监测品种遴选原则。
3. 了解药品不良反应监测的意义和国外草药监测的基本情况。

20世纪中叶以来，伴随着“反应停致海豹肢畸形”和“己烯雌酚致少女阴道癌”等严重药品不良反应的爆发，人们深刻地认识到药品是一把双刃剑，在治疗疾病的同时也会给人体带来危害。1974年，法国医药学家首先提出药物警戒的概念后，药物警戒逐渐成为与药物监测密切相关的重要概念，并将其解释为“监视、守卫、时刻准备应付可能来自药物的危害”。世界卫生组织（WHO）将药物警戒定义为：“有关不良反应或任何其他可能与药物相关问题的发现、评估、理解与防范的科学与活动”。药物警戒实际是药物不良反应监测的扩展与延伸。它不仅包含对合格药品在正常用法下所出现不良反应的监测，还包括对药品质量问题，药物滥用及用药错误等的监测；既包含药品上市前的临床试验和动物毒性学研究，也包含上市后的不良反应监测和药品安全性再评价。换言之，药物警戒涵盖了从药物研发到药物上市后使用的全过程。近十几年来，含马兜铃酸草药引起的肾损害事件以及中药注射剂引发的严重不良反应使人们对中药安全的警戒意识逐步增强，中药药物警戒日益引起关注。

第一节　中药药物警戒的内涵

一、中药传统药物警戒思想探讨

祖国传统医药学历来重视药物毒性和用药安全，古代本草医籍中蕴涵着大量与安全用药相关的论述，主要包括服药禁忌，配伍、炮制等减毒方法，有毒中药的剂量控制原则，中药毒性分级以及中毒解救等内容。这些与安全用药相关且反映中医药用药戒备思想的思想统称为中药传统药物警戒思想。这些警戒思想是历代中医药学家临床经验的积累与结晶，是中医药安全用药理论的集中体现。

（一）毒性分级思想

祖国传统医学对药物毒性分级的认识可以追溯到中药理论形成之初。如已知最早的本草著作《神农本草经》论述药性："药有酸咸甘苦辛五味，又有寒热温凉四气，及有毒无毒。"并将所载365种药物按功用及有毒无毒分为上中下三品："上药一百二十种为君，主养命以应天，无毒，多服、久服不伤人……中药一百二十种为臣，主养性以应人，无毒、有毒，斟酌其宜……下药一百二十五种为佐使，主治病以应地，多毒，不可久服。"《神农本草经》中所说"有毒无毒"即是药物毒性分级思想的初步体现。汉末至两晋间成书的《名医别录》首次将毒性药物分为大毒、有毒、小毒三个等级，如"天雄有大毒""乌头有毒""葈耳实有小毒"等。这标志着中药毒性分级思想的深化。五代时期，《日华子本草》将有毒中药分级增加了"微毒"一级，由三级分类法上升为四级分类法。明代本草巨著《本草纲目》亦按毒性大小将有毒中药分为大毒、有毒、小毒、微毒四个级别。清代医药学家对药物毒性分级的认识更加细化，如汪昂《本草易读》突破前世本草四级分类法，将有毒药物分为大毒、毒、小毒、微毒和微有小毒五个等级。

（二）中毒解救思想

中药中毒解救思想由来已久。魏晋时期，医药学书籍中已出现药物中毒解救的专篇论述。如东晋葛洪《肘后备急方·卷七·治卒服药过剂烦闷方第六十七》是针对服药过量引起胸闷反应的解救专篇，其中论述"服药无度心中苦烦方"："饮生葛根汁，大良。无生者，干葛为末，水服五合，亦可煮服之。"又如《肘后备急方·卷七·治卒中诸药毒救解方第六十八》，详细记载了"中狼毒毒以蓝汁解之""中踯躅毒以栀子汁解之""中雄黄毒以防己汁解之"等多种解毒方法。再如《肘后备急方·卷七·治食中诸毒方第六十九》中亦载有部分药物中毒的解救方法："蜀椒闭口者有毒，戟人咽，气便欲绝，又令人吐白沫。多饮桂汁若冷水一二升，及多食大蒜，即便愈。"可以认为，《肘后备急方》作为我国最早设专篇论述中药解毒方法的著作，奠定了中药中毒解救思想的基础。唐代药王孙思邈在《备急千金要方》和《千金翼方》中对药物中毒后的解救做了专篇论述，如《备急千金要方·卷二十四·解毒并杂治·解百药毒第二》："甘草解百药毒，此实如汤沃雪，有同神妙。有人中乌头、巴豆毒，甘草入腹即定……有人服玉壶丸治呕不能已，百药与之不止，蓝汁入口即定。"并在此段论述后列出解毒方剂十二首。又如《千金翼方·卷二十·药毒第三》中列述"解野葛毒方"和"一切解毒方"等解毒方剂共计十二首。此后，历代本草医籍中均载有中毒解救的相关论述。

（三）用药警戒思想

1. 配伍禁忌思想 配伍禁忌思想是中药药物警戒思想的最鲜明体现。早在汉代《神农本草经》中就提及了配伍禁忌，如《神农本草经》指出："勿用相恶相反。"金元时期，中药学经典的配伍禁忌理论"十八反""十九畏"被提出，标志着配伍禁忌思想日趋成熟。如金代张从正《儒门事亲》中首载十八反歌诀："本草明言十八反，半蒌贝蔹及攻乌，藻戟遂芫俱战草，诸参辛芍叛藜芦。"又如李杲《珍珠囊补遗药性赋》中首载十九畏歌诀，云："硫黄原是火中精，朴硝一见便相争；水银莫与砒霜见，狼毒最怕密陀僧；巴豆性烈最为上，偏与牵牛不顺情；丁香莫与郁金见，牙硝难和荆三棱；川乌草乌不顺犀，人参最怕五灵脂；官桂善能调冷气，若逢石脂便相欺。”两首歌诀中所说“功、战、相争、相欺、最怕、难和、莫与、不顺情”等均含有配伍禁忌之意。时至今日，“十八反”“十九畏”仍然是中药配伍禁忌理论的核心内容。

2. 剂量与疗程控制思想　中药服用剂量与疗程控制思想最早见于《神农本草经》。如《神农本草经》说：“若用毒药疗病，先起如黍粟，病去即止，不去倍之，不去十之，取去为度。”意思是，服用毒药应首先从小剂量开始尝试，慢慢加量，直至疾病祛除。南北朝《本草经集注》在《神农本草经》的基础上，对服用毒药的剂量原则作了进一步详细阐述：“一物一毒，服一丸如细麻；二物一毒，服二丸如大麻；三物一毒，服三丸如胡豆；四物一毒，服四丸如小豆；五物一毒，服五丸如大豆；六物一毒，服六丸如梧子；从此至十，皆如梧子，以数为丸。”意思是说使用毒药治病时，应具体情况具体分析，斟酌药物中含毒量决定服药剂量的大小，不可一概而论。唐代王冰强调根据药物毒性的大小决定其疗程，如王冰在《重广补注黄帝内经素问·卷二十·五常政大论》中说：“大毒治病十去其六，常毒治病十去其七，小毒治病十去其八，无毒治病十去其九。谷肉果菜，食养尽之，无使过之，伤其正也。不尽，行复如法。”

3. 妊娠禁忌思想　中药妊娠禁忌思想源远流长。早在《素问·六元正纪大论》中就有“妇人重身，毒之何如”之记载。说明当时的医药学家已经对孕妇可否使用有毒药物的问题进行讨论。汉代《神农本草经》中记载了若干堕胎药物，如牛膝、瞿麦等。南北朝梁代陶弘景在《本草经集注·序例·诸病通用药》中专设堕胎药项，收载堕胎药41种。唐朝《产经》中列举了82种妊娠期间禁忌服用的药物。宋代以来，文献中出现以妊娠禁忌为内容的歌诀，如南宋朱端章《卫生家宝产科备要》中的产前禁忌药物歌，陈自明的《妇人大全良方》和许洪《指南总论》中的歌诀。后世许多妊娠禁忌歌诀多以此为基础，如元代医家李杲编成的《妊娠用药禁忌歌》：“斑蝥水蛭及虻虫，乌头附子配天雄；野葛水银并巴豆，牛膝薏苡与蜈蚣；三棱芫花代赭麝，大戟蝉蜕黄雌雄；牙硝芒硝牡丹桂，槐花牵牛皂角同；半夏南星与通草，瞿麦干姜桃仁通；硇砂干漆蟹爪甲，地胆茅根都失中。”此外，《胎产救急方》和《炮炙大法》等著作中亦有类似歌诀。明清时期，《神农本草经疏》和《本草纲目》等本草学专著中均有妊娠禁忌药的记载。

4. 配伍与炮制减毒思想　中医临床历来重视通过配伍和炮制等手段降低药物的毒烈之性。如汉代《神农本草经》中即有配伍减毒的相关论述，云：“若有毒宜制，可用相畏相杀者。”所谓相畏是指一种药物的毒性可以被另一种药物抑制或削弱，如半夏畏生姜；所谓相杀是指一种药物能够抑制或削弱另一种药物的毒性，如生姜杀半夏。又如李时珍《本草纲目》中有炮制减毒的论述，云：“芫花用时以好醋煮十数沸，去醋，以水浸一宿晒干用，则毒减也。”现代毒理学研究证明，芫花经醋制后LD_{50}较生品提高了一倍，毒性降低。

综上可见，中医药学历来重视用药安全。中药传统药物警戒思想中蕴含着大量与防治不良反应相关的经典论述，这与现代药物警戒所强调的主动防治不良反应的理念相得益彰。

二、中药药物警戒的内涵与特色

如前所述，中药传统药物警戒思想主要包括服药禁忌（配伍禁忌、妊娠禁忌、服药食忌、证候禁忌)，配伍、炮制等减毒方法，有毒中药的剂量控制原则，中药毒性分级以及药物中毒解救等内容。这些警戒思想是历代中医药学家临床经验的积累与结晶，是中医药安全用药理论的集中体现。随着时代的变迁与发展，中药药物警戒开始融入新的内涵与理念。近年来，中药安全性事件引起国内外广泛关注，如以龙胆泻肝丸不良反应为代表的马兜铃酸肾病事件，以鱼腥草注射剂、刺五加注射剂、双黄连注射剂严重不良反应为代表的中药注射剂不良反应事件等。因此，在21世纪，中药药物警戒显得尤为重要。依据药物警戒的定义，中药药物警戒即指与中药安全性相关的一切科学与活动。其中“科学”主要包括中药临床安全用药理论，中药不良反应理论和中药毒理学等学术内容；“活动”则主要包括中药上市前与上市后的安全性监测与评价，中药安全性实验室研究和中药安全用药普及宣传等内容。

中药药物警戒与西方药物警戒既有密切联系，又有其自身鲜明特点。简而言之，中药药物警戒的特色可以归纳为以下几个方面：①中药药物警戒与中华民族数千年的安全用药思想一脉相承，有着丰富的中医药理论底蕴；②中药药物警戒是我国历代医药学家行医用药经验的精华浓缩，有着鲜明的中医药实践特色；③中药药物警戒不仅是中药安全性研究的指导性理论，同时也对西方草药的安全性监测与使用具有借鉴意义；④中药药物警戒并不将中药上市后安全性监测作为核心内容，而是承袭了中医“治未病”思想，具有丰富的前瞻性预防理念，强调通过临床合理用药将中药的潜在危害性降至最低。

综上所述，中药药物警戒是在中药安全性日益引起关注的背景下，应运而生的新概念，是西方药物警戒理念与中医药特色相结合的产物，也是与中医药传统安全用药思想一脉相承的理论体系。中药药物警戒理论内涵的提出与明确有助于更好地在中医药理论指导下合理使用中药，有助于更好地开展中药安全性监测，有助于更加准确的认识与评价中药安全性。

第二节　药品不良反应监测的意义

一、药品不良反应监测的背景

药品是一把双刃剑，在治疗疾病的同时也能给人体带来危害。从人们开始认识到药物安全的重要性，到建成较为完备的科学性监测系统，经历了一个漫长的过程。20世纪50、60年代的“反应停”事件使人们认识到药品监测的重要性。“反应停”是在1953年由原联邦德国格仑南苏制药厂作为抗生素合成的，合成后发现它并无抗生素活性，却有镇静作用，尤其是能够有效地阻止女性妊娠早期的呕吐。于1957年作为镇静催眠剂Thalidomide（又称反应停、沙利度胺）上市。该药出售后的6年间，先后在原联邦德国、澳大利亚、加拿大、日本以及拉丁美洲、非洲的共28个国家，发现畸形胎儿12000余例（其中西欧就有6000～8000例，日本约有1000例）。患儿无肢、短肢、肢间有蹼、心脏畸形等先天性异常，呈海豹肢畸形（phocornelia）。后研究发现，这种具有安眠作用的药物在控制妊娠期精神紧张，防止孕妇恶心的同时，严重妨碍了孕妇对胎儿的血液供应，从而导致大量“海豹肢畸形婴儿”出生，是一种致畸胎药。“反应停”事件被称为“20世纪最大的药物灾难”。这一震惊世界的惨案，引起了世界各国的不安，使得各国政府充分认识到必须对药品安全性进行监测。1968年，WHO药品监测合作计划组织成立，并制订了一项有10个国家参加的药物监测合作计划，该计划主要任务包括收集、交流、规范ADR报表、术语、药品目录和电子报告系统等。1970年，世界卫生组织大会认为该合作试验计划已取得成功，并决定在日内瓦设立一个永久性的组织，命名为WHO药物监测中心（WHO Drug Monitoring Centre）。该中心于1971年全面开始工作，1978年迁至瑞典的东部城市乌普萨拉（Uppsala），更名为世界卫生组织国际药物监测合作中心（WHO Collaborating Centre for International Drug Monitoring）。

二、药品不良反应监测的意义

（一）维护患者健康

通过广泛的流行病学调查发现，因药品不良反应住院的患者为0.3%～5%；住院患者发生药物不良反应的比例为10%～20%；住院患者因药品不良反应而死亡者为0.24%～2.9%。WHO宣布全球约有1/3的人不是死于疾病本身，而是死于不合理用药。随着非处方药物（OTC）制度的出台和医疗制度的深化改革，患者购药的途径大大增多。但由于人们缺乏用药常识，药品说明书也缺乏标识和规范，使得ADR的发生率呈增加趋势。随着中药应用范围的扩大，中药不良反应的报告数量亦呈上升趋势，且一些报告是从国外中药应用和研究中反馈回来的信息。说明ADR威胁着患者的健康，给医患带来了身心损害。因此，为了最大限度减少ADR造成的危害，必须加强药品包括中药ADR的监控。重视并收集已发生的不良反应、分析不良反应发生的原因、探讨其临床表现特征、为医护人员提供借鉴，最终将减少不良反应的发生，维护患者身心利益。

（二）减少经济损失

有报道指出，美国每年用于ADR救助的费用达760亿美元，平均每人每年约为300美元；英国约为39亿美元，平均每人每年约为80美元；德国约为58亿美元，平均每人每年约为70美元。我国类似的统计不详，虽然我国的医疗费用远低于欧美国家，但我国人口基数庞大，每年用于ADR救治的费用仍是惊人的。有人推断，以我国12亿人口计，每人每年以1美元用于ADR医疗支出，则全国每年就需90多亿人民币。如果可以减少这些浪费，节省经费用于医疗研究，则无疑将是对人类卫生事业的重要推动。可以预料，随着医疗、医保制度的改革，提高临床药效、减少治疗支出、保护患者的身心健康与经济利益，将是医药管理与研究部门的首要目标。加强ADR监测，不仅可使用于防治ADR的费用大大减少，而且促进药物的合理使用和疗效的提高，有利于国民经济的发展。

（三）提高临床疗效

提高临床疗效，减少不良反应始终是中医临床药学追求的目标，安全用药是中药学术的主要任务。加强对中药不良反应的监控，不仅可以有利于纠正思想认识上长期存在的偏见，而且通过研究中药ADR发生的原因，寻找减轻和消除ADR发生的方法，建立相应的预防措施，将会涉及中药制剂学、中药化学、中药药理学和中医药各临床学科，无疑会带动中医药学术的进步和发展，最终促进临床疗效的提高。

（四）促进企业规范与研发

药物不良反应的监控与管理应是全方位的。其中对药品生产企业的管理和规范是中药不良反应监控的重要步骤，对新药的安全评价、对上市药品使用中不良反应的监测都十分有意义。相对于西药生产企业来说，中药生产企业在进行药物不良反应监控方面的意识相对薄弱，我国的一些药品企业，由于对ADR的认识和了解不足，担心明示药品ADR会影响药品的销售和企业的效益，采取了欠科学的做法，其典型表现是夸大治疗功效、扩大治疗范围、忽略已存在的不良反应。其结果不仅损坏了消费者的利益，更影响了生产者的声誉，不仅给企业带来长久的损失，也有悖国际规范。据统计，国外ADR的报告80%以上来源与企业，只有少部分来源于临床；而在我国，99%的ADR来源于临床，只有不足1%的ADR报告来源于药品生产企业。做好产品的ADR监测工作，不仅不会对企业本身产生负面影响。相反，是加强企业自身保护的有效手段之一。通过ADR监测，有利于企业及时发现药品不良反应，及时修改药品说明书，减少由此带来的法律纠纷，提高企业知名度，发展制药技术水平，抢先开发替代新产品，在市场竞争中立于不败之地。这对于国内广大的中药制药企业尤其重要。

关注药物的不良反应，还是发现药物新用途的途径之一，“伟哥”就是一个著名的例子。伟哥（英文名 Viagra，中译名：万艾可）是辉瑞（PFIZER）制药有限公司生产一种治疗男性勃起功能障碍（即阳痿）的药物。初期它的研制目的只是用于扩张冠状动脉，治疗心血管系统疾病。尔后在临床观察中，发现其有对阴茎勃起的不良反应。进一步的药理研究也证实，Viagra 的确可以通过与人体阴茎海绵体平滑肌及小动脉平滑肌上高密度 α-肾上腺素受体结合，扩张阴茎小动脉，松弛海绵体血管窦，血管明显扩张，使得海绵体血液大量充盈，导致阴茎勃起。这一研究为该药的临床开拓了新用途，使得 Viagra 立即成为风靡世界的药物，受到前所未有的关注。生产该药的 PFIZER 也因销量剧增而成为世界最大的制药公司，相比之下，其原有的治疗作用则逐渐被人们忽视。由此可见，关注药物的不良反应并进行深入研究，有可能成为发现药物新用途。

（五）促进中医药走向世界

中医药在我国的应用已有几千年的历史，在世界医药发展史上占有重要地位。随着当今世界中医药热的兴起和中药现代化的加速发展，中医药正大踏步地走出国门。然而，由于“中草药性肾病”“间质肺炎”等事件的发生，一些国家向经销商和消费者提出警告，并同时限制了中成药的进口和销售。这些事件，直接影响了中药在国际上的地位和中药走向世界的步伐。2002年，我国的中药出口下降明显，仅有4.4亿元人民币，比2001年下降了30%。下降的原因之一就是中药的不良反应。因此，加强中药ADR监测已成为刻不容缓的任务之一。发达国家药物管理部门具有完整的药物不良反应监控管理及实施体系，包括对植物药、保健药、矿物药、维生素等不良反应报告等监控制度。因此，对中药不良反应进行监控可以为中医药更好地走向国际市场，更全面健康地发展奠定坚实的基础。

第三节　中药不良反应监测的基本知识

药品不良反应监测是指运用药物流行病学等方法对药品上市后所出现的不良反应进行收集、报告、评价和信息反馈，是药物警戒中的最重要组成部分。当前，在中药安全性问题日益引起关注的背景下，中药不良反应监测显得尤为重要。

一、我国药品不良反应监测概况

1984 年《中华人民共和国药品管理法》就规定对已具有批准文号的药品应当进行组织调查、对疗效不确切、不良反应多或者由于其他原因危害人民健康的药品应当撤销其批准文号。1984 年卫生部在北京、上海指定十家医院开展药品不良反应试点监测。1989 年又进一步增加试点单位数量。同年我国成立了卫生部药品不良反应监察中心，并在北京、天津等十个省、市和解放军系统建立了地区性监测中心。1998 年我国成为世界卫生组织国际药品监测合作计划的正式成员，并将原卫生部药品不良反应监察中心更名为国家药品不良反应监测中心，隶属于国家药品监督管理局。1999 年国家药监局合同卫生部颁布了《药品不良反应报告和监测管理办法（试行)》。2003 年《药品不良反应报告和监测管理办法》经过进一步修订，正式颁布实施。2011 年 7 月，最新版《药品不良反应报告和监测管理办法》颁布实施。

《药品不良反应报告和监测管理办法》中明确了各级药品监督管理部门在不良反应监测中的职责和任务。其中，国家药品不良反应监测中心承办全国药品不良反应监测技术工作，在国家食品药品监督管理局的领导下履行以下主要职责：①承担全国药品不良反应报告资料的收集、评价、反馈和上报工作；②对省、自治区、直辖市药品不良反应监测中心进行技术指导；③承办国家药品不良反应信息资料库和监测网络的建设及维护工作；④组织药品不良反应宣传、教育、培训和药品不良反应信息刊物的编辑、出版工作；⑤参与药品不良反应监测的国际交流；⑥组织药品不良反应监测方法的研究。《药品不良反应报告和监测管理办法》同时明确指出，省、自治区、直辖市药品不良反应监测中心在省、自治区、直辖市（食品）药品监督管理局的领导下承办本行政区域内药品不良反应报告资料的收集、核实、评价、反馈、上报及其他有关工作。

根据《药品不良反应报告和监测管理办法》要求，我国药品不良反应监测报告主要遵循以下原则：①药品不良反应实行逐级、定期报告制度，必要时可以越级报告。②药品生产、经营企业和医疗卫生机构必须指定专（兼）职人员负责本单位生产、经营、使用药品的不良反应报告和监测工作，发现可能与用药有关的不良反应应详细记录、调查、分析、评价、处理，并填写《药品不良反应/事件报告表》，每季度集中向所在地的省、自治区、直辖市药品不良反应监测中心报告，其中新的或严重的药品不良反应应于发现之日起 15 日内报告，死亡病例须及时报告。③《药品不良反应/事件报告表》的填报内容应真实、完整、准确。④新药监测期内的药品应报告该药品发生的所有不良反应；新药监测期已满的药品，报告该药品引起的新的和严重的不良反应。药品生产企业还应以《药品不良反应/事件定期汇总表》的形式进行年度汇总后，向所在地的省、自治区、直辖市药品不良反应监测中心报告。对新药监测期内的药品，每年汇总报告一次；对新药监测期已满的药品，在首次药品批准证明文件有效期届满当年汇总报告一次，以后每5年汇总报告一次。⑤进口药品自首次获准进口之日起5年内，报告该进口药品发生的所有不良反应；满5年的，报告该进口药品发生的新的和严重的不良反应。此外，对进口药品发生的不良反应还应进行年度汇总报告，进口药品自首次获准进口之日起5年内，每年汇总报告一次；满5年的，每5年汇总报告一次。进口药品在其他国家和地区发生新的或严重的不良反应，代理经营该进口药品的单位应于不良反应发现之日起一个月内报告国家药品不良反应监测中心。⑥药品生产、经营企业和医疗卫生机构发现群体不良反应，应立即向所在地的省、自治区、直辖市（食品）药品监督管理局、卫生厅（局）以及药品不良反应监测中心报告。省、自治区、直辖市（食品）药品监督管理局应立即会同同级卫生厅（局）组织调查核实，并向国家食品药品监督管理局、卫生部和国家药品不良反应监测中心报告。⑦个人发现药品引起的新的或严重的不良反应，可直接向所在地的省、自治区、直辖市药品不良反应监测中心或（食品）药品监督管理局报告。⑧省、自治区、直辖市药品不良反应监测中心，应30天向国家药品不良反应监测中心报告所收集的一般不良反应报告；对新的或严重的不良反应报告应当进行核实，并于接到报告之日起3日内报告，同时抄报本省、自治区、直辖市（食品）药品监督管理局和卫生厅（局）；每年向国家药品不良反应监测中心报告所收集的定期汇总报告。⑨国家药品不良反应监测中心应每半年向国家食品药品监督管理局和卫生部报告药品不良反应监测统计资料，其中新的或严重的不良反应报告和群体不良反应报告资料应分析评价后及时报告。⑩药品不良反应监测中心应对报告药品不良反应的单位或个人反馈相关信息。

遵照《中华人民共和国药品管理法》精神，根据《药品不良反应监测管理办法》的规定，为进一步加强药品不良反应监测工作，及时反馈收集到的某些药品可能存在安全隐患的信息，经过国家药品监督管理局批准，国家药品不良反应监测中心自2001年11月起不定期发布《药品不良反应信息通报》。《药品不良反应信息通报》是一个及时反馈有关药品安全隐患的技术通报，是国家药品不良反应监测中心根据现有资料提供的客观信息反映。目的是提醒药品生产、经营企业、医疗机构注意被通报的药品品种的安全性隐患，为药品监督管理部门、卫生行政部门的监督管理和医疗机构临床用药提供参考。《药品不良反应信息通报》的发布有利于提高医务工作者对药品不良反应的正确认识，促进临床合理用药，提高临床监护水平，避免一些严重的药品不良反应的重复发生。同时提请被通报品种的生产企业加强其生产品种的追踪监测，不断深入研究，改进工艺，提高质量，更有效地保障人民安全用药。

2008年，国家药品不良反应监测中心发布了《药品重点监测管理规范（试行)》。本规范在《药品不良反应报告和监测管理办法》在基础上，对重点品种监测的工作程序等加以明确规定：①国家中心负责重点监测项目的启动工作。在确定重点监测品种后，国家中心应以书面形式（药品重点监测启动通知书，见附件）通知相关药品生产企业，同时抄送相关省级中心、报国家药品监督管理部门备案。②药品生产企业接到启动通知书后，应立即按照启动通知书的要求和建议，制定科学、有效、可行的重点监测方案，并在30个工作日内报所在地省级中心和国家中心备案。③国家中心对监测方案如有修改意见，应及时反馈给药品生产企业，并与相关省级中心沟通。省级中心对方案如有修改意见应报国家中心，经国家中心审议同意后及时反馈给药品生产企业。企业应对反馈意见做出及时回应，如需对方案进行修改，应在收到反馈意见后10个工作日内将修改后的方案报所在地省级中心和国家中心备案。④药品生产企业在报备重点监测方案后15个工作日内若未收到国家中心或省级中心的反馈意见，应按上报的方案着手实施重点监测。药品生产企业也可委托其他单位或机构实施重点监测，签订委托合同，并对重点监测结果负责。⑤省级中心应与辖区内实施重点监测的企业建立有效的沟通机制（如定期召开通气会、建立例会制度），对重点监测工作进行指导、督促，并定期向国家中心反馈情况。省级中心应协助做好药品生产企业、医疗机构以及相关单位的协调工作，争取所在地药品监督管理部门、卫生行政部门的支持，确保重点监测的顺利实施。⑥国家中心应对同品种多家企业生产、跨省实施重点监测等情况进行协调，对省级中心开展的相关工作进行督促和检查。⑦药品生产企业应在方案规定的时限内完成重点监测，如不能按时完成，应以书面形式说明情况和进度调整方案，报所在地省级中心和国家中心备案。重点监测应按调整后的方案加紧实施。⑧完成重点监测后，药品生产企业应及时向所在地省级中心提交详细的监测结果报告，并对结果的真实性负责。省级中心和国家中心根据评价工作需要，可向企业调阅所有原始数据和统计数据，企业应予积极配合。⑨省级中心应在30个工作日完成对报告的审议，必要时召开专家论证会，提出对重点监测品种的评价意见，连同报告一起报国家中心。⑩国家中心汇总、分析全国范围内重点监测结果，必要时召开专家论证会，提出对重点监测品种的评价意见，报国家药品监督管理部门。

二、建立符合中药特点的监测体系

中药ADR监测工作是中药药物警戒的重要组成部分。新颁布的《中华人民共和国药品管理法》和《药品不良反应监测管理办法（试行）》已将药物不良反应的监测工作纳入法制轨道。但是，世界各国所实行的ADR报告制度主要是根据化学药品特点而制定的，而针对中药ADR的分析和监测还有待完善。目前，对中药ADR的研究还多停留于个案报道和文献综述的阶段，缺乏系统和有特点的监测与评价。由于中药的应用是在我国传统医学理论体系的指导下进行的，对其不良反应因果关系的分析不能完全照搬西药的监测标准。中药的特殊性给开展中药ADR监测工作带来了一定的难度。因此，如何完善中药ADR的监测工作是一件迫在眉睫的工作。

（一）中药基础研究和临床监测相结合

除了在政策法规和具体实施工作环节上重视中药不良反应的监测工作之外，还应当以科学的态度对其毒副作用进行科学分析和研究，以评价中药安全性和有效性。主要包括基础实验和临床实验两部分。这项工作已引起世界卫生组织的足够重视。世界卫生组织西太平洋地区办事处，在马尼拉召开的专家工作会议上，特别制定了题为《评价草药安全性和有效性的研究指南》的文件，值得借鉴。它旨在加强对草药安全性和有效性评价的研究，减少草药不良反应的发生，以便促进草药的合理使用。国家医药监督管理局于1999年颁布了《药品非临床研究质量管理规范（试行）》（GLP）和《药品临床实验管理规范》（GCP），在中药的研究工作中要注意遵循。

在基础研究工作中，应建立中药不良反应信息库，参考 WHO 的不良反应植物药分类原则——ATC 分类法，将有发生 ADR 记录的药物进行分类、归纳、整理，利用这些资料库进行详尽的文献调查，掌握各类草药的文献背景，从而作为进行中药研究之参考。借助文献的调查可提出研究的目标、研究的假设、设计检验这一假设的实验方法，从而制定出周密的研究方案；同时，将所研究草药的植物来源及其制剂质量、规格做明确注释，以便重复性研究。再通过实验研究确定此研究是否支持该药的临床应用，明确该药的药理作用范围，弄清其具有药理活性的天然产物的化学特性，阐明作用及其机制。这些工作有助于临床工作者了解不良反应发生的原因。

在临床研究工作中，将自愿报告系统与集中监测结合起来，及时发现中药 ADR 案例并及时总结。对上市后药物，应当继续进行上市后监督，要求研制单位或生产单位提供 ADR 监测报告，即在进行新药的第Ⅳ期临床试验的过程中，包含 ADR 监测的内容。

（二）开展有中医药特色的中药不良反应监测工作

中药 ADR 的发生有其特殊的发生原因、发病机理和临床特征。由于中药临床应用是以中医辨证论治为指导的，其不良反应有自身的特点和规律。不仅要考虑到药材品种及品质、炮制制剂质量、剂型合理与否等因素，还涉及中医临床辨证施药的方式方法。因此，中药 ADR 监测工作既与西药有相似之处，又要根据中医学临床用药的规律，确立符合中医药实际的、确实可行的 ADR 监测方法。并在获得中药 ADR 详细资料的前提下，探讨其发生的原因或易发因素，为临床医生、研究人员和政府有关部门提供全面的、准确的、可靠的数据。在更广泛的范围内实施中药 ADR 监控，进一步将中药 ADR 监测工作推广应用于多种剂型中药及其他相关范围，全面提高中药的安全性、有效性，指导临床正确合理用药。

针对不同药物特点采取相应的措施：首先是有重点地加强对含有毒性成分中药使用中 ADR 的监测。根据科研实验数据及临床药理学资料，收集总结及分析，对可能引起 ADR 的各类反应的药物进行归纳分类，并将有毒性、烈性的中药据其偏性强弱分为不同等级，严格管理。如砒石、水银、轻粉等应就其来源、毒性成分严格执行其日常用量规定。对需炮制加工的药物特别注明是否生品、炮制品，如川乌、天雄、冰凉花、半夏、南星等。临床对疑为此类药物引起的 ADR 要依据其成分、用量，及时而有针对性地搜集临床资料，同时采取必要的救治措施。其次，对于以往本草中记载的无毒性，而现在发现也可引起不良反应的药物，应综合植物种属、使用剂量、药物剂型等多种因素，慎重看待药物的毒性，做出正确评价。

建立完善的中药 ADR 报告系统：开展中药 ADR 监察工作，首先要提高医务工作者对中药 ADR 的认识。中药 ADR 的监察是一项复杂的系统工程，应加大宣传力度，利用刊物、报纸、专栏、药学通讯专辑及讲座等形式宣传中药 ADR 监察工作的目的、意义、作用，宣讲 ADR 监察工作的重要性、ADR 危害性。其次，建立相应的中药 ADR 监测机构。该机构负责收集、整理、分析中药 ADR 资料。既可以为临床工作者提供信息咨询，指导合理用药，也可以为科研人员提供新药研究和开发所需要的资料。第三，建立长期有效的 ADR 监察报告表制度，还应根据中医辨证论治及整体宏观的特点，制定符合临床中药 ADR 发生特点监察报告表，以保证报告呈报的及时准确，提高报告呈报率。中药 ADR 监测表基本内容上要包括：中药不良反应的表现（症状、出现时间、发生发展特征以及症状出现、加重、缓解与用药的关系等）；患者一般情况；治疗过程（患者证型、药物适应证型、治疗效果）；可疑药物（生产厂家、批号、药物基源、组成、主要成分、制剂、药效、药理、毒理等）；不良反应救治过程（用药、不良反应症状消退过程）；其他情况等。在日常 ADR 监察工作中，医师、护士、药师应分工明确，责任落实到人，监察员应经常深入临床与医生交流，主动查看病历，当好医生的参谋，发现 ADR 要协助医生及时上报，与此同时还可采取一定措施，定出各科呈报的任务。一旦发生 ADR，多方协作共同做好 ADR 报告工作。第四，加强各级监察报告工作，形成由上至下，横向联合的中药 ADR 监察报告系统。并建立 ADR 信息网络系统，尽快缩小与世界先进国家的差距，尽量与国际药品监察合作中心接轨，使中药纳入我国药品 ADR 监察报告工作的同步轨道。第五，加强有关中药 ADR 分析、评价和反馈工作。由于目前中药不良反应的大量研究仍处于个案报告和一般综述的阶段，相关的计算机检索系统的情报收集也不够全面，缺少分析和评价，不能达到监测的目的。建立中药 ADR 的评价标准，加强临床分析，才能为中医临床工作者和研究人员提供准确可靠的有关中药不良反应的参考数据。

（三）建立中药 ADR 集中监测体系

所谓集中监测是指集中人力、物力在指定地点、指定时间开展不良反应监测。中药不良反应的集中监测更能集中反映 ADR 发生的特点、流行病学趋势、药物 ADR 特征等。集中监测目的之一就是有规律地总结报告不良反应的情况，通过实施监测了解中药 ADR 的易发因素等情况，及时建立中药不良反应数据库，为中医临床医生提供准确可靠的参考数据，进一步把集中监测的方法、程序推广应用于其他类型中药制剂，扩大监测范围。故应大力开展中药 ADR 集中监测并设立试点医院，根据中药 ADR 医院内集中监测要求，要在一定时间、一定范围内详细记录中药使用和中药不良反应发生的情况，以此获得医院内有关不良反应的详细资料，探讨中药 ADR 发生的规律。同时，在资料积累和分析总结的基础上，进行有关的药物和流行病学研究，为中医临床工作者和研究人员提供准确可靠的有关中药不良反应的参考资料。这对全面提高中药的安全、有效性，指导临床正确合理使用中药，减轻患者医疗费用和社会的经济负担，保证人民身体健康和提高卫生医疗保健的社会经济效益具有重要意义。

第四节　中药安全性重点监测品种遴选原则

国家对中药安全性问题十分关注。科技部“十一五”“十二五”科技支撑计划项目设立了多项针对药品安全和中药不良反应相关的课题，如《中药药物警戒理论内涵研究》《中药重点品种监测技术程序和规范研究》《中药注射剂评价规范和技术原则研究》等。这些研究取得的成果对于科学正确地评价中药安全性和进一步开展有关中药不良反应的深层次研究具有重要意义。其中，中药重点监测品种遴选原则的拟定是具有代表性的研究成果之一。

中药重点监测品种是指已发生严重或多例不良反应和虽尚未发生严重或多例不良反应但因药品自身性质或临床应用特点等因素存在发生严重或多例不良反应可能性的中药品种。中药重点监测品种的遴选不同于不良反应多发品种的筛选，不仅要考虑不良反应发生情况，更需结合中药临床应用特点，综合考虑药品各方面因素，从药品安全角度、药品自身性质角度和临床治疗角度综合考量，结合不良反应信息、药品成分、药品主治病证、药品剂型、药品销售量等要素，开展综合分析，全面考量药品安全性，客观分析药品已知和潜在风险，科学遴选中药重点品种。

一、依据药品不良反应信息遴选重点品种

（一）药品不良反应发生率

药品不良反应发生率即药品不良反应数量与用药数量（人数）的比值，是衡量药品不良反应发生频度的“黄金指标”。课题组检索近30年国内期刊文献，发现不乏中药不良反应发生率超过20%的报道。如徐州医学院第二附属医院报道的华蟾素注射液不良反应，发生率为43.28%，不良反应类型包括局部静脉反应、皮肤损害和低热。黑龙江鹤岗市工业医院报道的双黄连注射剂不良反应，发生率为31.91%，不良反应类型包括皮疹和呕吐。浙江省松阳县中医院报道的清开灵注射剂不良反应，发生率为27.5%，不良反应类型包括皮肤损害、过敏性休克和喉头水肿。北京安贞医院报道的葛根素注射剂不良反应，发生率为22.22%，不良反应类型包括发热和转氨酶升高。浙江省海宁市中医院关于穿琥宁注射剂致小儿泻泄的报道，发生率为21.92%。山东省菏泽市立医院关于茵栀黄注射液致不良反应的报道，发生率为20.84%，不良反应类型包括荨麻疹、药物热、胃肠道反应等。如果以上文献报道的ADR发生率准确无误，那么这些中药注射剂品种的安全性应引起充分关注。然而，亦有文献报道中药注射剂不良反应发生率很低，如中国人民解放军第四六五医院关于双黄连注射剂致小儿药疹的报道，发生率仅为0.33%；再如武钢第二职工医院关于双黄连注射剂致药疹的报道，发生率也仅为0.36%。同一种药品在不同文献中的发生率报道相差如此之大，表明不良反应发生率准确值的获取并非易事。

之所以出现同一个品种中药注射剂不良反应发生率相差较大的情况，我们认为可能有以下几点原因：首先是中药注射剂的质量问题。由于中药原药材成分复杂和中药注射剂制剂工艺等问题，不同厂家甚至同一厂家不同批次的同品种中药注射剂间，质量稳定性不高。有的含致敏源少，有的含致敏源多；有的含大分子杂质少，有的含大分子杂质多。如此质量不统一的药品应用于临床，其不良反应发生率自然相差较大。其次，与用药人群有关。如前述发生率达21.92%的穿琥宁注射剂致腹泻，其用药人群均为18个月以下的婴幼儿，其中最小的仅出生43天。年龄如此小的婴幼儿不良反应发生率高于同样用药的其他群体也在情理之中。再次，与用药方法有关。如前述发生率达20.84%的茵栀黄注射液不良反应，其成年患者用药剂量均为30～60mL，而药品标准中规定的用量为10～20mL。如此超出正常使用剂量三倍的药物滥用，造成高比例的不良事件也就不足为奇了。此外，某些中药注射剂的独特成分也是造成某些特定不良反应高发的原因。如华蟾素注射液所含的5-羟色胺可刺激神经末梢的痛觉感觉器，从而引起静脉收缩痉挛。所以华蟾素注射液引起静脉刺激反应的发生率较高。

因此，课题组认为，应辩证看待某些文献中中药不良反应发生率居高的报道，不应片面夸大其危害性。课题组同时认为，欲准确探讨中药不良反应的发生率，需严格选择纳入研究的注射剂品牌，在保证注射剂质量的前提下，精心设计流行病学研究程序，尽量排除各种可能产生偏倚的因素。只有这样，才能得到令人信服的不良反应发生率数据，从而为中药注射剂安全性评价提供可靠的依据。

（二）药品不良反应数量和严重程度信息

药品不良反应数量和严重程度是评价药品安全性的有力证据。国家药品不良反应监测中心制定的《药品不良反应信息通报》（以下简称《通报》）即是参照我国药品不良反应自发报告监测数据库中的信息，以药品不良反应数量和危害程度为主要依据遴选通报品种。目前，国家药品不良反应监测中心已发布十三期《通报》，涉及十二个中药品种，包括双黄连注射剂、清开灵注射剂、穿琥宁注射剂、鱼腥草注射剂、莪术油注射剂、参脉注射剂、葛根素注射剂、莲必治注射剂、壮骨关节丸、龙胆泻肝丸、白蚀丸和克银丸。这些品种被通报的原因主要有两点，一是不良反应严重，二是不良反应多发。如截止到2006年5月31日，国家中心共收到七种鱼腥草相关注射剂不良反应报告5488例，其中过敏性休克类严重不良反应132例，死亡31例。又如葛根素注射剂，仅2003年1月至2005年6月的短短两年半之间，国家中心就收到其不良反应报告1006例，其中严重不良反应报告30例，死亡11例。再如双黄连注射剂、清开灵注射剂引起的过敏性休克，龙胆泻肝丸引起急性肾功能损害等均具有较严重的临床表现和较多的病案数量。

此外，课题组对我国现行药品标准中收载的109种中药注射剂不良反应文献开展研究，结果表明，双黄连注射剂、清开灵注射剂、穿琥宁注射剂、鱼腥草注射剂不良反应报道案例数量最多，其中严重不良反应如过敏性休克具有较高的死亡率。这表明，文献报道与国家正式监测系统的不良反应信号筛选结果具有高度一致性。因此，在中药不良反应发生率难以准确度衡的条件下，中药不良反应案例数量及严重程度是遴选重点监测品种的关键指标。

（三）药品不良反应类型信息

某些中药品种引起的不良反应尽管并不十分严重，但其与人们所熟知的不良反应类型不同，且发生机理不明，人们对其可能造成的危害，特别是长期潜在危害认识不足，值得特别关注。以中药注射剂为例，其不良反应类型以皮肤损害等轻度过敏症状和严重的过敏性休克为主，但第三期《药品不良反应信息通报》却重点通报了穿琥宁注射剂引起血小板减少这一较为罕见的不良反应，国内文献中亦可检索出60余例相关病案。其发生机理众说纷纭，有认为与过敏反应相关，有认为与药品成分药理作用相关，但均拿不出科学严谨的论证依据。再如葛根素注射剂，国家药品不良反应数据库2003～2007年共收到其引起血管内溶血反应相关报告48例。这与中药常见不良反应类型有明显区别。为阐明其发生规律和机理，北京市药品不良反应监测中心通过医院集中监测方法，开展了大规模前瞻性流行病学研究和实验室研究。研究结果初步表明，葛根素注射剂引起的血管内溶血反应为Ⅱ型变态反应，但具体致敏原仍不明确。因此，像葛根素、穿琥宁注射剂等具有较为特殊不良反应临床表现的中药品种应当在进一步监测中予以高度重视。

二、依据药品自身性质遴选重点监测品种

以上依据药品不良反应信息开展的重点监测品种遴选原则探讨，是根据既往安全性信息而采用的回顾性遴选思路，即哪些品种已显示出安全警戒信号，就重点监测哪些品种。课题组认为，中药安全性重点监测品种的研究还需要具有前瞻性思维的遴选思路，即在药品尚未出现显著不良反应信号之前，就依据其自身性质将其界定为重点品种，开展集中监测，将药品潜在风险降至最低。

（一）药品成分

1. 含毒性成分的饮片及中成药 药品成分是决定药品功能和毒性的关键所在。近年来，含有毒中药的中成药如龙胆泻肝丸、牛黄解毒片以及有毒中药材提取物如雷公藤总苷片等不良反应事件频发，引起社会广泛关注。有效监测这些含有毒性成分的中药及其制剂的使用风险对于保障用药安全十分重要。课题组认为，目前有两类有毒中（成）药应引起高度重视。一类是含有毒性成分的植物药及含有这些药的中成药，如含有马兜铃酸的朱砂莲、天仙藤、寻骨风、细辛及相关中成药如胃降逆胶囊、香藤胶囊、青果止嗽丸、润肺化痰丸、九龙解毒胶囊等；另一类是含某些有毒元素的矿物类中药及含有这些中药的制剂，如含砷的雄黄及其制剂牛黄解毒片、安宫牛黄丸、梅花点舌丹、六神丸、牛黄清心丸、小儿惊风散、小儿清热片和小儿化毒散等，含汞的朱砂及其制剂朱砂安神丸、人丹、大活络丹（丸）、健脑丸、七厘散（胶囊）、苏合香丸、梅花点舌丹、冠心苏合丸、八宝眼药、八宝推云散、清凉眼药膏等。以上某些品种尽管尚没有明确的不良反应报道，但其因含有毒成分而具有的潜在风险值得我们警惕。

2. 含配伍禁忌的中成药 中成药处方以复方配伍居多，这些配伍以君、臣、佐、使以及七情配伍等理论为指导，是中医临床辨证论治、灵活用药思想的具体体现，也是中成药区别于化学药品的显著特点之一。然而，有些中成药处方中含有中医传统理论认为的配伍禁忌“十八反、十九畏”。有学者统计，《全国中成药处方集》中含十八反的处方有 45 个，含十九畏的处方有 125 个。如化癥回生丹中含人参、五灵脂；内消瘰疬丸中含甘草、海藻；女金丹中含肉桂、赤石脂等。传统中医理论认为“十八反、十九畏”药对同用有产生或增强毒性之弊。因此，尽管这些含有“十八反、十九畏”的中成药品种有些尚未表现出严重的不良反应，但其潜在风险应引起足够重视，在重点监测品种遴选时当予以考虑。

3. 含西药成分的中成药 某些含西药成分的中成药品种也应引起关注。我国《新编国家中成药》收录的 5000 多种中成药中，至少有 160 余种含有西药成分，主要集中在抗感冒药、止咳平喘药和消化类药物中，涉及的剂型包括丸剂、颗粒剂、糖浆剂、片剂、胶囊、气雾剂、针剂以及外用剂型等，所含西药主要有氯苯那敏、对乙酰氨基酚、麻黄碱、苯海拉明、维生素 C 等。这些中成药品种的某些治疗功能可能强于不含西药成分的中成药。但问题在于，一些药品说明书中并未注明所含西药的成分和含量，或对所含西药成分与其他药物相互作用的提示较少。这无形中增加了药物滥用和不良反应发生的可能性。

4. 含兴奋剂目录所列物质的中成药 国家食品药品监督管理局发布的《关于公布含有兴奋剂目录所列物质药品名单的通知》中列出 1200 余种中成药品种，包括 1 种含羧甲淀粉，

6 种含克仑特罗，9 种含氢氯噻嗪，104 种含吗啡，174 种含士的宁，400 种含麻黄碱，533 种含普拉睾酮。这些兴奋剂目录所列物质，有的源于中药自身成分，例如士的宁来自马钱子，麻黄碱来自麻黄，吗啡来自罂粟壳。但是有些则是人工合成的化学成分，而非天然产物，例如克仑特罗、氢氯噻嗪、普拉睾酮等。这些含有兴奋剂目录所列物质的中成药不仅专业运动员应当禁用，即使是普通患者也应审慎选用，以防出现不良反应。而针对这些品种开展重点监测是降低其潜在风险的最有效手段。

（二）药品剂型

权威统计显示，中药不良反应中中药注射剂所占比例最高，约 75% ~80%。分析其原因，首先，注射给药是药物成分直接进入血液或肌肉组织，药物成分吸收速度明显快于其他给药途径，因而相应的生物学效应也产生较快。且目前中药注射剂临床应用以静脉滴注为主要形式，不仅成分吸收迅速，过敏原也可直接与体内过敏介质结合，不良反应发生更加迅速，症状也更加严重。此外，由于制剂工艺等问题，中药注射剂所含成分较为复杂，其中大分子杂质等极可能成为过敏原。因此，对于同样新上市销售尚未发现明显不良反应信号的药品，应特别关注中药注射剂。此外，对改变剂型，改变给药方式的新药也应特别关注，加强监测。

三、依据药品使用特点遴选重点品种

（一）药品功效及适应病证

中药药品风险除与其安全性相关密切外，还与其具体适应病证相关。单独从用药安全角度考虑，而忽视药品功效及其适应病证的药品风险评价是不全面的。首先，就药品自身或同类药品而言，对病证的治疗效果如何是评价药品的重要指标。例如，可引起相同不良反应的两种药品，疗效好的“风险/效益比值”低，相对风险也较疗效低的小。就不同类别药品之间而言，由于适应病证的不同，“风险/效益比值”也会有明显区别。如同样可引起尿血的两种药品，治疗普通感冒和治疗恶性肿瘤的药品风险截然不同。因此，遴选安全性重点监测品种时，还应适当考虑药品疗效和适应病症，开展基于“风险/效益比”的综合评价，遴选出真正的高风险药品。

此外，药品的适应病证往往还决定了它临床使用的频度，如治疗常见病、多发病的药品使用人群较多，一旦发生不良反应，危害面也会相对较大。因此，在遴选重点监测品种时，除考虑已知的安全性评价信息外，还应重视药品的疗效评价和具体主治病证，综合分析药品的潜在风险，做出更加准确的选择。

（二）药品销售量

理论上讲，药品销售量越大，则受用人群数量也越多。而在不良反应发生率一定的条件下，药品受用人群数量越多，不良反应的绝对数量也就越多，危害面也就越大。既往研究亦表明，许多中药品种不良反应数量多均与其较高的临床使用频率有关，如《通报》中的双黄连注射剂、清开灵注射剂、鱼腥草注射剂等都是临床常用的中药注射剂，不仅中医院应用较多，西医院也有较高的应用比例，较高的临床使用频率使得这些品种的不良反应数量较多。因此，在遴选重点监测品种时，需参考中药销售量统计数据进行综合分析。

第五节 国外草药不良反应监测

一、国外不良反应监测相关机构

（一）WHO 药物警戒体系

从1937年美国磺胺酏剂事件到20世纪60年代“反应停”事件，WHO不断研究、制定能确保药品安全性的可行措施，建立能沟通各国药物不良反应信息的国际监控体系，从而保证“快速、准确地向各卫生管理当局传递有关药品严重副作用的信息”。WHO国际药物监测程序（Programme for International Drug Monitoring，PIDM）成立于1961年，主要负责与成员国卫生当局合作开发国际药物安全监控系统。PIDM负责收集全球范围内，尤其是成员国的ADR数据，并据此获得药物安全性信号。第20届（1967年）世界卫生大会通过决议，决定启动旨在建立国际性药品不良反应有效监测体系的项目，该决议奠定了WHO国际药品监测合作计划的基础。1968年，国际药品监测合作计划有10个国家参加，旨在收集和交流ADR报表、术语、药品目录和发展计算机报告管理系统。1970年，WHO决定在日内瓦设立一个永久性的组织，命名为WHO药物监测中心，1978年该中心迁至瑞典的东部城市乌普萨拉，更名为世界卫生组织国际药物监测合作中心，1997年再次更名为乌普萨拉监测中心（Uppsala Monitoring Center，UMC）。Uppsala监控中心（UMC）是一个独立的科学研究中心，是世界上唯一独立地监控全球药品安全性的正式机构。主要职能包括：①协调WHO药品国际监控计划；②收集、评价和交流来自各成员国的有关药品的优劣、效力和危害的信息；③收集各成员国对发展药品监控体系所采取的措施；④通过WHO向各成员国药品监管当局提供药物安全警示。

WHO的所有与药品相关措施的实施都由基础药品政策部（Department of Essential Drugs and Medicines Policy EDM）负责。EDM为各国政府和制药企业提供指导，以确保药品的优质、安全、有效及使用的合理性，并协助各国药品监管部门打击伪劣药品。1962年安眠药“thalidomide”事件之后，国际上迫切要求WHO研究并制定出能确保药品安全性的可行措施、建立一个能沟通各国药物不良反应信息的国际监控体系，从而“能够快速、准确地向卫生管理当局传递有关药品严重副作用信息”。于是，WHO开始实施药品国际监控项目。瑞典Uppsala是WHO药品监控国际合作中心合作机构，它拥有大约200万份报告的药物不良反应数据库，其主要负责执行药品的监控计划。目前已有60多个国家加入到了这项计划中。按照WHO的规定，各成员国国家药物警戒中心负责定期收集、处理和评估由医务工作者上报的ADR报告，经UMC汇总和分类，并收录入ICSRs数据库中。成员国可以免费定期获得UMC的各种ADR汇总资料和有关出版物，且通过互联网可随时查询UMC及其他成员国数据库中的ADR信息，并得到技术支持。从1961年至2011年4月，UMC已收到超过600万份全球药品安全性病例报告，为世界范围内安全用药提供了交流的平台。目前有超过140个国家药物警戒中心与其合作，定期报送ADR数据，我国于1998年正式加入国际药品监测合作计划。

此项目注重传统药物不良反应的监控，主要工作的实施由 EDM 药品质量与安全监控组织和传统药物监控组织负责。药物警戒工作已作为 WHO 一项常规的活动不断完善。

（二）欧盟药物警戒相关国际组织

欧盟药物警戒系统是目前世界上最先进、最全面的监测系统之一，代表了全球药物警戒领域的发展趋势和方向，是各国学习和研究的典范。

1. 药物警戒研究集团（EPRG）　欧盟药物警戒研究集团（Europe Pharmacovigilance Research Group，EPRG）由 12 个成员国的学术界和药品监管机构组成。其主要宗旨是在欧盟范围内发展新的药物警戒方法，承担公众健康领域特定的药物警戒课题研究。EPRG 所承担的方法学研究主要包括：进行欧盟范围内药品不良反应自发报告系统的调查与维护，拓展并深化对不良反应信息进行系统性总结的方法，研究定性、定量识别药物警戒信息的方法，探索罕见、严重药物不良反应事件的监测方法等。

2. 国际药物警戒协会（ISOP）　国际药物警戒协会（International Society of Pharmacovigilance，ISOP）是一个最初由欧洲发起的国际性组织，成立的主要目的在于对药物警戒的科学概念、方法进行探讨，对临床医师、药师和医学院学生进行药物不良反应知识的培训，提高公众对不良反应的认识。任何国家、企业、组织、团体以及对药品不良反应关心的个人都可以参加。到目前为止，其成员已覆盖到 5 个洲的 40 个国家。ISOP 从 1993 年起每年召开一次年会，会议上除开展培训之外，还就一些共同关心的问题进行讨论。

3. 欧洲药品局（EMA）　欧洲药品局（European Medicines Agency，EMA），由欧洲药品评价局更名而来，1995 年起正式开始运作，协调支持欧洲药物警戒系统。其主要负责整个欧盟范围内药物及相关医用产品的技术审查和批准上市工作，并全面负责评价药品的科学性，监测药品在欧盟范围内的安全性、有效性。下设 3 个审评委员会，人用药品委员会（原名为专利药品委员会）、兽用药品委员会和孤儿药品委员会（指用于罕见病的药物）。根据新修订的欧盟药物警戒法规，成立了药物警戒风险评估委员会（Pharmacovigilance Risk Assessment Committee，PRAC），主要职责是解决与药物警戒活动相关的任何问题，监测药物警戒系统和风险管理系统的有效性，信号检测和分析，监测风险最小化措施有效性，批准和评价风险管理计划，评估上市后安全性研究，评估定期安全性更新报告等。

4. 欧洲药品质量和健康局（EDQM）　欧洲药品质量和健康保障局（European Directorate for the Quality of Medicines&Health Care，EDQM），前身为欧洲药典会，是负责欧洲药品质量控制的主要部门，包括 36 个成员国及 WHO 在内的 19 个观察员国，我国于 1994 年加入了欧洲药典观察员国。EDQM 承担了建立与推行欧洲药典，建立官方药品控制实验室网络协作和对上市药品进行监控等任务。

（三）澳大利亚治疗药物管理委员会（TGA）

澳大利亚治疗药物管理委员会（Therapeutic Goods Administration，TGA）是澳大利亚药品监督管理的权威机构，是为了评估相关医疗用品利弊而建立起来的药品监督组织。TGA 的核心任务是确保消费者安全、有效、高质量的使用治疗药物。通过对药物进行上市前的安全评估；抽样检查上市药物质量、收集各类药物不良反应报告、临床监测及对公众进行访问调查来进行市场安全性监督；最终评价澳大利亚药品使用过程的安全性，指导人民安全用药。

TGA 的信息来源之一是药物不良反应咨询委员会（Adverse Drug Reactions Advisory Committee，ADRAC）。ADRAC 是澳大利亚药物评估委员会（ADEC）的一个下级委员会，成立于 1970 年，由药学专家组成，负责药物严重不良反应或者近期上市药物各种治疗作用以外反应的报告，主要任务是在药物安全性方面为 TGA 提供信息与建议。

（四）美国食品和药品管理委员会（FDA）

美国食品和药品管理委员会（Food and Drug Administration，FDA），是美国最早成立的保护消费者权益的机构之一。它通过保证药品、生物制品、医疗设备、食品、化妆品和放射性物质的安全、有效来保护公众健康。同时，FDA 有责任促进药品和食品在有效性、安全性和实用性等方面的改进，以及有责任帮助公众对所用药品和食品进行科学的认识，从而提高公众的健康水平。

在 FDA 中主要负责药物警戒的机构是药物评价与研究中心（Center for Drug Evaluation and Research，CDER），是美国唯一的药物警戒中心。其职责是在新药上市前对其进行评估，监督市场上销售的药品，对药品的安全性进行全过程全方位的监测。其下细分有多个部门，如监测与流行病学办公室（Office of Surveillance and Epidemiology，OSE）、新药办公室、审评办公室等。

OSE 承担了绝大部分药品上市后的 ADR 监测工作，包括药品 ADR 报告和安全信息发布计划项目（MedWatch）、说明书和风险信息管理等。OSE 下设有药品风险评估部监测和评估所有上市药品的安全信号。药物治疗错误和技术支持部针对所有药品专利名、标签和说明书进行上市前评价，以及上市后收到的所有药物治疗错误报告的审查和分析。监测研究和信息支持部则负责收集和分析所有药品和生物产品上市后安全性信息，监督 MedWatch 的实施，监督用药指南、药品包装说明书、药房信息调查等风险交流研究活动，并组织国际监管联络活动等。新药办公室承担对新药从研发到上市的严密监控，下设有 6 个部门，每个部门负责不同种类药品的安全性和有效性管理，共同确保公众所用药品及生物制药的安全有效。审评办公室则设有新药与标签审评部、制药与药品质量审评部、科学调查审评部以及风险管理与监测审评部 4 个部门，以便对合格的药品在正常用法用量下所带来的不良反应以及其他不良事件进行监测。

2005 年 FDA 新成立了独立的药物安全监督委员会（Drug Safety Oversight Board，DSOB），以加强 CDER 内部药品安全性决策的监督。FDA 同时也宣布了该委员会的职责是“通过建立新的和扩大现有交流渠道向公众提供药品安全性信息，提高决策透明度，该渠道应确保药品安全性数据以容易获得的形式快速到达公众”。该委员会由 FDA 人员、政府其他卫生健康部门的药学专家组成，直接向 CDER 负责，独立于药品不良反应应对体系的各部门。DSOB 建立了一个专门的药品警告网页作为一种新的交流工具，为 FDA 评价新出现的药品安全性信息提供一个与公众进行沟通的论坛，以便患者和卫生保健专业人员可以及时获得最新的有关药物潜在的风险/益处的信息。

（五）英国药物警戒体系

英国是国际上较早开展药物监测工作的国家之一，也是第一个将药品上市后安全监管以立法形式确定的国家，其药物安全和质量监控在欧盟具有一定的代表性。早期，英国设立药品安全委员会（Committee of Safety on Medicine，CSM）作为药品主要监管部门，下设药品不良反应登记处，实行 ADR 监察自发呈报制度，即黄卡制度。1980 年成立了药品安全性研究中心（Drug Safety Research Union，DSRU）建立处方事件监测制度，即绿卡制度，弥补了黄卡制度的某些不足。CSM 主要任务是对人用相关物质的安全、质量和有效性给予建议，促进不良反应信息的收集和研究，审查新药的实验证据，对药物的毒性提出意见，负责黄卡制度的整个执行过程等。DSRU 主要与朴茨茅斯大学合作开展药物警戒工作，建立绿卡制度，监测新上市的药物 ADR。

2003 年英国成立了药物和保健产品监管署（Medicines and Healthcare Products Regulatory Agency，MHRA）作为卫生部具有营运基金地位的执行机构，其主要任务是监测人们日常使用的药品，鉴别那些非预期的 ADR，评价使用药品的风险 - 效益结果，为医生和患者提供安全信息等。MHRA 的信息主要来源于黄卡系统、临床和流行病学研究、文献资料、制药企业的药品信息以及其他国家的药品安全信息等。近年来设立 5 个地区药物警戒机构均在当地大学中，主要是为了支持和促进当地通过黄卡制度报告可疑 ADR，在当地报告者与 MHRA 之间的信息交流建立联系。以及缺陷药品报告中心，用以收集和监管缺失的、可疑的药品缺陷报告，并强制要求制药企业和进口商要上报所有的质量缺陷药品信息。

（六）瑞典药品机构（MPA）

瑞典药品机构（Medical Products Agency MPA），是国家卫生和社会公共事业部门下的一个权威机构。它由受过培训的博士和药剂师构成。负责提供医药专业信息，监控临床试验，视察和监控上市药品和其他医疗制品的生产和销售，管理传统药物和其他相关医疗制品，组织进行药物流行病学调研和安全性监控（包括临床前安全性和流通中药物的副反应）。目的是保证每个患者和医药工作者使用安全有效的药品。MPA 还与其他欧盟国家在药物管理上进行紧密合作，以保证欧洲市场上药品的安全性和有效性。

（七）爱尔兰医药部（IMB）

爱尔兰医药部（Irish Medicines Board IMB），是爱尔兰国家医药权威机构。成员来自于医学、兽医学、药学、视察、财政、管理和信息技术部门，由卫生部长任命的成员组成。IMB 参与欧盟药物监督工作，是爱尔兰国家药物的认证批准最高权力机构。它负责药物监控和药物安全性评价，确保爱尔兰国内使用药物的质量、安全性和有效性。

（八）丹麦医药机构（DMA）

丹麦医药机构（Danish Medicines Agency DMA），是附属于丹麦国内卫生部的一个权威机构。它包括了不同的委员会和理事会：丹麦药物委员会（The Danish Pharmacopoeia Commission）、药品执照顾问委员会（Consultants on Pharmacy licensing）、赔偿委员会（The Reimbursement Committee）、执照委员会（The Licensing Committee）、药物不良反应委员会（Council for Adverse Drug Reactions）。DMA 的主要任务有三个：认证医药制品的上市销售；

检查和监控药品、生产厂家和药店等，以确保人类和动物使用安全有效的医药制品；监控和检查药品和医疗器械领域；宣传药品健康地经济地合理使用；维护和提高 DMA 在欧洲医药系统中的地位；继续给医药科技工业提供高质量的服务；支持医生工作中合理使用药物。

（九）法国卫生制品安全性机构（French Health Products Safety Agency）

法国卫生制品安全性机构（French Health Products Safety Agency），是法国国家权威机构。它管理药品、作为药用的新物质、医疗和诊断器械、血液制品、人类和动物的器官、组织和细胞的药品、基因和细胞治疗药品、辅助的和其他抗寄生虫药品、作为药用的卫生保健食品、化妆品。执行三个核心任务：科学的、经济的药物评估；实验室管理和广告宣传；生产站点的检查。

（十）荷兰药品评审委员会（MEB）

荷兰药品评审委员会（MEB）负责协调与药品有关的药物警戒活动。具体而言，荷兰药品评审委员会负责收集临床研究中不良事件的报告，并将报告提交欧盟药品不良事件数据库（Eudravigilance）。在荷兰药品评审委员会领导下，参与不良反应收集工作的还有上市许可持有者，荷兰药品警戒中心，部分大学和其他药物流行病学研究中心。

二、草药不良反应监测指导原则

草药不良反应随着其使用范围的扩大，一些潜在的问题逐渐出现，如认为草药是天然的而忽略其不良反应报告；还有一些草药制品的作用没有经实验确证、一些药用植物被污染、草药产品制作不规范和缺乏质量标准、产品上的标签标识不恰当、它们的应用没有经过系统监测，以及对孕妇老人及儿童的特殊的人群影响、草药与药物之间的相互影响等。过去十几年的关于中药产品安全性问题已导致全世界范围对草药、植物药应用的监控。实施监控目的是保护公众健康，确保所有药品包括未注册产品的安全和合格应用。为了达到这个目的，对在市场上能够买到的植物药进行监控并通知消费者、植物药公司和从业者植物药可能对人类健康引起的各种风险。帮助公众在应用植物药，生产植物药时增强安全意识，保护公众健康。

英国对植物药法规修改的指导原则是：为植物药生产者要获得在 EU（欧盟）的产品注册，首先要求证明它们的产品符合质量标准并安全有效。

1. 合法的草药产品 为获市场认证，草药与其他合法的医药产品相似，要求满足安全、有效和质量的标准。产品必须贴上适当的标签并给患者提供信息手册，该手册设有如何使用药物和如何处理可能出现的副作用及与其他药潜在的反应。

2. 不需注册的草药 豁免申请规定在 1968 年药品法第 12 章。一些有毒的植物被禁止豁免；在质量和安全上没有特殊保护的草药不在此豁免之内。

3. 未注册草药产品 有关部门认为，目前的管理不能使未注册草药产品为公众提供充分的保护，有必要加强管理。

对于药用植物，各国都严格管理有毒植物的使用。英国于 1997 年根据草药植物的毒性成分，分别提出“严格限制使用”和“控制使用”。“严格限制使用”有毒的草药包括例如：洋地黄、马钱子、乌头、巴豆、萝芙木等。“控制使用”是指某些具有潜在危害的植物，如槟榔，野百合，鳞毛蕨等。这些草药植物应经过特别药剂管理条例被许可后才能被提供。法规禁止使用马兜铃及其他含此成分的草药品种。

为了向公众提供更多信息，MCA 最近开通”中草药安全信息”网页，通过黄卡收集草药不良反应，并及时将草药安全问题集中在一起公示于众。还提出对特殊患者群体的警告，如怀孕/哺乳期妈妈不能使用有不良反应报道的 Volatile Oils（挥发油）、草药茶；儿童慎用甘菊，因为甘菊含有致敏的一种倍半萜烯内酯。

另外，银杏和人参引起心律变化或某些患者血压的改变；患者间断服用草药海胆、麻黄、大蒜、银杏树、人参、醉椒、麦芽汁、缬草等，可影响手术。建议患者在手术前告知医生。

欧盟国家向公众提供系统地对草药制品有关安全和质量保证，并指定草药生产相关的要求范围。它们包括：原药材证明；中药成分质量标准；确保没有杀虫剂残余、重金属或其他形式的污染物；符合要求的设备；相关数据；一个适合的有资格的人负责药物市场销售，等。草药制品进入市场，要有市场允许证明（执照、资格），才能在市场上销售。

三、草药不良反应监测措施

根据现有资料，各国对药物不良反应的监控都极为重视，监控措施大同小异。辅助药物等不良反应监控包括在处方药、非处方药、疫苗监控之中。其中辅助药物亦称传统药物或替代药物，包括维生素、矿物药、草药、植物药以及芳香疗法和顺势疗法的药物。

药物不良反应报告包括对处方药、非处方药、疫苗及辅助药物的不良反应的报告。包括：①新药的所有可疑反应；②所有可疑药物的相互作用；③产品说明书或标签上未包含的不可预知的作用。

不良反应报告含有以下信息：①患者的资料（姓名、性别、地址、年龄）；②报告者的资料（姓名、地址、电话号码）；③对反应的描述；④任何引起反应的可疑药物；⑤任何其他相关药物；⑥有关不良反应发生的过程；⑦可疑药物开始使用和停用的资料；⑧其他药物开始使用和停用的资料；⑨不良反应的治疗细节；⑩不良反应的结果和相关数据。

药物不良反应报告可来自于：①自发性报告。指由患者或申报者向公司、监督机构或其他组织提供的关于某个或某几个药的不良反应报告。②文献报告。申报者应该广泛查阅世界范围的有关文献，并在 15 天内报告有关的可疑严重不良反应。③产品注册者报告。申报者有责任迅速报告在注册产品研究过程中发生的所有严重的可疑不良反应。严重的可疑不良反应是指不按规定用药、过量用药或滥用药所引起的先天缺陷和严重的不良临床反应。包括致命的、危及生命的、致残的和住院时间延长的不良反应。④消费者报告。来自消费者的报告是具有潜在价值的信息资源，但消费者报告缺乏药物详细说明和诊断证明，很难得到认可。因此申报者在处理消费者报告时应鼓励消费者对不良事件的报告，同时注意收集他们的健康顾问提出的用药意见，收集足够的资料来确定事件的本质和严重性，并申请一份能与消费者的主要的健康顾问接触的许可，通过医药专业人员和用药相关资料来对报告进行证实，以便对反应的因果关系进行合理的分析评价。专业人士根据药物不良反应报告在三日内进行复查、两周内将有关数据输入数据库并做出更进一步的评估。

澳大利亚实行的蓝卡制度，为报告中所包含的信息提供了一个很好的分类名录。通过提供与特殊反应相关的所有资料，ADRAC 的专业人员能对药物反应的相互联系做出合理、客观的评价。蓝卡制度规定，所有的报告除包含以上资料外，还应尽可能提供以下的附加资料：①药物的历史；②相关的实验数据（血液学、生物化学、计算机成像、血清学、活组织检查等等）；③用 AUST L 号码来补充说明药物（能通过后面跟有一些数字的字母“AUST L”来区分药物，这一字母能在瓶上或者产品的包装上找到）；④万一产生致命后果，要记录周围环境、日期和死因。如果进行了尸检或法医询问，报告的副本将同样有用。

英国药物安全和质量监控是欧盟的代表，其监控采用黄卡系统。黄卡系统作为自发的可疑药物不良反应报告产生于 1964 年。该系统由医生、牙医、验尸官、药剂师和护士提交黄卡报告。患者不能直接向系统提交报告。当患者怀疑某药对自己产生了不良反应应立即报告给他们的医生、药剂师，或护士，由这些专业人员向系统提交报告。黄卡还负责新药的严密监督（黑三角标记），CSM/MCA 鼓励所有对新药和疫苗副反应的报告。

1996 年，英国 MCA 认为收集和分析草药使用有关的信息是重要的，有必要进一步提高对草药制品监测，提高公众的安全意识。要求黄卡报道草药可疑的不良反应，包括注册和未注册的草药品种。

2002 年发行了新的电子黄卡为医生、牙医、护师和药剂师所用，它提供了一种快速简便的报告方法。也可直接向药品安全委员会的区域监测中心写信索取。

黄卡报告必须包括三方面内容：①药物：药物名称、给药途径、用量、给药时间和药物使用的原因。②症状：描述疑似症状、诊断。③患者详情：患者基本资料（患者的性别，反应发生时的年龄、体重、患者的原始信息和一个当地的身份证号码）。

资料收集和信息的及时反馈是不良反应监控的一个非常关键的环节，国外在这方面已建立了一个非常系统化的报告体系。从报告人员到报告内容、报告时限都有明确的规定，确保了管理机构能及时、准确地掌握药物不良反应的第一手资料，这为我们进行国内植物药不良反应监控提供了很好的借鉴。

我们还应看到，中药在我国有其特有的理论基础、作用特点，在管理上也应具有与其相应的管理措施。因此，我们不能像国外一样完全以西药的标准去管理植物中药，应在借鉴先进经验的基础上，根据我们实际的情况，建立一套符合植物药特点的监督体系，保证用药的安全有效，发挥中药的最大效用。

思考与练习

1. 试述中药安全性重点监测品种的遴选原则。
2. 试述中药药物警戒的理论内涵。

下　篇

第七章　中药注射剂不良反应

【学习要求】

1. 掌握中药注射剂不良反应的发生原因。
2. 熟悉中药注射剂不良反应的防范措施。
3. 了解中药注射剂的历史沿革和使用情况。

中药注射剂是在中医药理论指导下使用的注射剂型。2010 版《中华人民共和国药典》将中药注射剂定义为："系指饮片经提取，纯化后，制成的供注入人体的溶液、乳状液及供临用前配制成溶液的粉末或浓溶液的无菌制剂。"中药注射剂不仅在一定程度上保留了传统中药辨证施治的特点，而且起效快，作用迅速，在急危重症的治疗方面发挥着重要作用。

近年来，由于中药注射剂不良反应在中药整体不良反应中所占比例较高，且个别品种引起了较严重的不良反应，所以其安全性引起高度关注。系统学习掌握中药注射剂及其不良反应的相关知识，有助于正确认识和评价中药注射剂安全性，有助于提高中药注射剂临床合理应用的水平，有助于减少中药注射剂不良反应的发生。

第一节　中药注射剂的历史沿革

中药注射剂问世已逾 70 年。1941 年，利华药厂研制成功了柴胡注射液，由于疗效较好，使用广泛，在太行山区和整个医药界引起了很大反响。1943 年 5 月《新华日报》曾为之发表了专题报道，称赞柴胡注射液研制成功是一大创举。这是我国也是世界上第一个中药注射剂，柴胡注射液开了中药注射剂之先河。1954 年，湖北武汉制药厂对柴胡注射液进行了重新论证并批量生产，成为新中国工业化大批量生产的第一个中药注射剂品种。20 世纪 50 年代中期到 60 年代初期，我国科研人员锐意进取，陆续研制成功了茵栀黄注射液、板蓝根注射液等20余个品种，为中药注射剂的进一步发展开辟了道路。20世纪70年代，全国研制成功并应用于临床的中药注射剂品种较多，除1977版《中国药典》收载的23个品种外，各省市卫生部门制订的“中草药制剂规范”中亦收载了大量的中药注射剂。据统计，当时有资料报道的中药注射剂达700余种，但绝大多数为医院自制制剂。70年代末，以《温病条辨》中安宫牛黄丸为基础研制的清开灵注射剂由北京中医药大学研制成功。清开灵注射剂由牛黄、珍珠母、板蓝根、水牛角、黄芩、栀子、金银花7味药组成，具有清热解毒、泻火除烦、化痰通络、醒神开窍等作用，临床适用范围广、起效快、疗效显著，是国家首批公布的中药保护品种及急症必备中成药。20世纪80年代中期至90年代，中药注射剂迎来第二次开发热潮，1985年到1998年，共有11个中药注射剂作为中药新药批准上市，如香菇多糖注射液、双黄连粉针、康莱特注射液、参芪扶正注射液等。同期，还有8个植物药注射剂作为化学药新药申报和批准上市。目前，国内已通过国家质量标准的中药注射剂达109种，这尚不包括以化学药品获得批准文号的品种，如葛根素注射剂、穿琥宁注射剂、莪术油注射剂和川芎嗪注射剂等。

第二节　中药注射剂的分类与使用情况

一、中药注射剂的分类

（一）按分散系统分类

1. 溶液型注射剂　系指以水或水的复合溶媒制成的注射液。内含易溶于水或水的复合溶媒（如水溶液加入一定比例量的乙醇、丙二醇、甘油等其他溶媒），并在该溶媒体系中有较好稳定性的中药有效提取物质，如柴胡注射液、板蓝根注射液等。

2. 粉针型注射剂　系指采用无菌操作法制成注射用灭菌粉末，简称粉针剂。其制作方法有二，或将供注射用的灭菌粉状药物装入安瓿或其他适宜容器中，或先将无菌溶液装入安瓿或其他适宜容器中，再经冷冻干燥法制得无菌粉末，临用前用适当的溶剂溶解或混悬的制剂，如蕲蛇酶粉针剂等。

3. 混悬型注射剂　系指将不溶性固体药物分散于液体分散媒中所制成的注射液。内含有效成分为水难溶性药物或者注射后要求延长药效作用的药物。这类注射剂临床应用较少，一般供给肌内注射或局部注射，也可用于静脉注射，如临床曾使用过的喜树碱注射液等。

4. 乳浊型注射剂　系指将植物油（或其他油溶性药物）、乳化剂和注射用水经乳化制成的供人体注射用的注射液，如用于抗肿瘤的鸦胆子油乳注射液等。

（二）按临床功效分类

1. 清热类　具有清热解毒功效的中药注射剂占多数，多用于抗细菌和病毒感染，用于耐西药的细菌及病毒感染、不耐受抗生素的患者群体。如双黄连注射液、莲必治注射液、板蓝根注射液、穿心莲注射液、鱼腥草注射液、射干抗病毒射液等。清肝胆湿热常用的有肝欣泰注射液、山豆根注射液、苦黄注射液、清肝注射液、舒肝宁注射液、田基黄注射液、岩黄连注射液、茵栀黄注射液等。辛凉解表剂有柴胡注射液、柴辛感冒注射液、桑姜感冒注射液等。

2. 补益类 主要用于各类虚证，具有补益作用的中药注射剂。如参麦注射液、生脉注射液、黄芪注射液、参芪扶正注射液、人参糖肽注射液、注射用黄芪多糖、参附注射液、鹿茸精注射液、注射用脑心康、肾康注射液等。

3. 活血类 主要用于心脑血管疾病，涉及脑卒中、心肌梗死及合并休克、心律失常、冠心病、心绞痛等。如丹参注射液、血塞通注射液、注射用血塞通（冻干）、血栓通注射液、注射用血栓通（冻干）、香丹注射液、灯盏花素注射液、脉络宁注射液、丹红注射液、丹香冠心注射液等。

4. 抗肿瘤类 对肿瘤的治疗侧重于抑制肿瘤生长和提高机体免疫力两方面，主要用于放化疗的减毒增效，作为抗癌的辅助治疗药，提高患者生存质量。如艾迪注射液、蟾酥注射液、华蟾素注射液、康莱特注射液、痛可宁注射液、乌头注射液、消癌平注射液、鸦胆子油乳注射液、得力生注射液、康艾注射液、猪苓多糖注射液等。

5. 祛风类 主要用于风湿性关节炎。如穿山龙注射液、当归寄生注射液、丁公藤注射液、复方风湿宁注射液、红茴香注射液、黄瑞香注射液、鸡矢藤注射液、健骨注射液、雪莲注射液、雪上一枝蒿总碱注射液、伊痛舒注射液、正清风痛宁注射液、祖师麻注射液等。

6. 其他类 如治疗皮肤病的薄芝菌注射液、补骨脂注射液、驱虫斑鸠菊注射液、土贝母皂苷注射液等；治疗骨关节结核、淋巴结核、肺结核的骨痨敌注射液；治疗痔疮的矾藤痔注射液、消痔灵注射液；治疗咳嗽、气喘的喘可治注射液、止喘灵注射液、复方蛤青注射液、地龙注射液；治疗子宫收缩的益母草注射液等。

二、中药注射剂的给药途径

中药注射剂的给药途径主要可分为静脉注射、肌内注射、病位注射和穴位注射四种。

1. 静脉注射 静脉注射主要有静脉推注与静脉滴注两种形式。前者用量小，一般5~50mL，后者用量大，多至数千毫升。静脉注射药物起效迅速，常用于急救、补充体液和供给营养。

2. 肌内注射 注射于肌肉组织中，注射部位一般在臀肌或上臂三角肌。肌内注射量一般为1~5mL。肌内注射除水溶液外，尚可注射油溶液、混悬液及乳浊液。其中油注射液在肌肉中吸收缓慢而均匀，可起延效作用。

3. 穴位注射 少数中药注射剂可以穴位注射，这种独特的给药方式兼有针灸的基本特点。如复方当归注射液小剂量穴位注射，对各种急慢性劳损、关节疼痛等具有一定的疗效。

4. 病位注射 将中药注射液直接注射于肿瘤、痔核等部位，使病灶局部药物浓度高，可取得良好的治疗效果。如银黄注射液注射于眼部，治疗病毒性结膜炎等。

三、中药注射剂的优势与特点

1. 药效迅速，作用可靠 注射剂中的药物成分以液体状态注入人体组织，血管或器官内，快速分布于靶组织或受体，作用迅速，尤其是静脉注射，药液直接进入循环系统，避免吸收过程，适于危重病症抢救之用。由于注射剂不经胃肠道给药，避免了肝脏的首过作用，具有较高的生物利用度，因此剂量准确，作用可靠。如丹参常用量口服治疗心绞痛效果并不明显，而制成注射剂静脉注射，则有明显效果。

2. 可用于不宜口服的药物 某些药物由于本身的性质，有的不易被胃肠道吸收，有的具有刺激性，有的易在消化道失活。如某些动物药提取的有效部位为多肽，口服存在胃肠道失活和难以通过生物膜吸收等问题，如制成注射剂静脉注射，则具有可靠的药效。

3. 可用于不宜口服给药的患者 患者处于神昏、抽搐、惊厥等状态或存在消化系统障碍均不能口服给药。在这种情况下，采用注射剂是有效的给药途径。如清开灵注射剂用于流行性乙型脑炎、重症肺炎引起的高热、昏迷等，均有较好的疗效。

4. 可行穴位注射 穴位注射体现了中医药的特点，应用中药注射剂进行穴位注射，有助于某些特定疾病的快速治疗。

综上，中药注射剂是现代药物制剂技术与传统中医药相结合的产物。由于其在继承传统中药疗效的基础上，拓展了中药的使用范围，在临床中得到广泛应用，使用量迅速增长。据统计，1999~2006年，全国中药注射剂市场年平均增长率超过30%，2008年销售排名前十位中成药品种中中药注射剂占了其中的6种。目前，中药注射剂产业年销售额已经超过200亿元，每年有4亿人次使用中药注射剂。中药注射剂已经成为临床疾病治疗的独特手段，特别是在心脑血管疾病、抗肿瘤、抗病毒以及一些急症的治疗领域，正发挥着重要的甚至是不可替代的作用。

第三节 中药注射剂不良反应的发生原因

近年来，中药注射剂不良反应报道数量急剧增多，其安全性已引起国内医药界的广泛关注。2015年全国药品不良反应监测网络共收到中药注射剂报告12.7万例次，其中严重报告9798例次（7.7%），注射剂占比例为51.3%，与2014年相比降低2.1%。国家食品药品监督管理总局公布的我国2015年药品不良反应监测报告显示，中药注射剂报告数量排名居前的类别是理血剂、补益剂、开窍剂、清热剂、解表剂、祛痰剂，共占中药注射剂总体报告的97.0%。报告数量排名前五名的药品分别是：清开灵注射剂、参麦注射剂、血塞通注射剂、双黄连注射剂、舒血宁注射剂。某些中药注射剂可引起肾衰竭、过敏性休克等较严重的不良反应，如莲必治注射液引起急性肾衰竭，葛根素注射液引起急性血管内溶血以及鱼腥草、双黄连、清开灵、莪术油、生脉注射剂引起过敏性休克等。

中药注射剂不良反应的发生原因及其影响因素十分复杂，归纳起来可概括为药品自身因素、临床用药因素和患者三个方面。

一、药品自身因素

（一）制剂工艺

中药成分复杂，加上中药又大多为复方制剂，因而中药制剂的质量控制、对不同药厂生产的同一品种以及对同一药厂生产的不同批号产品的质量标准的把握确实存在一定的困难，特别是注射剂的质量问题更值得引起注意。在中药的不良反应中Ⅰ型变态反应占有很大比例，这一方面与中药含有大分子物质有关，另一方面与注射剂的质量也密切相关。因注射剂肌注后吸收迅速、静注后直接进入血液循环，含有杂质则抗原性显著增强，易产生过敏反应。

（二）功效成分

某些中药注射剂不良反应的发生与所含功效成分相关，如双黄连注射剂、清开灵注射液、鱼腥草注射液、茵栀黄注射液等品种中，均含有绿原酸，是抗菌、抗病毒的功效成分。而研究证实，绿原酸具有半抗原性质，与人类血清蛋白的结合产物具有高度致敏活性。又如清开灵注射液中主含黄芩、水牛角等药物的提取物，而黄芩提取物中所含的黄芩苷对人体有致敏作用，水牛角提取物中所含的蛋白质在体内也会激发某些敏感抗体引起过敏等。由于中药成分复杂，加之中药注射剂提取工艺有待提高和完善，其中可能会存留某些大分子物质，甚至杂质，如蛋白质、淀粉、鞣质、挥发油等，这些与治疗无关的物质进入机体后，可成为抗原或半抗原，刺激机体产生相应抗体，从而引起过敏反应等。

（三）辅料

中药注射剂常用辅料涉及溶剂、助溶剂与增溶剂、抗氧剂与抗氧增效剂、pH 值调节剂、渗透压调节剂等。有研究表明，中药注射剂不良反应的发生有的与其所含辅料有关，如有学者对国内鱼腥草注射剂助溶性辅料吐温 80 的含量进行测定，发现不同厂家生产的鱼腥草注射剂中吐温 80 含量相差八倍之多，而吐温 80 具有显著的致敏作用。再如穿琥宁注射剂的辅料琥珀酸盐和莲必治注射剂辅料亚硫酸盐也具有致过敏特性，极易导致患者发生变态反应等。

二、临床用药因素

（一）临床辨证失宜

中医药学历来强调辨证求因、审因论治、以法统方。因时制宜，因地制宜，因人制宜。临床若辨证失误、用药不当，或不经辨证、随意滥用，是发生毒副作用导致不良反应的重要原因之一。临床若辨证失误，热证阳证误用温热药物，阴证寒证乱投寒凉药物，则最易致耗损阴津、损伤阳气之类的不良反应，对于这类不良反应王叔和举了一个很好的例子“桂枝下咽，阳盛则毙；承气入胃，阴盛以亡”。中医治病讲究辨证论治与辨病施治相结合，采用现代制剂方法研制的中药注射剂仍保留了传统中药的特点，因此临床应用时亦应遵循这一原则。而有调查显示，双黄连、清开灵、穿琥宁等常用中药注射剂大部分在西医院使用，西医师往往只强调辨病施治，而忽略或抛弃辨证论治。例如清开灵等清热解毒类中药注射液具有阴寒药性，用于表证有遏制阳气之弊，故表证患者，无论表寒、表热或表里同病，均不宜使用。但有时，清开灵注射剂却被误用于表证初起发热，这种违背中医辨证原则的用药增加了不良反应发生的可能性。

同时，我们认为，中药注射剂临床使用中的药证不符现象与目前药品标准中缺乏明确的中医辨证表述有关。因此，深入挖掘和继承中医传统理论，在药品标准的“功能主治”和

“使用注意”项中增加用中医学术语的相关表述至关重要。

（二）给药剂量和静脉滴速

中药注射剂引发的不良反应以过敏反应为主，虽然理论上过敏反应的发生与给药剂量关系不大，但药物引起的抗体滴度变化、内生致热源释放、血细胞破坏等，仍与血液中药物浓度密切相关。因此，剂量过大可能是中药注射剂引发不良反应的原因之一。中药注射液不良反应的发生，有时与医护人员的给药速度有关。如某些输液操作也可能增加不良反应发生的概率，即使医生处方中药物用量不大，而护士在实施输液时将滴速调得过快，单位时间内药物进入患者体内量过多，会增加不良反应发生的可能性。临床使用中药注射剂时，医护人员应特别注意控制给药剂量和滴速，避免高浓度一次性静脉给药，滴速宜控制在40滴/分钟以内。儿童应用时，则应按成人剂量折算法、年龄计算法或体表面积计算法求得其准确使用剂量。

（三）合并用药

研究表明，某些中药注射剂与其他药物配伍后可产生浑浊、沉淀、变色等现象。如双黄连注射剂与庆大霉素、阿米卡星、诺氟沙星、环丙沙星、氧氟沙星、卡那霉素、链霉素、红霉素配伍时会产生沉淀，清开灵注射剂与庆大霉素、卡那霉素、链霉素、维生素 B_6、环丙沙星等多种药物发生反应而产生混浊或沉淀，亦可与稀释所用的溶媒如葡萄糖、生理盐水等产生不溶性微粒或使原有不溶性微粒增加。临床应用中如对中药注射剂相关配伍禁忌不加以注意，易引起不良反应发生。

（四）药品贮藏

药品是商品，但不同于一般的商品。药品有其自身的特殊性，应该加强管理与监督，否则其所造成的危害将比一般商品严重得多。而实际上由于中药管理不善、监督不严所导致的不良反应为数不少。由于中药成分复杂，提纯工艺有待提高，某些中药注射剂性质不稳定，在贮藏过程中会产生浑浊，甚至沉淀。医护人员在取药时，如不注意观察，立即给患者输入，极易引起有害反应。如有报道称，2009 年初致人死亡的某批次刺五加注射剂就是在贮存过程中被雨水浸泡后变质所引起的。凡此种种中药管理不善的现象，希望将随着我国药品生产管理、药品经营管理和医院药事管理制度、法规的健全和实施逐步得到改善。

三、患者机体因素

首先，患者过敏体质是导致中药注射剂不良反应发生的重要原因。中药注射剂不良反应中过敏反应比例较高，临床表现包括过敏性休克、皮肤损害、过敏性哮喘等。其发生机理可能是：具有抗原性的药物进入人体后，刺激机体合成特异性 IgE，并与肥大细胞和嗜碱粒细胞等细胞表面的特异性受体结合。当药物再次进入人体时，即可与肥大细胞、嗜碱性粒细胞表面的 IgE 结合，损伤肥大细胞、嗜碱性粒细胞，使之脱颗粒，释放出过敏活性介质，如组胺、5－羟色胺、激肽等，进而作用于靶细胞，导致过敏反应的发生。统计显示，过敏体质的患者发生过敏反应的概率较无过敏史的患者高出 4～10 倍，属于不良反应高危人群，用药时当特别注意。此外，不良反应的发生还与患者伴发疾病有关，特别是肝肾疾病，可能影响药物的代谢，降低患者对药物的耐受能力，增加不良反应发生的可能性。

此外，患者年龄、性别和精神状态也会对不良反应的发生产生影响。

第四节　中药注射剂不良反应的防范措施

一、药品研制方面

（一）审慎立项

由于中药注射剂的不良反应相对较多，因此，其立项应特别审慎。首先，要严格遵循《中药注射剂研究的技术要求》中所制定的“中药注射剂的研制应根据临床急重症等用药需要及疗效明显优于其他给药途径”的原则。如开发某种中药注射剂仅是用于一般病症的治疗且市场上已有疗效确切的口服药物，则这项开发的意义值得商榷。其次，中药注射剂的开发，应本着组方宜简不宜繁的原则。目前，我国列入国家标准的 109 种中药注射剂中，属于复方制剂的有 50 种，其中原料药 3 味以上的 34 种，超过 5 味的 16 种。从制剂学角度分析，组方中药物越多，成分越复杂，其质量可控性也越差。这无疑增加了不良反应发生的可能性。

（二）提高中药注射剂原料药的可控性

首先，中药材来源广泛、质量不一、批与批之间的差异性是导致中药注射剂质量不稳定的因素之一。因此应从源头着手，规范种植生产，尽可能使投料药材质量稳定，缩小批与批之间的差异。

中药注射剂的处方组成及用量应与国家标准一致。中药注射剂处方中的原料应为具有法定标准的有效成分、有效部位、提取物、药材、饮片等。无法定药品标准的原料应建立其质量标准，并附于制剂质量标准后，仅供制备该制剂用。应采取有效措施保证原料质量的稳定。应固定药材的基原、药用部位、产地、采收期、产地加工、贮存条件等，建立相对稳定的药材基地，并加强药材生产全过程的质量控制，尽可能采用规范化种植的药材。药材标准中包含多种基原的，应固定使用其中一种基原的药材。无人工栽培药材的，应明确保证野生药材质量稳定的措施和方法。如确需固定多个基原或产地的，应提供充分的研究资料，并保证药材质量稳定。处方中饮片的生产企业、炮制方法和条件应固定，药材来源及饮片质量应具有可追溯性。再者，中药注射剂所用原料应根据质量控制的要求，完善质量标准，必要时增加相关质量控制项目，如指纹图谱、浸出物检查等，以体现原料的特点以及与制剂质量控制的相关性，保证原料的质量。

（三）严格把控药品生产工艺

药品生产工艺的控制是中药注射剂安全、有效的前提条件和基本保证。因此，加强对药材、提取、分离、纯化、制剂全程的控制至关重要。中药注射剂的生产工艺不得与法定质量标准的相违背。否则应提供相关的批准证明文件。中药注射剂应严格按工艺规程规定的工艺参数、工艺细节及相关质控要求生产，并强化物料平衡和偏差管理，保证不同批次产品质量的稳定均一。关键生产设备的原理及主要技术参数应固定。生产工艺过程所用溶剂、吸附剂、脱色剂、澄清剂等应固定来源，并符合药用要求。用于配液的还应符合注射用要求，必要时应进行精制，并制订相应的标准。法定标准中明确规定使用吐温-80作为增溶剂的，应规定使用剂量范围，并进行相应研究和质量控制。生产工艺过程中应对原辅料、中间体的热原（或细菌内毒素）污染情况进行研究，根据情况设置监控点。应明确规定除热原（或细菌内毒素）的方法及条件，如活性炭的用量、处理方法、加入时机、加热温度及时间等，并考察除热原效果及对药物成分的影响。应提供相关研究资料。生产工艺过程中应对高分子杂质进行控制。如采用超滤等方法去除注射剂中的高分子杂质（包括聚合物等）的，应不影响药品的有效成分。应明确相关方法和条件，如滤器、滤材的技术参数（包括滤材的材质、孔径及孔径分布、流速、压力等）等，说明滤膜完整性测试的方法及仪器，提供超滤前后的对比研究资料。注射剂生产的全过程均应严格执行GMP相关要求，并采取措施防止细菌污染，对原辅料、中间体的微生物负荷进行有效控制。应采用可靠的灭菌方法和条件，保证制剂的无菌保证水平符合要求，并提供充分的灭菌工艺验证资料。

（四）严格上市前安全性评价

上市前安全性评价是药物安全性评价的重要组成部分，也是保证患者用药安全的第一道屏障，必须严格把好这一关。中药注射剂研制中应严格执行GLP和GCP，按《新药审批办法》及其补充规定进行必需的药理学、急性毒性、长期毒性、制剂安全性等试验研究，并根据试验结果申报资料。

对于在临床使用中已发现安全性风险信号的，须有针对性地进行非临床安全性研究，并注意研究方法的设计。中药注射剂如果没有充分、规范的临床安全性数据支持，应进行一般药理学试验、急性毒性试验、长期毒性试验、制剂安全性试验、遗传毒性试验。根据遗传毒性试验结果考虑是否进行生殖毒性试验、致癌试验。长期毒性试验应采用啮齿类和非啮类两种动物。2005年7月1日以后进行的急性毒性试验应采用啮齿类和非啮类两种动物。制剂安全性试验主要包括刺激性、过敏性、溶血性试验。过敏性试验至少应进行全身主动过敏试验和被动皮肤过敏试验。刺激性试验、溶血性试验应根据临床使用的需要，对稀释溶液的种类、给药浓度、给药速度进行考察，并提供三批样品相关研究资料。

以安全性评价为主要目的的临床研究主要考察广泛使用条件下药品的安全性，主要研究不良反应情况（包括不良反应类型、不良反应发生率、不良反应影响因素等）及对特殊人群的影响。不良反应影响因素主要研究稀释溶液的种类、药液配制后的存放时间、给药浓度、给药速度、与临床常用药品的配伍禁忌。

以安全性评价为目的的临床研究可采用观察性或实验性多种药物流行病学设计方法。可采用主动监测研究方法，并结合自发报告系统数据和文献研究数据进行研究。主动监测为非干预性、观察性研究，对一定时间、一定范围内收集的病例进行回顾性研究，或根据需要进行前瞻性监测研究，获取与安全性相关的监测信息。为达到研究目的，主动监测应遵循药物流行病学的研究方法，并且需要足够的样本量。对于每个特定目的，其样本量也应符合统计学要求。对于在非临床安全性研究中和临床使用或监测中已经发现安全性风险信号的，应结合研究目的有针对性地开展干预性的临床试验。

（五）加强辅料的安全性研究

研究表明，某些中药注射剂的不良反应可能与其辅料相关，如莲必治注射剂的辅料亚硫酸盐可引起过敏性哮喘样反应，口服剂量的亚硫酸氢钠还可引起胃黏膜增生。穿琥宁和炎琥宁注射剂的辅料琥珀酸酐可引起小鼠死亡、上呼吸道发炎和胃损伤。因此应加强辅料的安全性和辅料与不良反应发生相关性的研究。

中药注射剂用辅料的种类及用量应与国家标准一致。包装材料应与批准的一致。注射用辅料、直接接触药品的包装材料应固定生产企业，严格进行供应商审计，应提供生产企业资质证明文件、执行标准、检验报告、购货发票、供货协议等，进口辅料还应提供进口注册证。注射剂用辅料应符合法定药用辅料标准（注射用）或注射用要求。应加强辅料的质量控制，保证辅料的质量稳定。必要时应进行精制，并制订相应的质量标准。应提供详细的精制工艺、内控标准及其依据。注射剂用直接接触药品的包装材料应符合相应质量标准的要求，必要时应进行相容性研究。

二、药品使用方面

（一）增强预防意识

医护人员应在用药前仔细询问患者是否为过敏体质及是否有药物过敏史，必要时可通过皮肤试验对过敏体质患者进行筛选，对有明确过敏史或肝肾功能不全患者，应慎用中药注射液。中药注射液引起不良反应多发生在首次用药 30 分钟内。因此，医护人员应在首次给药 30 分钟内对患者进行严密监护，若患者出现皮肤瘙痒、胸闷、恶心等轻度症状，应立即停药并给予及时治疗。此外，中药注射液不良反应亦可能发生在静滴结束后数分钟，所以建议患者用药后留观 30 分钟，以防不测。鉴于某些品种的中药注射剂会引起肝肾和血液系统损害，长期使用中药注射剂的患者，应定期检查肝肾功能和血细胞计数，以便早发现，早治疗。

（二）恪守合理用药

恪守合理用药，是保证用药安全的重要一环。建议医护人员使用注射液时从小剂量、低浓度、慢滴速开始用药，待机体适应后，再逐步增加剂量、滴速。推荐成人使用 5% ~10% 葡萄糖注射液 250 ~500mL 为配液，滴速控制在 30 ~40 滴/分钟；小儿使用剂量应根据体重比例换算，滴速控制在 15 ~20 滴/分钟。此外，医护人员应尽量减少、避免不必要的联合用药，特别是本品说明书中提及的配伍禁忌以及已被报道配伍同用可引起严重不良反应的药物。如必须使用时，应严格遵守操作规范，避免两种药物直接接触。

三、药品监测方面

（一）建立完善的中药注射剂不良反应监测系统

第一，建立、建全长期有效的中药注射剂不良反应监测报告表制度，根据中医辨证论治及整体宏观的特点，制定符合临床中药不良反应发生特点监察报告表，以保证报告呈报的及时准确，提高报告呈报率。中药注射剂不良反应监测表基本内容上应包括：不良反应的表现（症状、出现时间、发生发展特征以及症状出现、加重、缓解与用药的关系等）；患者一般情况；治疗过程（患者的中医证型、药物适应证型、治疗效果）；可疑药物（生产厂家、批号、药物基源、组成、主要成分、制剂、药效、药理、毒理等）；不良反应救治过程（用药、不良反应症状消退过程）；其他情况等。在日常 ADR 监察工作中，医师、护士、药师应分工明确，责任落实到人，监察员应经常深入临床与医生交流，主动查看病历，当好医生的参谋，发现 ADR 要协助医生及时上报，与此同时还可采取一定措施，定出各科呈报的任务。一旦发生 ADR，多方协作共同做好 ADR 报告工作。第二，加强各级监察报告工作，形成由上至下，横向联合的中药 ADR 监察报告系统。并建立 ADR 信息网络系统，尽快缩小与世界先进国家的差距，尽量与国际药品监察合作中心接轨。第三，加强有关中药注射剂不良反应分析、评价和反馈工作，建立中药注射剂不良反应评价标准。

（二）开展体现中医药特色的多中心流行病学研究

中药注射剂不良反应的发生，有其特殊的发生原因、发病机理和临床特征。由于中药临床应用是以中医辨证论治为指导的，而且中药在体内吸收、分布、代谢、排泄与化学药物有所不同，中药注射剂不良反应的发生及其机制可能有别于化学药物，因而其不良反应有自身的特点和规律。不仅要考虑到药材品种及品质、炮制制剂质量、剂型合理与否等因素，还涉及中医临床辨证施药的方式方法。因此，中药 ADR 监测工作既与西药有相似之处，又要根据中医学临床用药的规律，确立符合中医药实际的、确实可行的 ADR 监测方法。并在获得中药 ADR 详细资料的前提下，探讨其发生的原因或易发因素，为临床医生、研究人员和政府有关部门提供全面的、准确的、可靠的数据。在更广泛的范围内实施中药 ADR 监控，进一步将中药 ADR 监测工作推广应用于多种剂型中药及其他相关范围，全面提高中药的安全性、有效性，指导临床正确合理用药。

近年来，我国已经开展了一些中药注射剂的流行病学研究，如国家药品不良反应监测中心开展的“双黄连注射剂的安全性研究”，北京市药品不良反应监测中心组织开展的“葛根素注射液安全性评价研究”和温州医学院开展的“葛根素注射剂与不明原因短期发热相关性的流行病学研究”等。

当然如果要全面准确的评价中药安全性，还需在中医药理论指导下开展监测与评价工作。如设计体现中医辨证特色的流行病学调查表，选择《药品不良反应信息通报》中重点通报的中药注射剂品种为研究对象，依据循证医学研究标准，建立中药注射剂不良反应规范化信息采集量表，攻克“中药注射剂不良反应信息规范化程度低”这一技术难题。进而，开展多中心前瞻性流行病学研究，并结合中医辨证理论，对研究结果进行探讨，如探讨热证、寒证患者使用清热解毒类中药注射剂不良反应发生率是否有显著性差异等研究，从而为深入揭示中药注射剂不良反应的发生原因提供科学依据。

（三）应用数据挖掘方法进行深层次数据分析研究

目前，我国中药注射剂不良反应报告的利用度不高，缺乏科学、深入的分析与评价，往往仅是对不良反应病案信息进行简单的归类论述（如计算各临床表现的构成比和各年龄段、性别构成比等），缺少具有统计学意义的有价值的知识发现。之所以出现这样的现象，从技术层面分析，其根本原因在于缺乏先进的数据分析手段。数据挖掘（Data mining）也被称为数据库知识发现（Knowledge Discovery in Database，KDD），是从大量数据中提取有效的、新颖的、潜在有用的以及最终可被理解的模式的非平凡过程。其与传统统计学方法最明显的区别在于，不需要给定明确的假设验证条件，即能够主动地探寻数据库中隐藏的深层次规律。在既往研究中，国内学者应用数据挖掘方法对双黄连注射剂、清开灵注射剂、穿琥宁注射剂、鱼腥草注射液、复方丹参注射剂的不良反应流行病学特点进行了分析。重点探讨了患者性别、年龄、原发疾病、过敏史、剂型、用药剂量、配液情况、合并用药等因素与不良反应类型之间的关系，并初步尝试构建了中药注射剂不良反应发生神经网络和贝叶斯网络等数学模型。数据挖掘研究结果表明，中药注射剂不良反应的临床表现类型与患者性别、年龄、过敏史、药品剂型、药品剂量、药品质量等因素具有相关性，且呈现非线性关系。因此，引入数据挖掘技术（如神经网络，贝叶斯网络、决策树算法和 Apriori 算法等）对中药注射剂不良反应数据库进行深入挖掘，对更高效的发现不良反应信号和探索不良反应发生规律具有重要意义。

附：中药注射剂不良反应临床干预案例

近年来，中药注射剂不良反应引发人们对其安全性的思考。中药注射剂作为一种直接注射入人体的特殊中药剂型，其安全性影响因素较多，难以全面把控。如何降低中药注射剂不良反应发生率，提高中药注射剂临床应用安全性是医药界普遍关注的问题。实践表明，通过临床干预，如控制用药剂量、减慢静滴速度、避免与化学药物同用等，可以在一定程度上减少中药注射剂不良反应的发生，提高用药安全性。本部分列举三个典型临床干预案例以示说明。

【病案示例一】

鱼腥草注射剂不良反应的临床干预

某医院2000 年至2005 年共收集到有关鱼腥草注射液的不良反应报告12 例，其中女性5例，平均年龄59. 2 岁。年龄最小33 岁，最长80 岁。男性7 例，平均年龄54. 71 岁。年龄最小29 岁，最长76 岁。12 例中单独用药2 例，合并用药发生的不良反应为10 例。不良反应主要表现为：寒战、皮疹、喘憋，颜面、口唇发绀，周身痉挛，哮喘，胸闷，全身发热，心悸，呼吸困难，颜面潮红等。有1 例躯体及四肢皮下出现散在的出血点。从该医院不良反应监测情况看，鱼腥草注射液不良反应的发生多出现在联合用药的情况下。

针对鱼腥草注射剂不良反应，2006 年 6 月 1 日，国家食品药品监督管理局发布了《关于暂停使用和审批鱼腥草注射液等 7 个注射剂的通告》。医院采取了相应干预措施：①开展了鱼腥草注射剂不良反应调查与原因分析，并向全院通报鱼腥草注射剂不良反应的详细情况。②在全院开展鱼腥草注射剂合理用药的宣传。③明确要求鱼腥草注射剂与西药注射剂联用时，两者之间须加间隔液体。在此之后的5 个月未再出现鱼腥草注射液不良反应的报告。

通过用药干预，全院医生对鱼腥草注射剂的安全性更加重视，医院内鱼腥草注射剂使用更趋合理。

【病案示例二】

清开灵注射剂不良反应干预案例

某医院在不良反应监测工作中共发现4例清开灵与克林霉素或林可霉素联合用药导致的严重不良反应的病例。其中1例发生在1996年，为清开灵与林可霉素联合应用导致过敏性休克，多脏器衰竭的严重不良反应。其余3例发生于2006年。3例均为清开灵与克林霉素联用。其中2例在输完克林霉素与清开灵安全返家后，出现过敏反应的病例。1例为第二次输用克林霉素时出现过敏反应。

病例一：邹某，男，38岁，体重70kg。因发热，上呼吸道感染，使用克林霉素100mLBid，清开灵30mL+5% GS250mL输液，输液过程中无不适。输完液，返回家中后出现寒战，胸闷，恶心呕吐，口唇发绀，腰痛不适症状，急送医院。血压：16.0/10.7kPa，体温40℃。立即给予吸氧，并给予0.9% NS250mL加甲强龙40mg静滴。异丙嗪12.5mg肌注，10分钟左右症状缓解。体温39℃。

病例二：邹某，女28岁，体重47kg，因发热1天来诊。查血常规显示：WBC16.11×10^9/L；L13.2%；N82.6%。考虑为感染，给予克林霉素100mLBid，清开灵30mL+5% GS250mL输液。患者在输第二组克林霉素约10分钟时，出现寒战，四肢抽搐，四肢冰凉等症状，立即给予异丙嗪12.5mg肌注，0.9% NS250mL+地塞米松5mg静滴，甲强龙40mg入壶，10分钟后患者症状逐渐缓解。

针对清开灵注射剂发生的严重不良反应，医院采取了相应干预措施：①医院临床药学人员及时开展临床调研，并向全院医生说明清开灵与克林霉素存在配伍禁忌；②将清开灵注射剂不良反应有关资料和用药注意事项向临床医生宣传；③对由克林霉素引发的不良反应进行文献检索，及时将有关合理用药信息向临床发放。

临床干预取得了良好的效果，清开灵注射液的不良反应发生率显著降低。

【病案示例三】

双黄连注射剂不良反应的干预

国家中心收到的双黄连注射剂严重不良反应/事件报告显示，该产品存在临床不合理使用情况，并且部分不合理用药问题已经引起严重不良事件。不合理用药现象主要表现如下：配伍禁忌用药，将多种药物混合配伍或存在配伍禁忌的药品先后使用同一输液器滴注，没有其他液体间隔；儿童超剂量用药，发生严重不良反应/事件的儿童患者中，27%存在不同程度的超剂量用药现象；过敏体质患者用药，部分患者存在过敏体质，或既往有药物过敏史，使用双黄连注射剂后发生严重过敏反应；超适应证用药，4%的病例存在超适应证用药现象，如用于风寒感冒或肺气肿。

病例1：患者，男，38岁，因头晕、发热至诊所就诊，查体温38.5℃，诊断为急性上呼吸道感染。给予5%葡萄糖氯化钠注射液250mL、双黄连注射液20mL、林可霉素注射液3g、利巴韦林注射液0.5g、地塞米松5mg置同一瓶中静脉滴注，当日使用未出现不适症状。第二天，重复使用上述药品，用药后5～10分钟后自感胸闷、气喘，立即停药，症状加重，牙关紧闭，随后呼吸、脉搏、心跳消失，5 分钟后送至镇卫生院，抢救无效死亡。

病例 2：患儿，女，10 岁，体重 25kg。因咳嗽就诊，给予双黄连注射液 50mL（正常剂量为 25mL）加入 5% 葡萄糖注射液 250mL 静脉滴注，20 分钟后，患者出现呼吸困难、面部发热，立即停药，测血压、脉搏正常，给予抗组胺药对症治疗，20 分钟后好转。

国家药品不良反应监测中心通报了双黄连注射剂引起的不良反应，建议采取相关用药干预措施：①建议医护人员充分了解双黄连注射剂的功能主治，严格掌握其适应证，权衡患者的治疗利弊，谨慎用药。除临床必须使用静脉输液外，尽量选择相对安全的口服双黄连制剂，或采用肌注方式给药。②医护人员在用药前仔细询问患者的过敏史，对使用该产品曾发生过不良反应的患者、过敏体质的患者（包括对其他药品易产生过敏反应的患者），不宜使用该产品治疗。有咳喘病、心肺功能疾病、血管神经性水肿、静脉炎的患者避免使用该产品。③建议双黄连注射剂单独使用，禁忌与其他药品混合配伍。谨慎联合用药，如确需联合其他药品时，医护人员应谨慎考虑与双黄连注射剂的时间间隔以及药物相互作用等因素。④严格按说明书规定的用法用量给药，不得超剂量、高浓度应用。用药期间密切观察，发现异常应及时停用双黄连注射剂，并及时采取救治措施。⑤对于无完善的急救药品和设备的医疗机构，慎用双黄连注射剂。⑥建议生产企业开展双黄连注射剂不良反应发生机制、配伍禁忌、相互作用等的深入研究，全面分析不良反应的发生原因。从原辅料、生产工艺、制剂质量检验等环节严把产品质量关。加强药品不良反应监测工作，促进合理用药。

思考与练习

1. 请简述中药注射剂不良反应发生的影响因素。
2. 试述中药注射剂不良反应的预防措施。

第八章 含有毒成分中成药不良反应

【学习要求】

1. 掌握含有毒成分中成药的不良反应表现。
2. 熟悉含有毒中成药不良反应的发生原因和预防措施。
3. 了解含有毒成分中成药的概念及分类。

含有毒成分中成药在中医临床中发挥着重要作用。以有毒中药治疗急重病证更是中医药的一大特色，如张仲景用“四逆汤”“真武汤”等治疗亡阳厥逆证。许多含有毒中药的方剂及其相应中成药在中医临床上沿用多年，是中药的重要组成部分。然而，含有毒成分中成药相比其他中成药而言，安全性较差，易发生不良反应，或不良事件。且其毒性范围广，涉及多个系统、器官，大部分毒性中药应用不当可引起多系统损伤。因此，掌握、熟悉含有毒成分中成药的不良反应十分必要，有助于促进临床合理用药，减少不良反应/事件的发生。

第一节 含有毒成分中成药的概念及分类

一、含有毒成分中成药的概念

处方中含有毒性物质的中成药称为含有毒成分中成药。此类中成药如果应用不当，容易造成人体组织器官的损害，扰乱或破坏正常生理功能，产生病理变化甚至危及生命。隋·巢元方《诸病源候论》云：“凡药物云有毒及大毒者，皆能变乱，于人为害，亦能杀人。”明·李时珍《本草纲目》云：“乌附毒物，非危病不用。”都是指的这类药。

目前，学术界倾向于将中药所含的有毒成分分为三个级别：①大毒：凡使用小剂量即可发生毒副反应且症状发生快且重的称大毒。中毒症状十分严重，能引起重要脏器的严重损害，甚至造成死亡。大毒药材有：巴豆、巴豆霜、斑蝥、草乌、川乌、马钱子、马钱子粉、闹羊花、天仙子、红粉等。②有毒（即中等毒性）：使用较大剂量方出现毒副反应，且症状发生较慢、较轻的称有毒。中毒症状比较严重，甚者能引起重要脏器的损害，用量较大时能引起死亡。有毒药材有：干漆、土荆皮、山豆根、千金子、千金子霜、制川乌、制草乌、天南星、甘遂、仙茅、白附子、白果、半夏（炮炙品）、朱砂、华山参、两头尖、附子、苦楝皮、京大戟、牵牛子、轻粉、香加皮、洋金花、硫黄、蜈蚣、罂粟壳、蟾酥、雄黄、常山、芫花、木鳖子、蕲蛇、苍耳子、全蝎、商陆等。③小毒：使用大剂量或蓄积到一定程度才出现毒副反应且程度较轻的称小毒。这类药一般不易造成重要脏器的损害，且不易引起死亡。小毒药材有：丁公藤、九里香、土鳖虫、川楝子、小叶莲、地枫皮、红大戟、吴茱萸、苦杏仁、草乌叶、南鹤虱、绵马贯众、鹤虱、猪牙皂、水蛭、急性子、两面针、北豆根、重楼、蛇床子等。

二、含有毒成分中成药的分类

（一）含生物碱类有毒成分中成药

此类有毒中药包括乌头、附子、马钱子、雪上一枝蒿、山豆根、曼陀罗、莨菪子、藜芦、雷公藤等中药。含此类中药的常用中成药有玉真散、小活络丹、祛风舒筋丸、虎骨木瓜丸、附子理中丸、舒风定痛丸、九分散、雷公藤片、痛血康胶囊、二十五味珊瑚丸、跌打镇痛膏、正骨水、通络骨质宁膏、香药风湿止痛膏、寒喘膏药、祖师麻风湿膏、祛风骨痛巴布膏、三七伤科片、大活络丸、透骨镇风丸、药酒丸、安肾丸、壮骨木瓜丸、骨刺消痛液等。

（二）含苷类有毒成分中成药

1. 氰苷类　此类有毒中药主要有杏仁、桃仁、枇杷仁等。中成药有：气管炎片、银屑丸、桃仁承气丸、桂枝茯苓丸、抵当丸等。

2. 强心苷类　此类有毒中药主要有万年青、香加皮、夹竹桃，罗布麻、福寿草、铃兰、毒箭木等。中成药有：罗布麻降压片、罗布麻片、修正万年青等。

3. 皂苷类　此类有毒中药主要有黄药子、商陆、天南星、木通、皂角荚、白头翁、川楝子。中成药有：达肺草、治伤散、保赤散、玉真散、珍珠丸等。

（三）含毒蛋白类中成药

此类有毒中药包括苍耳子、蓖麻子、巴豆等。中成药有辛芩颗粒剂、龙虎丸、小儿七珍丸、小儿脐风散、保赤万应散等。

（四）含动物类有毒成分中成药

此类有毒中药常见的有蟾酥、全蝎、斑蝥、红娘子等。成药有六神丸、六应丸、喉症丸、蟾酥锭、蟾酥丸、小儿回春丸、黑虎散、抵当丸、复方斑蝥散等。

（五）含矿物类有毒成分中成药

此类有毒中药主要有朱砂、白降丹、红升丹、轻粉、铅丹、雄黄、砒霜。①常用中成药有含铅类中成药：黑锡丹、四胜散、珍珠散等；②含汞类中成药：朱砂安神丸、七厘散、磁朱丸、局方至宝丸、琥珀抱龙丸、蟾酥锭等；③含砷类中成药：小儿回春丸、牛黄解毒片、安宫牛黄丸、六神丸等。

（六）其他

近年来在临床上发现一些非传统毒性成分，如马兜铃酸，过量服用含马兜铃酸的中成药能引起快速进展的肾间质纤维化，称为马兜铃酸肾病（AAN）。常用含马兜铃酸的中药有广防己、关木通、马兜铃、青木香、天仙藤、寻骨风、朱砂莲等；中成药有跌打丸、龙胆泻肝丸（片、颗粒、口服液）、小儿金丹片、分清五淋丸、导赤丸、妇科分清丸、排石颗粒、十香返生丸、大黄清胃丸、纯阳正气丸、冠心苏合香丸、二十五味松石丸、止咳化痰丸等。

第二节　含有毒成分中成药的不良反应表现及典型案例

既往文献显示，有毒中药更易出现不良反应或不良事件。含有毒成分中成药不良反应表现有过敏反应、中毒反应等，与其他成药相比，中毒反应比例更大，有急性中毒或慢性蓄积中毒，主要表现为肝、肾等主要脏器的损伤。下面按成分分类将各类有毒成药的不良反应表现及典型案例概述如下。

一、含生物碱类有毒成分的中成药

含生物碱类有毒成分中成药的中毒反应报道主要集中在含乌头、马钱子、雷公藤的中成药中。

（一）含乌头类中成药的中毒表现

乌头中的乌头碱是强毒性成分，属于双酯型的二萜生物碱。乌头碱通过消化道或经由破损的皮肤而很快被吸收，若大量误服，可在几分钟内出现中毒症状，3～4小时即可死亡。中毒致死的主要原因是严重的心律失常和呼吸中枢麻痹。中毒机理为兴奋迷走神经，对心脏通过兴奋刺激作用，导致起搏异常、传导障碍和各种异位节律，继而引起心源性脑缺血综合征。其症状主要有：起初感觉过敏，继而口舌、四肢及全身发麻，痛觉减退甚至消失，头晕眼花、烦躁不安、流涎、恶心、呕吐、腹痛腹泻、心率变慢、心律失常、血压下降，甚至昏迷、抽搐、虚脱、呼吸衰竭或出现急性心源性脑缺血而死亡。

（二）含马钱子中成药的中毒表现

马钱子的有毒成分为士的宁，它有兴奋脊髓、延髓中枢神经系统作用，过量服用，可引起中毒反应。临床中毒表现为：先出现头痛、头晕、舌麻、口唇发紫、烦躁、呼吸加快、血压升高等症状，继而出现肌肉震颤，最后可导致强直性惊厥，角弓反张，随后呼吸肌痉挛收缩而致窒息死亡。

（三）含雷公藤中成药的中毒表现

雷公藤有大毒，毒性与其所含生物碱及有细胞毒的二萜类成分有关。接触皮肤后可引起局部刺激作用，内服刺激胃肠道，吸收后则损害中枢神经系统，还可作用于心肌，引起肺水肿及心源性脑缺血综合征。中毒后出现恶心、呕吐、剧烈腹痛、四肢麻木或抽搐、脱发、口干、便秘、肝区疼痛、黄疸、肌肉疼痛、心悸、胸闷、气短、脉搏细弱、血压下降、心律失常、少尿、水肿、血尿、血便，严重时脱水、电解质紊乱，肝脏、心脏出血和坏死，急性肾衰竭和尿毒症。

（四）含天仙子、曼陀罗中成药的中毒表现

天仙子、曼陀罗中毒性成分是莨菪碱和东莨菪碱，对中枢有先兴奋后抑制作用，引起延髓麻痹；对周围神经系统表现为能阻断 M－胆碱反应系统，抑制或麻痹迷走神经。临床表现为：面部及全身皮肤潮红、皮肤干燥、口干渴、声音嘶哑、心动过速、瞳孔散大、视力障碍，头晕、头痛、烦躁不安、幻觉、谵语、抽搐，严重者导致昏睡、发绀、痉挛、血压下降，甚至昏迷、死亡。

【病案示例一】

小活络丸中毒

患者，女，50 岁，因感肩胛周围受风寒疼痛而服用小活络丸（3g/丸）2 丸。口嚼温水送服，当时即感舌及咽部有麻辣感，半小时后，患者感上肢麻胀似蚁爬，从指尖始及上肢肘关节，继之口周围。下颌面部麻木、沿后颈部向上脑皮至唇周围均有紧束感，坐立不安。4 个多小时后，患者四肢冰冷，周身无力，手无握拳之力，麻胀感加重，下肢关节以下疲软，视物模糊，眼前发黑，走路不稳，眩晕，即到医院就诊。体检：BP12. 0/8. 0kPa，HR60 次/分钟，给以 VitC 5g，地塞米松 20mg，黄芪注射液 2 支，5% 葡萄糖注射液 800mL 静滴，口服硫酸阿托品片 0. 3mg，2h 后症状开始缓解，麻胀感减轻，四肢温度接近正常，心率恢复至 72 次/分钟。

小活络丸主要药味有胆南星、地龙、制川乌、制草乌，功能祛风除湿，活络通痹，用于治疗风寒湿痹，肢体疼痛。本例患者既往身体健康，本次服用小活络丸超出药品说明书剂量（正常每次 1 丸），且服用本药一周内未服用任何其他药物，故确定为服用小活络丸所致乌头碱中毒。

【病案示例二】

疏风定痛丸、痹痛宁胶囊并用致中毒

患者，女，34 岁，因近日风湿病复发，关节疼痛，肿胀，重浊，遇寒加重，自服疏风定痛丸和痹痛宁胶囊，服后半小时，出现头痛、头晕、烦躁不安、呼吸加速、颈部强直、手足颤动、抽搐，当时血压 150/100mmHg，心跳 120 次/分，意识不清。根据患者症状，诊断为马钱子中毒。医院立即对症使用中枢抑制药，安定 10mg 静注，将患者安置在黑暗安静的病房中，避免外界声光刺激，输液并给予氧气吸入，病情逐渐平稳。疏风定痛丸和痹痛宁胶囊均以马钱子为主要成分而组方，本案患者合并使用最终导致了马钱子中毒。

二、含苷类有毒成分中成药

（一）氰苷类

毒性成分是苦杏仁苷，在胃中苦杏仁苷酶的作用下水解，释放出毒性极大的氢氰酸（HCN），内服 50mg 即迅速死亡，大量 HCN 对中枢先兴奋后抑制，引起惊厥，然后麻痹，并抑制细胞呼吸系统，抑制细胞氧化反应，出现组织窒息。轻者表现为吐泻、腹痛、头痛、头晕乏力、心悸，重者感到胸闷，呼吸困难，抽风、昏迷、瞳孔散大，极重者血压下降、深度昏迷、抽搐不止，最终因呼吸麻痹、心跳停止而死亡。

（二）强心苷类

强心苷苷元有五元环或六元环不饱和内酯的甾体衍生物。大剂量会使心脏中毒。长期服用可造成蓄积中毒，毒性与洋地黄苷类相同，含五元环的甲型强心苷毒性小于含六元环的乙型强心苷。万年青刺激迷走神经及延髓中枢，抑制心肌，有蓄积性，大剂量发生传导抑制；夹竹桃中夹竹桃苷刺激胃肠道，损伤心肌及神经系统，夹竹桃叶中毒报道多为服用大量新鲜夹竹桃叶引起，也有因为心衰患者，由于机体敏感性强或者耐受性差而发生中毒。中毒表现可见头痛、头晕，恶心，呕吐，腹痛、腹泻，烦躁、谵语，继则四肢麻木，冰冷，汗出，呼吸急促，体温血压下降；严重者心律失常，昏迷，痉挛抽搐，休克，心跳停止而死亡。

（三）皂苷类

如黄药子、商陆、天南星等含毒皂苷。黄药子皂苷及萜类 A、B、C 以及鞣质对口、舌有刺激，过量服用能引起急性中毒，中毒症状是口、舌、喉等处烧灼痛，流涎，恶心呕吐，腹痛腹泻，严重的出现昏迷、抑制呼吸，因心脏病麻痹而死亡。黄药子久服可引起肝脏损害。商陆中商陆毒素刺激黏膜、引起溶血，内服可引起惊厥。

【病案示例】

白蚀丸引起肝损害

患者，男，24 岁，因患白癜风在医生指导下服用白蚀丸 2.5g，日 3 次，20 余天后出现纳差，厌油腻。肝功能检查：TB48.90μmol/L，DB33.20μmol/L，ALT 1410.00 IU/L，AST 38.20 IU/L，AKP 232.00 IU/L，γ－GT183.00 IU/L。结合病史诊断为药物性肝炎，停用白蚀丸，入院治疗，给予甘利欣、阿拓莫兰、诺宁等药物治疗，14 天后查肝功能正常，出院。

白蚀丸是由补骨脂、制首乌、灵芝、丹参、黄药子等药物组成的中药复方制剂，具有补益肝肾，活血祛瘀，养血驱风的作用，临床用于治疗白癜风。1988 年至 2005 年 6 月，国家药品不良反应监测中心病例报告数据库中，有关白蚀丸的病例报告共 8 例，其中严重病例报告有肝损害 7 例，怀疑是由其中黄药子皂苷毒性引起。

三、含毒蛋白类中成药

巴豆含 30%～50% 的巴豆油和 18% 的蛋白质，后者为毒性极大的细胞原浆毒。一般口服少量可致严重中毒甚至死亡。巴豆的毒性蛋白能溶解红细胞，油中的巴豆油酸在消化道内分解后有强烈腐蚀和峻泻作用，使肠道产生炎症，蠕动强烈，以致肠嵌顿、肠出血、腹痛。中毒症状表现为口腔、咽喉灼热刺痛、流涎、恶心、呕吐及出血性急性胃肠炎的症状，排泄米汤样大便，剧烈泻下而脱水，致肾脏受损而发生蛋白尿、血尿、尿闭等。有时出现呼吸困难，脉细数而弱，体温下降、谵语、发绀等虚脱症状，最后可因呼吸或循环衰竭而死亡。

苍耳子所含毒蛋白是一种细胞原浆毒，损害心、肝、肾，引发肝性脑病而迅速死亡。此外也可以使毛细保管通透性增高，引起广泛性出血。

四、含动物类有毒中成药

含蟾酥类中成药误用过量中毒，多在 0.5～1 小时发病，少数延至 2 小时左右。中毒症状也与洋地黄中毒相似，表现为恶心呕吐、先吐清水、继而吐出胃中食物，胃液、胆汁，甚至吐出血液，腹痛肠鸣，腹泻等消化系统症状；胸闷心悸、心率缓慢、脉搏细弱、心律不齐、心房纤颤、轻度发绀、四肢冰冷、血压下降等循环系统症状；头晕头痛、口唇或四肢麻木，嗜睡出汗，膝反射迟钝或消失，惊厥等神经系统症状。由于毒素排泄迅速，无蓄积作用，所以中毒症状多在治疗后1～12小时消失。

斑蝥中有毒物质为斑蝥素，口服后可引起消化道炎症、黏膜坏死，对肾、肝、心脏等器官以及神经系统都有损伤。中毒者可出现消化道系统症状：咽喉、食管及胃有灼痛感，口腔及舌部起水泡，恶心呕吐，剧烈腹痛，腹泻；泌尿系统症状：腰痛，尿频、尿道烧灼感和排尿困难；神经系统症状：头痛，视物不清，抽搐等；循环系统症状：血压增高，心律不齐，周围循环衰竭等。皮肤接触斑蝥后可产生红斑、水泡等。

【病案示例】

口服喉症丸致过敏性休克

患者，男，22岁。因咽喉疼痛，含服喉症丸10粒。约10分钟后出现手足麻木、胸闷、心慌、头晕，立即静卧吸氧。15分钟后出现呼吸急促、面色苍白、意识不清、四肢冰冷，心率116次/分，血压7.0/4.0kPa，判断为过敏性休克。立即皮下注射肾上腺素0.5mg，肌内注射地塞米松10mg，异丙嗪25mg，静脉注射多巴胺20mg加生理盐水25mL，静脉滴注生理盐水250mL加地塞米松10mg，25分钟后面色好转，意识清楚，心率86次/分，血压升至12.0/8.0 kPa，4小时后自觉症状好转，1天后痊愈出院。

喉症丸由板蓝根、牛黄、猪胆汁、雄黄、冰片、硼砂、蟾酥（酒制）、玄明粉、青黛、百草霜组成。功能：清热解毒，消肿止痛。用于肺、胃热盛所致的咽炎、喉炎、扁桃体炎及一般疮疖的治疗。用法用量为：含化，3～10岁，1次3～5粒；成人1次5～10粒，1日2次。本例患者虽系过敏反应，但心律失常等表现，亦可能与蟾酥毒性有关。因此，对于本药，过敏体质者慎用，有心脏病、心律失常者慎用，小儿用药更应慎重，同时因含毒性成分，因此剂量不可过大。

五、含矿物类药物的有毒中成药

矿物类药物中所含砷、铅、汞等金属元素均有毒，主要作用于机体的酶系统，能抑制酶及酶蛋白的活性，引起中枢神经和自主神经功能紊乱，阻碍细胞氧化和呼吸，使神经系统发生各种病变。毒副作用的发生，以铅中毒最常见，其次是汞、砷、铜中毒等。

长期内服含铅的中成药产生显著蓄积作用。慢性中毒可见多发性神经炎、腹绞痛、贫血及脑水肿等。早期症状可有神经衰弱症候群、牙龈出现蓝色铅线、食欲不振、腹胀腹痛等。

口服含汞制剂中毒后，口中有金属味及辛辣感，黏膜红肿、口渴、呕吐、吐出物带黏膜呈血精样，继而便血、尿血、尿少、呼吸困难、脉搏细小、体温下降、严重者最后因中毒性肾病、心力衰竭而死亡。

含氧化砷或硫化砷中成药中毒后，均极易被呼吸道和消化道黏膜吸收。一般成人中毒量为10mg，致死量为100～200mg。其中毒表现主要是神经系统刺激症状和肝、肾、心等脏器功能障碍：如腹膜炎、脊髓炎、多发性神经炎等广泛性神经系统病变；中毒性肝炎或急性、亚急性肝萎缩；心脏脂肪浸润；肾小球损害等。轻者有眼睑水肿、眼花、皮肤发红等；重者则口咽干燥、灼热、吞咽困难、继而剧吐、腹痛腹泻，血压下降、少尿、发绀、四肢冷、虚脱。慢性中毒患者，体力逐渐丧失、腹泻或便秘、蛋白尿、皮肤潮红、水肿、形体消瘦、皮肤色素沉着，亦可引起瘫痪、脂肪肝、再生障碍性贫血。

【病案示例一】

六神丸致喉头水肿

患者，女，40 岁，因感冒引起咽喉肿痛，于本院非处方药药房购六神丸（上海雷允上药业有限公司）、维 C 银翘片（湖北民康制药有限公司），当日两次分别服用维 C 银翘片 2 片，含服六神丸 10 粒，当晚患者自觉咽喉肿胀、阻塞感，吞咽困难，次日凌晨咨询药师，怀疑六神丸引起的不良反应所致，遂请医生诊断。查：患者咽喉黏膜充血水肿，会厌水肿，全身无药疹，诊为六神丸过敏而致急性咽喉炎。治疗：停止服用六神丸，静脉滴注葡萄糖加地塞米松、维生素 C，局部用庆大霉素、地塞米松雾化吸入等治疗，咽喉充血水肿很快消退。

【病案示例二】

六神丸致中毒反应

患者，男，8 岁，因感冒引起扁桃体炎，家属用自备的六神丸给予口服 10 粒，3h 后又给予口服 10 粒，服后 1 小时，患儿出现恶心、呕吐、烦躁不安、胸闷、出虚汗、口唇及四肢麻木，来院就诊，问病史怀疑为六神丸中毒，停用六神丸，静脉滴注葡萄糖加地塞米松、维生素 C，症状很快消失。

六神丸由人工牛黄、蟾酥、雄黄、麝香、珍珠、冰片，6 味中药组成。临床常用于火毒内盛的喉痹、乳蛾、痈疮、咽炎以及虫咬等治疗，疗效显著。但由于六神丸中含有蟾酥、雄黄等毒性较大的成分，滥用或大剂量服用会引起中毒，严重者导致死亡，尤其对婴幼儿、体质虚弱、过敏体质者更应慎用。

六、含马兜铃酸中成药

马兜铃酸可造成肾脏毒性，特点是形成广泛的肾间质纤维化，其致病机制不是很清楚。目前的观点主要是细胞毒假说、免疫反应假说、缺血说、AA - DNA 加合物（AA - DNA adducts）致病假说等等，其中细胞毒假说目前越来越得到广泛的认可。该学说认为马兜铃酸具有“胞质毒”的特性，长期滞留于细胞内带来慢性肾损害。

马兜铃酸肾病在临床上可分为三型，即急性型马兜铃酸肾病、慢性型马兜铃酸肾病与肾小管功能障碍型。急性马兜铃酸肾病病情进展迅速，近端及远端肾小管功能障碍，肾小管酸中毒，呈少尿性或非少尿性急性肾功能衰竭，轻度水肿，患者有消化道症状如（恶心、呕吐、上腹部不适等），并可有轻度贫血，血压正常或轻度升高。慢性马兜铃酸肾病逐渐出现肾小管及肾小球功能损害，呈氮质血症或终末期肾功能衰竭，贫血出现较其他原因的肾功能衰竭早，血压轻中度升高。肾小管功能障碍型马兜铃酸肾病出现肾小管酸中毒，肾浓缩功能轻度受损，多尿，肾功能基本正常，伴有恶心、呕吐等消化道症状，无贫血及血压大致正常。

【病案示例】

分清五淋丸致中毒反应

患者，男，36 岁。照药品说明书服用分清五淋丸，3 次/天，1 丸/次，出现腹泻，渐伴厌食，恶心。服药至 35 天时，出现严重厌食、恶心、四肢无力。就诊，查得 CRE151.3μmol/L，BUN/CRE10.13，CO_2 21.92mmol/L，Cl^{-1} 112.2mmol/L，ALT57U/L，TBIL25.55μmol/L，LDH79U/L。病理报告：肾小球系膜细胞节段性增生，肾小管萎缩，间质纤维组织轻度增生。

分清五淋丸药物组成为：关木通 80g，盐炒车前子 40g，黄芩 80g，茯苓 40g，猪苓 40g，黄柏 40g，大黄 120g，萹蓄 40g，瞿麦 40g，知母 40g，泽泻 40g，栀子 40g，甘草 20g，滑石 80g。功能为清热泻火，利尿通淋。临床用于湿热下注所致的淋证，症见小便黄赤短涩，尿频尿急，尿道灼热刺痛。口服，1 次 6g，1 日 2～3 次。该药处方中关木通含有马兜铃酸，患者服用超过 1 个月，造成肾间质纤维组织轻度增生，属于典型的马兜铃酸中毒症状。

第三节　含有毒成分中成药不良反应的发生原因

含有毒成分中成药不良反应的发生原因同样涉及医生用药、药物本身与患者等因素，较为突出的是：

一、用药因素

（一）用药时间过长

中成药被认为副作用少，起效缓慢；而且多用于慢性病治疗，服用疗程不明确，因此容易造成患者服用时间过长。某些毒性的药物，短期应用尚不致有害，用药时间过长会蓄积中毒。如含雷公藤的制剂长期服用可致再生障碍贫血；久服含朱砂的制剂或红升丹长期外用可致汞中毒；长期服用含雄黄的中成药可导致砷中毒。个别药物长期服用还可致依赖性。一些慢性病，由于病程较长，易使药物发生蓄积作用。如壮骨关节丸，72 例患者服用 14～90 天，造成肝功能损害。另外，黄花、夹竹桃长期使用会发生洋地黄样蓄积中毒反应，长期服用马兜铃酸会发生肾功能衰竭。因此，慢性病患者在长期服用中药时，应定期检查肝肾功能。

（二）药物间不合理联用

临床上常常针对不同患者的症状和病情，采用联合用药的方式，包括中成药之间的联用和中西药之间的联用。若两种中成药均含有某一有毒成分，联用时会因剂量的增加和毒性成分的蓄积而造成不良反应。如朱砂安神丸和天王补心丹（两者均含朱砂）合用，增加了有毒药物的服用量，加大出现中毒的可能性。另有疏风定痛丸和痹痛宁胶囊（两者均含马钱子）并用致使患者中毒的报道。中西药联用是我国的临床用药特色，但若不注意成分的毒性，使用不当，不仅不能发挥增效作用，反而会造成不良反应。有人将含汞的中药或中成药与西药溴化钾、三溴合剂、碘喉片等联用，会生成有毒的溴化汞或碘化汞等沉淀物，导致药源性肠炎或赤痢样大便；六神丸与地高辛合用易引起频发性室性期前收缩等中毒反应。

二、药物因素

（一）产品质量不稳定

中药因其品种、药材质量、炮制方法和制剂过程中工艺参数不同等原因，使提取物中所含有效成分也会大不相同，这样可能造成不同厂家或同一厂家不同批次生产的同一成药的产品质量不稳定，如果是有毒成分含量有差异，在临床应用时，对于敏感体质或耐受性差的患者，易发生不良反应。

（二）产品说明书不规范

药品说明书是指导医生和患者临床合理用药的主要依据，应该包括药品的安全性和有效性等重要科学数据、结论及其他相关信息。而某些中成药说明书不详，很少列出药品的毒副作用，或有关不良反应的研究资料不全，这样对患者容易形成误导，使其盲目使用，从而产生不良反应。因此，加强中成药说明书的规范与完善对于提高用药安全十分重要。

除以上因素外，还包括患者体质方面的因素，如年龄关系、特异体质等。

第四节　含有毒成分中成药不良反应的防范措施

一、重视对含有毒成分中成药的正确认识和风险管理

含有毒成分中成药有着悠久的应用历史，其功专效捷，在治疗疑难杂症及危重症方面有着独特的疗效。近些年不断攀升的不良反应/事件的发生，大多数是使用不当所致，也反映出我们对有毒中药的研究严重滞后。目前，国家有关部门已设立课题，重点研究建立适合中药特点的“毒性中药”安全性评价方法及其质量控制，并建立具有“毒性成分”“毒性药材”“含毒性药材的中成药”之间交叉检索性能的数据库，这将为临床安全合理使用中药提供科学依据。国家食品药品监督管理局已在研制立题、药品注册、生产、流通、使用等环节建立含有毒成分中成药风险管理的条例。尤其要建立与完善上市后监管法律法规，扩大对含有毒成分中成药监督检验的广度与深度，及时分析评价其质量稳定性。

二、重视含有毒成分中成药临床应用管理

（一）辨证使用

临床医师要严格掌握含毒性成分中成药的用药指征，如龙胆泻肝丸治疗肝胆湿热证时并无明显不良反应，而用治其他证候时则易于出现不良反应；附子适用于阴寒之证，若用在热证或阴虚火旺之证则能助火伤阴。用药前应详细询问过敏史，重视个体差异，“能毒者以厚药，不胜毒者以薄药”，尤其对小儿、老人、孕妇、哺乳期妇女、体弱者，更应注意正确辨

析患者体质，恰当选用有毒中药，方能在保证用药安全的基础上，达到理想的治疗效果。

（二）注意用量和疗程

含毒性成分的中成药安全范围小，容易引起中毒，因而要严格控制剂量。《神农本草经》上说“若用毒药治病，先起如黍粟，病去即止，不去倍之，不去十之，取去为度”。主张从小剂量开始，随疗程在观察中可逐渐增加剂量，但需恪守“中病即止”的原则，不能超过极限量。而需长期用药的，必须注意有无蓄积性，可逐渐减量，或采取间歇给药，中病即止，防止蓄积中毒。另外，对于长期应用的患者，要定期监测肝肾功能，一旦发现异常，要立即停药处理。

（三）重视联合用药禁忌

临床医师要掌握含有毒成分的中成药之间及与西药间的相互作用，认真分析各成分之间有无配伍禁忌，熟悉和掌握一些中药和西药相互作用的原理和配合应用的规律。如含同类毒性成分的中成药不要伍用；含有朱砂的中成药，不宜与还原性西药配伍；含有雄黄的中成药，不与硝酸盐、硫酸盐、亚铁盐类药物同用；含氰苷类的中成药，不与西药麻醉类、地西泮合用等。

（四）规范含有毒成分中成药说明书

按照国家食品药品监督管理局的相关规定，中成药说明书必须包括以下内容：药品名称、成分、性状、功能主治、适应证、规格、用法用量、不良反应、禁忌、注意事项、孕妇及哺乳期妇女用药、儿童用药、老年用药、药物相互作用、临床试验、药理毒理、药代动力学、贮藏、包装、有效期、执行标准、批准文号、生产企业。处方中若含有毒性药材，应特别增加所含有毒成分、安全剂量和疗程、配伍禁忌或注意事项等栏目，并明确阐述警示语、注意事项、不良反应及特殊人群用药等项内容。若缺乏可靠的实验或者文献依据而无法表述的项目，应当注明“尚不明确”。

三、重视含有毒成分中成药生产管理

（一）严格把关药材原料的品种和炮制

含有毒成分中成药在备料时除重视药材的采收、加工和贮藏条件必须符合中药饮片生产规范的要求外，应特别重视品种鉴定和有毒药材的炮制问题。如山豆根、广豆根（苦参碱）毒性明显大于北豆根（蝙蝠葛碱），不可混淆。再如药用防己来源较多，名称亦较混乱。其中主要有粉防己，为防己科植物粉防己的干燥根；广防己为马兜铃科植物广防己的干燥根；还有马兜铃科植物异叶马兜铃的根称为汉中防己。后三种含有马兜铃酸成分，有可能造成肾间质损害，不可误当作粉防己使用。依法炮制有毒中药可达到解毒、减毒和增效的作用，是保证安全性的重要环节。炮制过程中，通过对生药进行水处理、加热、辅料处理、制霜等达到减毒目的。如生半夏有毒，用生姜、明矾制后，毒性减低，止呕效果更好；甘遂、大戟、芫花用醋制后，毒性减低。通过加热炮制，将乌头碱水解为毒性较小的苯甲酰乌头胺和乌头胺，降低了毒性又保存了药效。

（二）慎重选择相宜的剂型

传统有毒成药多为丸散，丸剂取其效缓，以减慢毒性成分的吸收；散剂取其剂量易于控制。在制备现代剂型时，如片剂、胶囊、颗粒、液体制剂，应充分考虑其毒性成分的吸收速度和剂量可控性。

（三）严格生产工艺条件

在有毒成药的生产过程中，应特别注意有毒中药的工艺条件，如巴豆蛋白加热至110℃毒性消失；藜芦中的毒性成分原藜芦碱和藜芦碱，加热120℃以上时，毒性和药效甚小，而60℃以下加热毒性大；半夏毒性成分不溶于水或难溶于水，120℃加热2～3h可被破坏。生产含马兜铃、关木通、广防已、青木香、天仙藤的成药时，应除去所含的有毒成分马兜铃酸。

（四）完善质量控制标准

对含有毒成分成药进行再评价，完善其质量标准，尤其对所含有毒成分均应有可量化的规定。如药典中制川乌与草乌项下规定含乌头碱和酯型乌头碱不得过0.15%和0.2%，而含制川乌与草乌的小活络丸就没有此项规定，应当引起重视。对上市含毒性成分中成药进行相应的标准提高性研究，增强其质量的可控性和稳定性。

四、加强含有毒成分中成药的不良反应监测和建立处方点评制度

不良反应监测是及时发现药物对人体毒副作用的一个强有力手段。早在40年前，我国的一些临床医师已注意到关木通导致肾损害的问题，但由于那时尚未建立起正常的监测报告制度，这个现象未被重视。近些年发生引起国际广泛关注的“马兜铃酸事件”，使中药的安全性受到质疑。我们应充分吸取教训，认真贯彻、执行药品不良反应报告制度，有效形成药品不良反应的预警机制。通过收集和分析中药使用中的不良反应，了解中药在人体的毒性表现，捕捉其毒性反应的信号并及时反馈，不仅有助于对其毒性进行深入研究，也给企业和药品监督管理部门提供了实践依据。在新药的审批投产时，应当要求研制或生产单位提交药物不良反应监测报告，以保证用药的安全性。

建立适合含有毒成分中成药的处方点评制度，处方点评内容包括辨证用药、用药剂量、用药方法、给药途径、溶媒、联合用药及配伍合理性、治疗过程中更换药品或停药的合理性等，对处方实施动态监测及超常预警，登记并通报不合理处方，对不合理用药及时予以干预。

五、加强含有毒成分中成药安全性研究

（一）开展中药不良反应物质基础的研究

应用日益成熟的分析技术，特别是气相、高效液相色谱、气质联用、液质联用、放射性同位素等分析其引起不良反应的成分是毒理学研究的基础，也是减少中药不良反应的重要途径。目前，有毒中药所含的成分尚不明确，有些虽然有明确的成分，但其毒性成分有哪些，如何克服或利用其毒性作用尚不明了，极大限制了有毒中药的使用。因此，开展不良反应物

质基础研究至关重要。

（二）加强毒理学基础研究

中药毒理学是研究毒物和超剂量给药对机体的影响，药物对机体的不良反应和毒性作用机制，为避免中毒及中毒后的解救提供科学依据。如探讨中药雄黄的毒-效关系，结果表明，雄黄中可溶性砷含量从精制前的3.75%降至精制后的0.24%，急性毒性大大降低，而免疫调节功能的活性无明显变化。说明雄黄的有效成分为不可溶性砷，其中所含的可溶性成分是其毒性成分。目前，对有毒中药、中药中有毒成分的安全性基础研究尚不足，应用中药血清药理学、毒代动力学、分子生物学等方法深入开展中药的中毒机制的研究，以及中药炮制、制剂、给药途径对有毒中药成分的影响。为合理应用含有毒成分中成药，减少不良反应/事件的发生提供理论基础和方法。

思考与练习

1. 试述含有毒成分中成药不良反应的主要发生原因。
2. 试述含有毒成分中成药不良反应的防范措施。

第九章 含西药成分中成药不良反应

【学习要求】

1. 掌握含西药成分中成药的不良反应表现。
2. 熟悉含西药中成药不良反应的发生原因和预防措施。
3. 了解含西药成分中成药的概念及分类。

中西药合用是我国临床用药的一大特色，已有上百年的历史，目前在临床上应用非常广泛。但一直以来，中西药合用存在多种观点和表述方式，主要包括中西药复方制剂的同时使用和联合运用中西药使用中西药。现代的中西药合用形式可归为两大类，即中西药复方制剂的应用和中西药联合使用。中西药复方制剂同时使用是指把中药和西药放于同一处方或制成复方制剂成药中成药中施用于患者，这种中西药合用的方式是起源最早，也是临床运用较普遍的一种方式。早期如张锡纯《医学衷中参西录》中所载的“石膏阿司匹林汤”，现代则多使用中西药复方制剂的形式，如维 C 银翘片、复方罗布麻片等。中西药的联合运用是指在患者的治疗过程中分别合并使用中药和西药，从而提高对疾病的治疗效果。合理的中西药合用可增强疗效，缩短疗程；而盲目运用，忽视中西药合用禁忌，则会造成医疗资源的浪费和药品不良反应/事件的发生。因此，掌握、熟悉含西药成分中成药的不良反应十分必要，有助于促进临床合理用药，减少不良反应/事件的发生。

第一节　含西药成分中成药的概念及分类

一、含西药成分中成药的概念

中药标准收载的复方制剂处方中含有化学药成分，或化学药标准收载的复方制剂处方中含有中药成分的一类复方制剂称为含西药成分中成药。2015 年《中国药典》收录中西药复方制剂共 41 个品种，其中一部 26 个品种，二部 10 个品种，增补本 5 个品种。《中华人民共和国卫生部药品标准》（简称部颁药品标准）中成药版收载中西药复方制剂 232 个品种，化学药版收载中西药复方制剂 3 个品种，《国家药品标准中药地标升国标》收载中西药复方制剂 310 个品种。中西药复方制剂所占比例之大，临床应用范围之广，已成为我国临床用药的一大特色。

二、含西药成分中成药的分类

根据所含西药成分的不同，可将中西药复方制剂分为9大类：①含治疗感冒的药物（如解热镇痛药、抗过敏药、抗病毒药）。②含止咳平喘药物（如麻黄碱、氯化铵、盐酸克伦特罗）。③含降糖药物（如格列本脲）。④含降压药物（如氢氯噻嗪、盐酸可乐定、芦丁）。⑤治疗消化系统疾病的药物（含有普鲁卡因、阿托品、碱式硝酸铋、硫糖铝、碳酸氢钠等）。⑥含有抗生素。⑦含有维生素、矿物质药物。⑧外用药中含有水杨酸甲酯、盐酸普鲁卡因、氯苯那敏、苯海拉明等。⑨其他。

第二节　含西药成分中成药的不良反应表现及典型案例

无论是中西药复方制剂，还是中西药联用，都是中西医结合的重要形式，临床广泛应用于治疗各种疾病，其有效性被临床实践证实。正因如此，很多医生和患者往往只关注中西药合用有利的一面，却忽视了中西药相互作用可能会引起疗效降低、产生或增加毒副作用。中药成分复杂，其药理作用和药代动力学过程尚不完全清楚，使中西药合用不只是单纯的药物功效的相加，复杂的相互作用产生了临床疗效的同时也带来了巨大的安全隐患。下面将含西药成分中成药的不良反应表现概述如下。

一、治疗感冒的中西药复方制剂不良反应

治疗感冒的中西药复方制剂有很多，多数是OTC药物，患者自我用药情况非常普遍，尤其是在感冒发烧时，急于缓解症状，往往几种感冒药或退热药同用，重复用药、过量用药现象非常常见，不良反应/事件经常发生。治疗感冒的中西药复方制剂一般含有解热镇痛药（如安乃近、阿司匹林、对乙酰氨基酚、吲哚美辛等）、抗过敏药（如马来酸氯苯那敏）、抗病毒药（如盐酸吗啉胍、金刚烷胺）、中枢神经兴奋药（如咖啡因）等化学药成分，其不良反应/事件与这些西药有关。

1. 含解热镇痛药

（1）安乃近：含安乃近的中西药复方制剂有重感灵片、小儿解热栓等。安乃近退热作用强，易致大汗淋漓，甚至虚脱；长期应用可能引起粒细胞缺乏症、血小板减少性紫癜、再生障碍性贫血，亦可引起荨麻疹、渗出性红斑等过敏表现，严重时可发生剥脱性皮炎、表皮松解症、过敏性休克甚至导致死亡等。与阿司匹林有交叉过敏反应，用药超过1周时应定期检查血象，一旦发生粒细胞减少，应立即停药。

（2）阿司匹林：含阿司匹林的中西药复方制剂有金羚感冒片、菊蓝抗流感片等。阿司匹林常见的不良反应有过敏反应、胃肠道反应、肝肾损伤等。避免与其他非甾体抗炎药合用；有胃肠道病史或服药中出现胃肠不适应慎用；用药过程中应警惕心血管事件发生，出现胸痛、气短、无力、言语含糊等症状和体征，应马上就医；出现皮疹或过敏反应其他征象时

应停药。

（3）对乙酰氨基酚：含对乙酰氨基酚的中西药复方制剂有感冒清胶囊（片）、精制银翘解毒片、强力感冒片、维C银翘片、扑感片、临江风药散（胶囊）等。对乙酰氨基酚偶有过敏反应。如皮疹，也可引起恶心、呕吐、出汗、腹痛等；服用过量可引起肝功能障碍。

2. 含抗过敏药物 马来酸氯苯那敏是中西药复方制剂中常见的抗过敏药物，含马来酸氯苯那敏的中西药复方制剂有速感宁胶囊、维C银翘片、感冒灵胶囊、扑感片等。常见的不良反应是轻微口干、眩晕、恶心等反应，用量过大致急性中毒。幽门梗阻、前列腺肥大、膀胱阻塞、青光眼、甲亢及高血压患者慎用。老年患者使用本品易致头晕、头痛、低血压等应慎用。成人常出现中枢抑制，而儿童多呈中枢兴奋，故婴儿和哺乳期妇女忌用。服药期间应避免驾车及高空作业。肝功能不良者亦不宜长期使用。

3. 含抗病毒药物 盐酸吗啉胍、金刚烷胺是中西药复方制剂中常见的抗病毒药物，含盐酸吗啉胍的中西药复方制剂有感冒清胶囊、治感佳片，常见的不良反应是引起出汗、食欲不振及低血糖反应。含金刚烷胺的中西药复方制剂有金感康胶囊，常见的不良反应是胃肠道反应（恶心、呕吐、食欲减退、腹泻）、神经系统反应（紧张、焦虑、失眠及注意力分散）等，对金刚烷类药物过敏者和严重肝功能不全者禁用，癫痫、肾衰、老年人及高空作业者慎用。

4. 中枢神经兴奋药 咖啡因是中西药复方制剂中常见的中枢神经兴奋药，含咖啡因的中西药复方制剂有感冒安片、新复方大青叶片、复方感冒灵片、感特灵胶囊等。小剂量的咖啡因能增强大脑皮层兴奋过程，振奋精神，减少疲劳，但剂量增大可兴奋延脑呼吸中枢及血管运动中枢，亦可兴奋脊髓。小剂量的咖啡因可致恶心、头痛、失眠，增加剂量可致焦躁不安，过度兴奋、耳鸣、眼花；剂量过大可致肌肉抽搐和惊厥；还可增加胃酸分泌，加重胃溃疡；长期应用可发生耐受性及成瘾性。

【病案示例】

维C银翘片致急性肝损伤

患者，女性，33岁，因发热、咽喉痛到药店购买维C银翘片，口服，每日3次，每次3片，服药3天后，体温升至39℃以上，伴厌食、上腹部不适，前往医院就诊。实验室检查报告显示：谷丙转氨酶364U/L，谷草转氨酶265U/L，γ-谷氨酰转肽酶189U/L，碱性磷酸酶259U/L，总胆汁酸58.8μmol/L，乳酸脱氢酶407U/L，甲肝抗体、丙肝抗体、戊肝抗体均阴性。患者1个月前体检肝功能正常，乙肝表面抗体阳性。停用所有药品，给予垂盆草颗粒、肌苷口服液、维生素C治疗，3个月后复查肝功能正常。

维C银翘片为中西药复方制剂，具有疏风解表、清热解毒之功效，用于外感风热所致的流行性感冒，含西药成分对乙酰氨基酚、马来酸氯苯那敏、维生素C，含中药山银花、连翘、荆芥、淡豆豉、淡竹叶、牛蒡子、芦根、桔梗、甘草、薄荷油。对乙酰氨基酚可能引起皮疹、荨麻疹、药热、肝肾功能损害以及严重过敏反应等；马来酸氯苯那敏的不良反应主要表现为困倦、虚弱感、为嗜睡、口干、咽喉痛、心悸等。目前，国家药品不良反应监测中心数据库维C银翘片病例分析提示，该产品的安全性问题与其所含的相关成分及使用不当有一定关联性，应引起重视。2004年1月1日至2010年4月30日，国家药品不良反应监测中心病例报告数据库中有关维C银翘片的病例报告数共计1885例，不良反应/事件主要累及中枢及外周神经系统、消化系统、皮肤及附属器官等。

［预防］

（1）本品为中西药复方制剂，含马来酸氯苯那敏、对乙酰氨基酚、维生素C。对本品所含成分过敏者禁用，过敏体质者慎用。

（2）服用本品期间，不得同时服用与本品成分相似的其他抗感冒药，以免超量。

（3）服用本品期间不得饮酒或含有酒精的饮料。

（4）肝、肾功能受损者慎用；膀胱颈梗阻、甲状腺功能亢进、青光眼、高血压和前列腺肥大者慎用；孕妇及哺乳期妇女慎用。

（5）服药期间不得驾驶机、车、船，不得从事高空作业、机械作业及操作精密仪器。

（6）严格按说明书用药，避免超剂量、长期连续用药，用药后应密切观察，出现不适应立即停药立即就诊、对症治疗。

二、含止咳平喘化痰药的中西药复方制剂不良反应

具有止咳平喘化痰作用的中西药复方制剂常含有盐酸麻黄碱、氯化铵、盐酸溴己新、盐酸克伦特罗、盐酸异丙嗪等成分。

含盐酸麻黄碱和（或）氯化铵的中西药复方制剂有痰咳清片、安嗽糖浆、苏菲咳糖浆、舒肺糖浆等。盐酸麻黄碱有舒张支气管、加强心肌收缩力、增强心输出量、兴奋中枢神经、收缩局部血管等作用，大剂量或长期应用可引起震颤、焦虑、失眠、头痛、心悸、心动过速等不良反应，禁用于甲状腺功能亢进症、高血压病、动脉硬化、心绞痛等；氯化铵是刺激性祛痰药，适用于干咳及痰液不易咯出，服用后可引起恶心、呕吐，过量或长期服用可造成酸中毒、低血钾。

含盐酸溴己新的中西药复方制剂有清嗽散。盐酸溴己新是黏痰溶解药，适用于痰液黏稠引起的呼吸、咯痰困难，服用后对胃黏膜有刺激作用。

含盐酸克伦特罗的中西药复方制剂有喘息灵胶囊、安喘片、肺气肿片等。盐酸克伦特罗选择性激动β_2受体，平喘作用强，少数患者服用可出现口干、心悸、手颤等不良反应。

含盐酸异丙嗪的中西药复方制剂有咳喘片、化痰平喘片。盐酸异丙嗪是H_1受体阻断药，可用于过敏性鼻炎，对气道炎症有一定的治疗效果，不良反应有中枢神经系统反应（镇静、嗜睡、乏力等中枢抑制现象），服药期间避免高空作业和驾车，消化道反应（口干、厌食、便秘或腹泻），偶见粒细胞减少及溶血性贫血等。

三、含降糖药物的中西药复方制剂不良反应

含降糖药物的中西药复方制剂有消渴丸、消糖灵胶囊等，含西药成分格列本脲，常见的不良反应为皮肤过敏、胃肠不适、嗜睡及神经痛，也可致肝损害，少数患者有白细胞、血小板减少及溶血性贫血，较严重的不良反应为低血糖症，常因与其他降糖药作用叠加、药物过量所致，老年人及肝、肾功能不良者发生率高，故老年及肾功能不良者忌用；磺胺过敏、白细胞减少者禁用；孕妇及哺乳期妇女不宜使用。

【病案示例】

消渴丸致低血糖昏迷

患者，男，66岁，患2型糖尿病2年。口服消渴丸，每次10丸，每日3次，服药第3天出现意识不清，四肢抽搐，周身大汗，半小时后就诊查体：BP 24/12kPa，神志不清，深昏迷状态，五官端正，双侧瞳孔直径3mm，等大等圆，颈略抵抗，心肺听诊无异常，四肢肌张力增强，双侧膝腱反射亢进，双侧巴氏征（+）。实验室检查：血糖2.9mmol/L，BUN 5.6μmmol/L，尿糖、尿酮体（-），颅脑CT未见异常，除外昏迷的其他原因。立即给予50%葡萄糖盐水100mL静注，并给予10%葡萄糖盐水静滴，3h小时后意识转清，24h小时复查空腹血糖正常，住院4天治疗，血糖恢复正常。

消渴丸是中西药复方制剂，具有滋肾养阴，益气生津之功效。其含西药格列本脲，含中药葛根、地黄、黄芪、天花粉、玉米须、五味子、山药。消渴丸含格列本脲，起效快，降糖作用强，老年人对其耐受性差，尤其是合并感染、发热、进食不足是更易引起低血糖反应。低血糖症状个体差异较大，年龄越大，越容易无先兆而转入昏迷，甚至死亡。

［预防］

（1）本品为中西药复方制剂，含格列本脲，剂量过大或服用同类制剂会引起低血糖，尤其在老年人、肝肾功能不良者易发生，严重者出现低血糖昏迷；与丙磺舒、别嘌醇、H_2受体阻滞剂、水杨酸盐、贝特类降血脂药、氯霉素，抗真菌药咪康唑，抗凝药、酒精、水杨酸类、胍乙啶、单胺氧化酶抑制剂、奎尼丁及其他降糖药合用会增加低血糖发生的风险。另外，β肾上腺受体阻滞剂可干扰低血糖时机体的升血糖反应，阻碍肝糖酵解，同时又可掩盖低血糖的警觉症状，应避免使用。与糖皮质激素、雌激素、噻嗪类利尿剂、苯妥英钠、利福平、β肾上腺受体阻滞剂合用，使用中应加强药学监护。

（2）体质虚弱、高热、恶心和呕吐、肾上腺皮质功能减退或垂体前叶功能减退者慎用。

（3）孕妇、哺乳期妇女不宜服用；1型糖尿病患者、2型糖尿病患者伴有酮症酸中毒、昏迷、严重烧伤、感染、严重外伤和重大手术者禁用；肝、肾功能不全者，对磺胺类药物过敏者，白细胞减少者禁用。

（4）开始服药时需从小剂量开始。用药期间应定期监测血糖、尿糖、尿酮体、尿蛋白和肝肾功能、血象，并进行眼科检查。发现异常应立即停药，对症治疗。

四、含降压药物的中西药复方制剂不良反应

含降压药物的中西药复方制剂一般含有氢氯噻嗪、盐酸可乐定、硫酸胍生、盐酸甲基丙炔苄胺、硫酸双肼肽嗪等。

1. 氢氯噻嗪 含氢氯噻嗪的中西药复方制剂有复方罗布麻片、珍菊降压片、降压避风片、脉君安片等。常见的不良反应是引起低钾血症、光敏反应，可致恶心、呕吐等消化道症状，还可干扰糖、脂代谢，诱发痛风等。严重肾功能不全、糖尿病及痛风患者慎用。

2. 盐酸可乐定 含盐酸可乐定的中西药复方制剂有珍菊降压片。盐酸可乐定是中枢性降压药物，降压作用中等偏强，并可抑制胃肠道分泌及运动，对中枢神经系统有明显的抑制作用。常见的不良反应是口干和便秘，其他有嗜睡、抑郁、眩晕、血管性水肿、腮腺肿痛、

恶心、心动过缓、食欲不振等。服药期间避免高空作业和驾车。

3. 硫酸胍生　含硫酸胍生的中西药复方制剂有复方罗布麻片。硫酸胍生为肾上腺能神经阻断剂，长期使用可致肝损害。有心力衰竭、脑血管栓塞、嗜铬细胞瘤型高血压、肝功能不全者禁用。

4. 丙炔甲基苄胺　含有丙炔甲基苄胺的中西药复方制剂有降压避风片。丙炔甲基苄胺是单胺氧化酶抑制剂，剂量过大时，可引起体位性低血压，也可引起口干、胃不适、失眠、多梦等症；患有甲状腺功能亢进、肝肾功能不全及嗜铬细胞瘤患者忌用，本品不宜与麻黄碱、苯丙胺、乙醇、甲多巴、利舍平、降压灵、胍乙啶等合用。服药期间忌食含酪胺量高的食物（如扁豆、红葡萄酒、干酪等），以免引起高血压危象。

5. 硫酸双肼肽嗪　含硫酸双肼肽嗪的中西药复方制剂有复方罗布麻片。硫酸双肼肽嗪常见的不良反应有腹泻、心悸、心动过速、头痛、呕吐、恶心，亦可致便秘、低血压、颜面潮红、流泪、鼻塞等。有主动脉瘤、脑中风及严重肾功能障碍者禁用。

【病案示例】

珍菊降压片致电解质紊乱

患者，女，49岁，有高血压病史，每日1片服用珍菊降压片2年余。患者无明显诱因下出现四肢乏力伴胸闷，症状呈进行性加重，继发出现双上肢抽搐，双手僵硬呈爪型。急诊检查血压146/92mmHg，血钾2.9mmol/L，予积极补钾治疗，症状明显好转。数日后再次出现四肢乏力、胸闷、肢体麻木症状，复查血钾3.2mmol/L，以“低钾血症”收治入院。该患者入院后予积极补钾纠正低钾血症，停用珍菊降压片改为坎地沙坦控制血压，患者好转出院。

珍菊降压片为中西药复方制剂，含西药盐酸可乐定、氢氯噻嗪、芦丁等化学成分，也含中药野菊花膏粉、珍珠层粉。珍菊降压药的主要成分氢氯噻嗪可致电解质紊乱。氢氯噻嗪是排钾利尿药，主要的不良反应是导致低钾血症、低钠血症、高钙血症、低氯性碱中毒、低氯低钾性碱中毒，引起糖耐量降低、血糖升高、高尿酸血症等，使用本品可能使已有的水、电解质及代谢紊乱加重或恶化。

［预防］

（1）注意用药剂量　本品与含有盐酸可乐定、氢氯噻嗪和芦丁的药品联合使用时，应分别计算各药品中相同组分的用量，以避免药物过量。

（2）注意本品与合并用药的相互作用　与非甾体抗炎镇痛药、抗痛风药、激素类、拟交感胺类、降糖药、镇静药、乙醇、三环类抗抑郁药等有广泛的药物相互作用，可影响药物疗效。选择适宜的并用药物或调整药物剂量，避免或减少不良反应的发生。

（3）防止撤药反应　停用本品时应在2~4天缓慢减量，以避免本品组分盐酸可乐定的撤药反应；如果已与β受体阻滞剂合用，应先停用β受体阻滞剂，再停用盐酸可乐定，避免与β受体阻滞剂序贯给药。

（4）注意水、电解质及代谢紊乱　定期做相关检查，出现上述不良反应时应及时就诊，对症处置。

五、治疗消化系统疾病的中西药复方制剂不良反应

治疗消化系统疾病的中西药复方制剂一般含有化学药物成分是抗酸药（碳酸氢钠、氧化镁、三硅酸镁、碳酸镁、氢氧化铝、碳酸钙等）、增强胃黏膜屏障功能的药物（硫糖铝、碱式硝酸铋、甘珀酸钠）、抗胆碱药物（颠茄浸膏、阿托品），以及抗微生物药物（呋喃唑酮、盐酸小檗碱）。

1. 抗酸药 含抗酸药物的中西药复方制剂有复方田七胃痛胶囊、陈香露白露片、元和正胃片、正胃片、胃宁散、活胃胶囊、珍黄胃片、复方猴头颗粒（胶囊）、复方延胡索氢氧化铝片等。抗酸药为弱碱性物质，口服后在胃内直接中和胃酸，升高胃内容物 pH 值，降低胃蛋白酶活性，缓解溃疡疼痛等作用。部分药物亦存在不良反应，如珍黄胃片含碳酸钙，久用可致高钙血症和肾结石，肾功能减退或老年患者慎用。陈香露白露片、正胃片（胶囊）等含氧化镁，可引起腹泻。胃宁散、复方猴头颗粒（胶囊）等含三硅酸镁，久用可引起肾小管硅结石。正胃片（胶囊）、复方延胡索氢氧化铝片等含氢氧化铝，长期服用可影响胃肠道对磷酸盐的吸收。碳酸氢钠可引起嗳气、腹胀，继发性胃酸分泌增加；可被肠道吸收，导致碱血症。抗酸药物在胃内容物将近排空或完全排空后才能充分发挥抗酸作用，故通常应在餐后 1 ~1.5 小时后和晚上临睡前服用。

2. 增强胃黏膜屏障功能的药物 含此类药物的中西药复方制剂有陈香露白露片、正胃片、谷海生片、复方猴头颗粒等，所含化学成分有硫糖铝、碱式硝酸铋、甘珀酸钠等。硫糖铝能不宜与碱性药物合用，较常见的不良反应是便秘，个别引起腹泻、恶心、口干；肝肾功能不全、孕妇、哺乳期妇女慎用；甲状腺功能亢进及血磷酸盐过少者不宜长期用。大剂量碱式硝酸铋可致亚硝酸盐中毒。心肝肾功能不全者忌用含甘珀酸钠制剂。

3. 抗胆碱药物 含此类药物的中西药复方制剂有溃疡宁片、胃宁散、神曲胃痛片、维 U颠茄铝胶囊等。颠茄浸膏、阿托品是常用的抗胆碱类胃肠解痉药物。阿托品常见的不良反应有口干、眩晕、严重者出现瞳孔散大、皮肤潮红、心率加快、兴奋、烦躁、谵语、惊厥等，青光眼、肠梗阻、机械性幽门梗阻、前列腺肥大患者禁用。颠茄作用与阿托品类似，但药效较弱，用于治疗胃及十二指肠溃疡、轻度胃肠绞痛，青光眼患者忌用。

六、含抗病原微生物药物的中西药复方制剂不良反应

含抗病原微生物的中西药复方口服制剂有谷海生片、痢特敏片、消炎止痢敏片，外用制剂有坤净栓、海呋龙散、创可贴、克痤隐酮乳膏。

谷海生片含呋喃唑酮，具有杀灭幽门螺旋杆菌的作用、促进溃疡愈合的功效。化学药物呋喃唑酮的不良反应主要有恶心、呕吐、腹泻、头痛、头晕、药物热、皮疹、肛门瘙痒、哮喘、直立性低血压、低血糖、肺浸润等，偶可出现溶血性贫血、黄疸及多发性神经炎。一般不宜用于溃疡病或支气管哮喘患者，孕妇、哺乳期妇女、新生儿及对本品过敏者禁用。服药期间饮酒可出现双硫仑样反应。

痢特敏片、消炎止痢敏片等含甲氧苄啶，为广谱抗菌药，主要不良反应有恶心、呕吐、头痛、瘙痒、皮疹等，较大剂量长期使用可发生白细胞、血小板减少或贫血等，孕妇、早产

儿、新生儿，以及严重肝肾疾病、血液病（如白细胞减少、血小板减少、紫癜症等）禁用。

坤净栓（含呋喃唑酮）、海呋龙散（含呋喃西林）、创可贴（含呋喃西林）、克痤隐酮乳膏（含甲氧苄啶）是中西药复方外用制剂，需注意用药疗程，避免长时间用药而产生耐药。

七、含维生素、矿物质药物的中西药复方制剂不良反应

含维生素类的中西药复方制剂以具补益功效的药物居多，如安神补脑液、脑力静糖浆、脑力宝等。一般情况下，服用正常剂量维生素类药物发生不良反应的几率较小。但长时间服用，或联合应用含维生素类的药物，则可能出现不良反应，因此，应尽量避免维生素类药物的重复使用。其中，维生素A慢性中毒时，可出现食欲不振、腹泻、皮肤干燥、脱发、四肢骨痛，慢性肾衰竭者慎用，维生素A过多症或对维生素A有过敏史者禁用。维生素D具有蓄积性，长时间服用可引起高钙血症、高磷血症等。因此，高钙血症、维生素D增多、高磷血症伴肾虚佝偻病及维生素D过敏者禁用。口服小剂量维生素B族、维生素C、维生素E，很少出现不良反应，但也不宜长期服用。

有些中西药复方制剂含有矿物质，如硫酸亚铁、碳酸钙、乳酸钙、葡萄糖酸钙等。硫酸亚铁用于预防或治疗缺铁性贫血，部分患者口服硫酸亚铁后会出现胃部不适、恶心、呕吐、腹泻或便秘。摄入过量的铁剂可引起胃黏膜坏死、出血、渗出。碳酸钙可致便秘，服用过剂量可发生高钙血症；乳酸钙可致嗳气，便秘，腹部不适，大剂量服用可见高钙血症；口服葡萄糖酸锌可能出现轻度恶心、呕吐、便秘等反应。因此应避免空腹服药，糖尿病患者慎用，不能与牛奶同服。

八、外用中西药复方制剂不良反应

外用中西药复方制剂以骨科用药居多，其次是皮科用药。骨科用药含西药成分主要是水杨酸甲酯（又名冬青油）、盐酸苯海拉明、颠茄浸膏或流浸膏。水杨酸甲酯局部应用偶见皮肤刺激（如烧灼感），或过敏反应（如皮疹、瘙痒）。因此，如用药部位有烧灼感、瘙痒、红肿等应停药，不得用于皮肤破溃处，婴幼儿及过敏者禁用，如特制狗皮膏、跌打镇痛膏、风痛灵等。孕妇及哺乳期妇女需慎用添加苯海拉明的外用制剂，如新型狗皮膏、祖师麻关节止痛膏、麝香壮骨膏等。青光眼、前列腺肥大患者慎用含颠茄的中西药复方制剂，如神农镇痛膏、关节止痛膏、麝香祛风湿膏等。

中西药复方制剂皮科用药常含西药成分苯甲酸、水杨酸、抗微生物药物，如复方土槿皮酊、顽癣净等，对皮肤有一定刺激性，切勿接触眼睛、口腔等黏膜处，皮肤破溃处禁用。用于股癣时不宜使药液接触到阴囊、外阴等皮肤细薄处，较长时间使用可使皮肤剥脱，涂药部位如有烧灼感、瘙痒加重或红肿，应停止使用，洗净。哺乳期妇女慎用。

第三节　含西药成分中成药不良反应的发生原因

中西药复方制剂是我国药品注册分类中“中药、天然药物和化学药品组成的复方制剂”

的简称，在我国临床上的应用来由已久，在特定的历史条件下发挥过积极作用，临床使用日趋普遍。但近年来，中西药复方制剂的不良反应/事件时有发生，其安全性受到高度重视，如何规避这些不安全因素，是当前研究开发、药品监管、临床应用等各个环节重点关注和解决的问题。目前看来，影响中西药复方制剂安全性的主要有如下原因：

第一，研究基础薄弱。我国已上市的中西药复方制剂绝大部分是在20世纪60～70年代促进中西医结合的历史背景下产生，其相关研究基础薄弱。有些中西药复方制剂组方的合理性研究不够，甚至只是将几种对症药物简单组合，处方中药物组合、优效性、剂量配比和相互作用、毒理等缺乏扎实的实验基础。但中西药复方制剂不同于中西药联用，既要分别研究中药、西药的疗效和安全性，还应研究中西药物组合后的制剂稳定性、临床有效性和安全性，并能证实中西药制剂产生的疗效大于单独用药，或者毒性小于单独用药。但目前很少有中西药复方制剂能达到这个要求。

第二，监管制度欠缺。2011年《新编国家中成药》（第2版）中收录了295个中西药复方制剂品种，大部分按中药管理，但也有些处方组成相同的品种既有按中药管理，又有按化学药品管理，存在药品管理类别划分不合理、药品重复收载的情况。例如，在《国家药品标准化学药品地标升国标》第7册收载的“复方龙胆碳酸氢钠片”与《国家药品标准中药地标升国标》中收载的“肝胃气痛片”是相同处方的药品，分别具有65个化学药品批准文号和3个中药批准文号，“维C银翘片（胶囊）”与“复方银翘氨敏胶囊”“足光散”与“复方苦参水杨酸散”等也属于处方相同的药品分别归为中药和化学药品管理。

第三，质量标准难以控制。化学药和中药的质量控制方法和标准中检测项目存在差异，缺乏统一的技术要求，按中药管理的中西药复方制剂仅针对处方中中药制定鉴别和含量测定项目，缺乏按照西药质量控制方法对处方中化学药品进行检测；按照化学药品管理的中西药复方制剂缺乏中药的相关规定。例如，按2015年版《中国药典·四部》（0941项）规定，药品质量标准中应规定对化学药品进行含量均匀度检查，但目前绝大多数中西药复方制剂的标准中仅规定了化学药品的含量测定，缺少对所含化学药品的含量均匀度检查。

第四，临床用药存在安全隐患。中西药复方制剂临床使用范围较广，很多OTC品种，命名与中药制剂十分相似，经常被误认为是纯中药制剂在使用，或者与其他成分相同药品或同类药品重复用药，产生毒副作用。另外，有些中西药复方制剂的药品说明书未列出所含化学药物的不良反应、禁忌、注意事项等内容，其功能主治、适应证内容宽泛；所含化学药品毒副作用大，不再作为一线用药，如格列本脲、盐酸可乐定、普鲁卡因等；有些化学药品在中西药复方制剂中的剂量不明确，单位制剂中批间含量差异较大，患者服用剂量不确定或不稳定，尤其是治疗窗较窄的药物，容易造成患者的病情较大波动。

综上，中西药复方制剂存在基础研究薄弱、分类管理原则不明确、药品质量难以控制等不足，给该类制剂管理带来混乱，用药安全存在隐患。而且，不按照说明书服药或同时服用其他西药导致超剂量也是引发中西药复方制剂不良反应/事件的重要原因。只有加强基础研究、完善管理、严格把握剂量、控制服药疗程、减少不合理联合用药，才能降低中西药复方制剂的不良反应发生率。

第四节　含西药成分中成药不良反应的防范措施

含西药成分中成药临床应用中，当务之急是尽量避开中西药配伍禁忌，最大限度减少因盲目合用所产生的不良后果，保障患者用药的安全。根据中、西药物的理化特点、药效学和药动学特点，采取一些措施可避开部分合用禁忌。

（一）间隔服药时间

中西药物间隔时间服用是避免部分中西药配伍禁忌比较可靠的方法。一方面，可避开一些理化反应。例如，含鞣质中药与大多数抗菌药物、含金属离子制剂、酶制剂、含生物碱等西药同用时会产生沉淀，疗效降低，若间隔时间服药，避开中西药物之间的理化反应，仍然可发挥中西药合用的优势，如治疗急性细菌性痢疾，抗菌药物发挥快速、高效的杀菌作用，配伍大黄荡涤胃肠热结，急下存阴，推陈出新，使肠毒素得以清除，积滞去，正气复，促进机体恢复。另一方面，可避开一些药理拮抗作用。例如，黄连与双歧杆菌三联活菌胶囊合用治疗感染病毒性肠炎，若二药同时服用，黄连可能抑制双歧杆菌三联活菌的活性，使其疗效降低，而间隔数小时用药，二药则可优势互补，小檗碱抑制病毒生长，双歧杆菌三联活菌改善肠道微环境。

（二）选择适当的给药途径

采用不同途径给药也是避免中西药配伍禁忌常采用的手段。例如，煅炭类中药均有较强的吸附作用，当与抗生素同时服用时，可因其吸附而减少抗生素在肠道的吸收，降低抗生素的疗效，若抗生素改用肌注或静脉给药，则能避免吸附。目前临床中西药合用常选择的给药途径有西药注射、中药口服，或中药注射、西药口服，或内服与外用联合等。

（三）中西药注射剂避免混合使用

中西药注射剂混合使用也是近十几年来造成中药注射剂不良事件的重要原因。中药注射剂成分比较复杂，与其他药物混合使用时，容易发生反应，产生新的物质，出现沉淀、变色、pH 值改变、有效成分含量降低等现象。据文献报道，清开灵注射液联合青霉素治疗呼吸道感染可发挥协同作用，但二药同瓶输注，出现不良反应，分开输注时，未出现不良反应；丹参注射液联合低分子右旋糖酐注射液可用于治疗美尼尔综合征、急性胰腺炎等，若同瓶输注，容易导致过敏性休克等不良反应。因此，《中药注射剂临床使用基本原则》明确规定中药注射剂不可与其他药物混合使用。

（四）避免重复用药和超量用药

重复用药是临床上中西药合用不当的常见现象。中西药复方制剂与西药的合用，导致重复用药，并引起不良反应。例如，患者服用格列本脲和消渴丸，容易引起低血糖反应；含对乙酰氨基酚中成药与百服宁合用，因对乙酰氨基酚超量而引起过敏反应。另外，一药多名也容易引起重复用药，造成用药差错。如头孢曲松钠，其商品名就有罗氏芬、抗菌治、菌必治、果复美、罗噻嗪、安塞隆等；临床熟悉的心得安、心痛定、灭滴灵、安定，沿用已久的名称已经分别由普萘洛尔、硝苯地平、甲硝唑、地西泮等通用名所代替。同样，中药同物异名也十分常见，例如：大黄又名将军、川军等，金银花又名忍冬花、双花、二花等。

临床用药的剂量需参照药品说明书，但说明书推荐剂量为单用药物的剂量，合用后应根据疗效适当调整，当药物疗效明显增强时，若仍以单用时的剂量，可能出现“过量”。如氯丙嗪联合中药温胆汤治疗精神分裂症，只需较小剂量即可达到大剂量氯丙嗪单用的效果，故中西药合用时应适当减少氯丙嗪的用量。地西泮有嗜睡等不良反应，若与酸枣仁汤合用，地西泮用量只需常规用量的1/3，减少剂量，亦可减轻嗜睡等不良反应。

思考与练习

1. 试述含西药成分中成药不良反应的主要发生原因。
2. 试述含西药成分中成药不良反应的防范措施。

第十章　各系统中药不良反应

【学习要求】

1. 掌握各系统不良反应的病因病理和常见类型。
2. 熟悉各系统不良反应的常见症状。
3. 了解各系统不良反应的典型病案。

第一节　呼吸系统不良反应

呼吸系统在解剖学上可分为上呼吸道和下呼吸道。从鼻开始到喉的环状软骨下缘，属于上呼吸道；环状软骨以下的气管、支气管及其在肺内的分支为下呼吸道。呼吸是呼吸系统的主要功能，机体通过肺的呼吸与外界环境之间实现气体交换，人体组织细胞进行氧化代谢所需要的氧必须通过肺的呼吸来提供，而氧化代谢所产生的二氧化碳也必须通过肺的呼吸排出体外。肺与外环境之间的气体交换称为外呼吸，体循环与机体组织细胞之间的气体交换称为内呼吸。呼吸系统除呼吸功能外还参与机体的体液免疫和细胞免疫，具有重要的免疫调节作用。

呼吸系统与循环系统在结构上、生理上紧密联系、密切相关，非呼吸道给药的药物经吸收进入血液循环后，即随血液循环分布并作用于呼吸系统；呼吸道给药的药物经吸入直接作用于呼吸系统，药物在发挥积极的预防、治疗作用的同时，有些可能会产生消极作用，而导致呼吸系统不良反应的发生。呼吸系统不良反应的常见症状包括咳嗽、咳痰、咯血、呼吸困难等。

一、病因与病理

引起呼吸系统不良反应的中药作用特点各异，所致不良反应的临床表现各不相同，其病理变化也不尽一致。大致可归纳为如下几方面。

1. 刺激上呼吸道黏膜　具有刺激性的药物由呼吸道吸入，或在分布排泄过程中到达呼吸道黏膜，可刺激呼吸道黏膜，引起呼吸道的保护性反射和炎症反应，出现刺激性呛咳，咳声响亮、急骤，无痰或少痰，严重者可伴有咽喉红肿、疼痛，吞咽困难。

2. 引起炎症反应　中药可通过两种途径引起呼吸系统炎症反应，其一是药物的直接毒性作用，即药物直接损伤组织细胞，其二是由于变态反应损伤组织细胞，引起支气管黏膜或肺实质的炎症。中药药源性呼吸系统的炎症反应主要表现有以下两个方面，一是支气管、气管、喉等气道的炎症反应，黏膜充血、水肿、渗出、分泌物增加，临床出现咳嗽、痰多甚或喉中气急、呼吸困难；二是肺实质的炎症反应，严重者肺组织实变，面积可大可小，除咳嗽、咯痰外多伴有明显的全身症状和肺组织实变体征。

3. 支气管平滑肌痉挛 过敏体质的患者应用具有致敏作用的药物后，合成高滴度的 IgE 与肥大细胞结合，致使肥大细胞脱颗粒，释放过敏活性物质，引起Ⅰ型变态反应，导致支气管平滑肌痉挛，微血管渗漏、黏膜水肿、黏液分泌亢进、管腔狭窄，通气受限，而出现过敏性哮喘，开始会出现打喷嚏、胸闷、咳嗽等先兆症状，如得不到及时恰当的处理，就会出现严重的呼吸困难、喘息、喉中哮鸣、端坐呼吸、发绀等症状。

4. 抑制呼吸中枢 某些中药抑制延髓呼吸中枢，降低呼吸中枢对 CO_2 的敏感性，使呼吸中枢的兴奋性降低，呼吸的频率减慢，每分钟的呼气量和潮气量减少，体内二氧化碳潴留，严重时呼吸微弱、组织缺氧、发绀甚至呼吸中枢麻痹而死亡。

二、常见不良反应类型与病案示例

（一）上呼吸道急性炎症

具有刺激性和一定毒性的药物作用于上呼吸道，刺激局部黏膜，可引起上呼吸道黏膜的急性炎症病变，黏膜充血、水肿、渗出。临床表现一般可见鼻塞、喷嚏、流涕、咽喉干燥、咽痒、咽痛、咳嗽，或干咳无痰，或痰多清稀，严重者可出现咳嗽、气急、声音嘶哑、咽喉红肿疼痛、吞咽困难等。治疗及时，处理恰当，大多能在短期内痊愈。但值得注意的是，上呼吸道急性炎症有时只是某些严重不良反应的早期症状，尤其是一些呼吸系统严重不良反应如肺水肿、呼吸衰竭等的早期、先兆症状。因此，对药源性上呼吸道急性炎症要认真对待，分析原因，及时处理。

【病案示例】

患者，男，36 岁，因心绞痛就诊。给予香丹注射液 20mL 加入 5% 葡萄糖 250mL 静脉滴注。滴注 3 分钟后，患者出现口唇发痒，喉头刺痒，干咳，呼吸困难等症状。立即停药，给予吸氧，静脉推注地塞米松注射液 5mg，给予 50% 葡萄糖注射液 20mL 加入 10% 葡萄糖注射液 250mL 静脉滴注。当时测血压 135/90mmHg，呼吸 23 次/分，脉搏 82 次/分，体温 37.5℃。10 分钟后症状好转。

［发病机理］

香丹注射剂引起的口唇发痒，喉头刺痒，干咳，呼吸困难等症状属于变态反应性呼吸道炎症，其呼吸系统过敏反应以急性支气管哮喘较为多见，但少数患者仅表现为刺激性干咳。其发生的机理可能是由于药物降解了缓激肽酶，从而抑制了缓激肽的分解，导致缓激肽在体内蓄积，刺激呼吸道黏膜上皮细胞，引起急性呼吸道炎症反应。

［治疗方法］

（1）抗炎、抗过敏：选用糖皮质激素，可视病情轻重或吸入给药，或静脉注射给药，病情不甚严重者，选用糖皮质激素气雾剂喷雾吸入，病情危急，症状严重者，可选用氢化可的松或地塞米松静脉注射。如患者伴有皮肤黏膜的过敏反应，可选用苯海拉明、异丙嗪、氯苯那敏等。

（2）对症治疗：若患者出现呼吸困难，有缺氧表现时，应吸氧。

［预防措施］

（1）严格掌握适应证，并应详细询问患者的过敏性疾病史和药物过敏史，对过敏体质的患者，尤其是有药物过敏史的患者应尽量避免应用。若必须应用，则用药期间要加强观察，发现异常及时停药。

（2）合用抗过敏药物，为了预防香丹注射剂的过敏反应，对某些特殊病例可主动合用抗过敏药物，以有效地降低其过敏反应发生的可能性。

（二）肺炎

药源性肺炎因肇事药物不同临床表现有所差异，由刺激性药物所致的化学性肺炎，炎症反应多由上呼吸道开始，上呼吸道黏膜炎症反应明显，上皮细胞广泛破坏。由于药物的毒性反应，可引起肺组织细胞受损，发生炎症反应甚或肺组织实变。还有一些是由于患者的免疫功能异常，异常的免疫反应导致肺间质产生炎症反应。药源性肺炎临床表现一般包括咳嗽、干咳或有少量黏痰、咯痰不爽，或有发热、头痛、咽痛、口干。体检呼吸音粗糙，渗出严重者两肺底可闻及湿性啰音。X 线检查肺部呈斑点状或片状均匀阴影。实验室检查白细胞总数多正常或稍高，若并发感染则白细胞总数明显升高。药源性肺炎除并发严重感染或免疫缺损外，病情一般不甚严重，病程较短，预后良好。

【病案示例】

患者，女，49 岁，因患肝硬化服用小柴胡汤 15 天后，出现发热、咳嗽、呼吸困难等症状，口唇发绀，双下肺可闻及捻发音，血中 LDH 活性、IgG 浓度明显升高，肺活量及扩散功能低下，X 线检查双肺弥漫性毛玻璃样阴影，诊断为药物性肺炎，停用药物并采用肾上腺皮质激素治疗，症状及实验室检查迅速好转。患者再次服用小柴胡汤 15 天后，又出现上述症状、体征，而且 DLST（淋巴细胞刺激试验）阳性，肺组织活检表明肺泡膈轻度纤维化和淋巴细胞浸润所致的肥厚，诊断为小柴胡汤诱发的药物性肺炎。

［发病机理］

服用小柴胡汤及其类方过程中出现的药源性肺炎，多由医师辨证不当，使用欠准确而引发。如所见报道多发生于用小柴胡汤来治疗肝脏疾病的患者。因而推测其发病机制可能与肝病患者细胞免疫功能低下、免疫调节机能紊乱等因素有关。与其他由于直接肺毒性引起药源性肺炎的药物相比，小柴胡汤的发病率低，且发病缓慢；药源性肺炎患者 DLST 试验阳性；BALF 检查结果淋巴细胞升高（细胞总数与淋巴细胞增多，CD_4/CD_8 比值下降）；组织学检查发现有明显的末梢气腔或肺泡腔内的器质性变化，并发现嗜酸性细胞浸润，提示病变属变应性肺炎；对组成小柴胡汤的各种药物进行 DLST 试验，发现黄芩的阳性率最高，在大柴胡汤、柴朴汤、黄连解毒汤等方中也含有黄芩，使用这类方剂也可能引起肺部病变。所以，小柴胡汤导致药物性肺炎的发病机制可能与以下几点有关：一是患者的原有疾病是以肝硬化为主的慢性肝脏疾病，肝脏对药物的代谢能力减弱，药物代谢速度减慢，加之肝功能障碍时机体的免疫机能失调，因而用药后容易产生变应性反应；二是小柴胡汤与某些西药（如 INF）合用后容易引起药源性肺炎，这可能与药物之间的相互作用有关，具体机制目前还不十分清楚；三是小柴胡汤本身也具有免疫调节作用，也可能是由于小柴胡汤对免疫的影响而导致呼吸系统免疫机能紊乱，因而发生肺组织损害，引起药物性肺炎。

[治疗方法]

（1）早期治疗：由于小柴胡汤引起的药源性肺炎发病缓慢，一般于用药后 1 月才发生，因此早期诊断就显得尤为重要，如长期误诊则影响治疗效果，预后不良。

（2）抗炎：采用肾上腺糖皮质激素抗炎治疗，应用大剂量突击疗法，以氢化可的松或地塞米松静脉注射给药。

（3）镇咳、解热：咳嗽严重者可使用镇咳药，如喷托维林、苯佐拉酯等。长期低热不退，也可考虑应用解热镇痛药，如阿司匹林、对乙酰氨基酚。

[预防措施]

（1）准确辨证：小柴胡汤主要用于少阳病证，邪在半表半里，症见往来寒热，胸胁苦满，默默不欲饮食，心烦喜呕，口苦，咽干，目眩，舌苔薄白，脉弦者。临床应用当注重辨证。

（2）审慎配伍：由于这类药物与其他药合用治疗慢性病毒性肝炎、肝硬化时，可导致间质性肺炎，如有报道 31 例 INF 所致的肺炎中有 20 例合用了小柴胡汤，2 例应用了柴苓汤，因此要尽量避免合用。

（3）注意观察：以柴胡及柴胡类方剂治疗肝病时，要注意加强观察，尤其是观察有无呼吸系统疾病的症状，如咳嗽、咯痰等，以便早期发现、早期诊断、早期治疗。

（三）肺水肿

药物不良反应引起肺水肿的原因主要是药物损害了肺毛细血管内皮细胞和肺泡上皮细胞，使毛细血管壁和肺泡膜通透性增加，液体外渗增加，而致肺间质水肿。肺水肿一般起病急骤、病情较重，咳嗽、呼吸困难、咯白色或粉红色泡沫样痰，痰量较多，严重者端坐呼吸或因缺氧而发绀，两肺底有湿性啰音甚或两肺弥漫性湿啰音。X 线检查两肺阴影模糊，呈弥漫性分布或局限性分布，肺门部阴影密度增加。药源性肺水肿若发现较早，症状不重，抢救及时，方法正确，预后一般较好。但若病情严重，特别是年老体弱患者，如治疗不及时，可迅速发展为呼吸衰竭而死亡。

【病案示例】

患者，男，3 岁，因发热、恶寒、鼻塞、流涕 1 天于 1995 年 11 月 28 日就诊。查体：体温 38.6℃，咽轻度充血，双侧扁桃体无肿大，双肺呼吸音清晰，未闻及干湿性啰音。血常规检查结果正常。予以柴胡注射液 1mL 肌内注射。1 分钟后患儿大声啼哭，面色苍白，大汗淋漓，口唇发绀，张口吸气，呼吸急促，咳嗽剧烈，咳白色泡沫样痰，神智清楚，双肺呼吸音粗，可闻及明显的广泛干湿性啰音。诊断为柴胡注射液引起的急性肺水肿。立即肌内注射异丙嗪 15mg 、肌内注射地塞米松 1mg，并予以吸氧，3 分钟后上述症状缓解，7 分钟后症状消失，双肺呼吸音清晰，未闻及干湿性啰音。

[发病机理]

柴胡注射液中的大分子物质注入体内后可作为抗原或半抗原引起过敏反应，此反应属Ⅰ型变态反应；也可能为过敏样药物反应，过敏样药物反应不是由免疫机制介导的，而是由药物直接刺激肥大细胞或嗜碱性粒细胞释放过敏介质（如组织胺、5-羟色胺等），或直接激活补体系统、直接或间接作用于靶器官或休克器官而引起的。另外过敏反应的发生与患者的体质有关；部分过敏反应与用药剂量及滴速有关。

[治疗方法]

（1）平喘：若临床单纯表现为呼吸系统的过敏反应，应首选肾上腺糖皮质激素，如氢化可的松或地塞米松，大剂量突击疗法，以求发挥其抗炎、抗过敏作用，尽快缓解症状，挽救患者生命；并可应用氨茶碱或沙丁胺醇，松弛支气管平滑肌，解除支气管平滑肌痉挛。

（2）保持呼吸道通畅：及时清除呼吸道痰液，喉头水肿者可施予气管切开或气管插管；吸氧，必要时人工呼吸或以呼吸机辅助呼吸。

（3）抗过敏：有过敏性休克迹象者，可用肾上腺素1mg，皮下注射、肌内注射，也可稀释后缓慢静脉注射。伴有皮疹、瘙痒者，可加用 H_1 受体阻断剂，选用异丙嗪、氯苯那敏、阿司咪唑等。

[预防措施]

用药前应详细询问患者的药物过敏史和过敏性疾病史，对过敏体质的患者慎用或禁用。此外，在用药过程中要注意加强观察，防止随时可能出现的过敏反应。

（四）支气管哮喘

药源性支气管哮喘系指临床上由于应用某些药物而引起的以气道可逆性痉挛为主的一系列症状，主要临床表现为气道反应性增高、胸闷、喘息、气促、咳嗽、呼吸困难等。支气管哮喘发作前可先出现部分先兆症状，如喷嚏、流涕、咳嗽、胸闷，若不及时处理，病情进一步发展，症状见哮喘、呼吸困难、鼻翼翕动、咳嗽、少痰或咯大量白色泡沫样痰。部分患者有药物过敏史。体格检查可见鼻咽部黏膜充血、水肿，双肺可闻及哮鸣音。实验室检查血常规嗜酸性粒细胞增多，血清IgE含量增高或正常。据报道，可引起支气管哮喘的中药有鱼腥草注射液、复方丹参注射液、双黄连注射剂、穿琥宁注射剂、清开灵注射液、刺五加注射液等多种中药注射剂等。

【病案示例一】

患者，男，35岁，因畏寒、发热、头痛、咽痛2天就诊。既往无心肺疾病史。查体：体温38.6℃，咽部充血。双侧扁桃体无肿大。心肺听诊无异常，腹平软，肝脾肋下未触及。白细胞计数 $4.7\times10^9/L$，中心粒细胞0.7，淋巴细胞0.3；X线胸透正常。诊断：急性上呼吸道感染。给予双黄连注射液40mL加入5%葡萄糖液500mL中静脉滴注。30分钟后患者突然出现鼻咽部痒，随后胸闷、气短、呼吸困难伴流涕，双肺哮鸣音，即予地塞米松5mg静脉推注，维生素C 3.0、地塞米松10mg加入5%葡萄糖注射液500mL中静脉滴注，10分钟后症状逐渐缓解。次日再给予双黄连注射液40mL加入5%葡萄糖注射液500mL中静脉滴注，5 分钟后患者即感鼻咽部痒，胸闷、气喘、出冷汗。查体：体温 36.8℃，心率 110 次/分钟，呼吸 36 次/分钟，血压 16.0/10.0kPa，神志清，口唇及面部发绀，双肺满布哮鸣音，心律规整，未闻及杂音。考虑为双黄连注射液所致支气管哮喘。

［发病机理］

应用双黄连注射剂引起支气管哮喘多与患者过敏性体质有关。据报道，大多数病例是以双黄连注射剂加入 5% ~10% 的葡萄糖或生理盐水中静脉注射，一般于用药后 5 ~10 分钟发生过敏反应。过敏反应的临床表现包括皮肤黏膜的过敏反应，呼吸系统的过敏反应，甚至出现过敏性休克。

［治疗方法］

（1）立即停药。

（2）平喘：若临床单纯表现为呼吸系统的过敏反应，应首选肾上腺糖皮质激素，如氢化可的松或地塞米松，大剂量突击疗法，以求发挥其抗炎、抗过敏作用，尽快缓解症状，挽救患者生命；并可应用氨茶碱或沙丁胺醇，松弛支气管平滑肌，解除支气管平滑肌痉挛。

（3）保持呼吸道通畅：及时清除呼吸道痰液，喉头水肿者可气管切开或气管插管；吸氧，必要时人工呼吸，或以呼吸机辅助呼吸。

（4）兴奋呼吸中枢：呼吸中枢衰竭者，可选用呼吸兴奋药二甲弗林、尼可刹米、山梗菜碱等，以提高呼吸中枢的敏感性。

（5）抗过敏：有过敏性休克迹象者，可用肾上腺素 1mg，皮下注射、肌内注射，也可稀释后缓慢静脉注射。伴有皮疹、瘙痒者，可加用 H_1受体阻断剂。

［预防措施］

由于过敏反应既可在首次用药时出现，也可以在以后的用药过程中出现，因此，用药前应详细询问患者的药物过敏史和过敏性疾病史，对过敏体质的患者慎用或禁用；而且在用药过程中要注意加强观察，防止随时可能出现的过敏反应。

【病案示例二】

患者，男，42 岁，因患上呼吸道感染，自服牛黄解毒片 4 片，约 20 分钟后出现气短、胸闷、呼吸困难、出大汗，症状逐渐加重，烦躁不安，口唇青紫，面色苍白，R36 次/分钟，RH140 次/分钟，继之出现呼吸停止，立即给予吸氧，肌内注射肾上腺素 1mg，静脉滴注地塞米松 10mg。经对症处理后 5 分钟呼吸恢复，约 10 分钟后意识恢复，约 1 小时后气短、呼吸困难完全缓解，2 天后症状完全消失。

［发病机理］

过敏反应是牛黄解毒片的主要不良反应之一，临床表现包括皮肤黏膜损害，支气管哮喘、过敏性休克等。牛黄解毒片的致敏作用可能与牛黄有关，牛黄主要含有胆汁酸、胆汁色素、胆红素以及金属元素、氨基酸等物质，有抗炎、解热、镇静、抗惊厥、抗感染等作用，毒性小，近年来不断有牛黄制剂不良反应的报道，如牛黄上清丸可引起过敏性休克，安宫牛黄丸、牛黄蛇胆川贝液可引起过敏性药疹，故推测牛黄解毒片不良反应的出现与其含有牛黄相关。

［治疗方法］

（1）停药：若疑为牛黄解毒片引起的过敏性哮喘，应立即停药。

（2）对症处理：吸氧，人工呼吸，注意及时清除痰液，以保持呼吸道通畅。

（3）平喘：静脉注射氨茶碱，或应用沙丁胺醇喷雾剂。若哮喘严重或出现哮喘持续状态应及时静脉注射糖皮质激素，如地塞米松、氢化可的松。

（4）抗过敏：伴有皮肤黏膜的过敏症状时，可选用 H_1 受体阻断剂，如异丙嗪、氯苯那敏、苯海拉明等口服。

［预防措施］

过敏体质的患者应用牛黄解毒片以及其他牛黄类制剂应该谨慎，尤其是对有牛黄类制剂过敏史的患者，更应该尽量避免使用。

（五）呼吸衰竭

药源性呼吸衰竭是指由于药物引起呼吸道病变、肺组织病变、呼吸肌及呼吸中枢病变，导致呼吸功能严重损害所出现的呼吸衰竭，多属于急性呼吸衰竭。药源性呼吸衰竭的临床表现以缺氧和二氧化碳潴留引起的中枢神经系统和心血管系统功能紊乱为主。中枢神经系统因大脑皮质突然发生严重缺氧，继而毛细血管通透性增加，引起不同程度的脑水肿，轻者兴奋不安、定向障碍，重者昏迷、抽搐。心血管系统因缺氧而表现为心率加快、血压轻度升高，若缺氧时间较长可心率减慢、心律不齐、血压下降。呼吸系统异常改变的表现不一，一般表现为呼吸频率明显加快；若因呼吸中枢抑制则呼吸浅慢或不规则；若因限制性通气不足则呼吸浅快；而张口抬肩、咧嘴缩口、抽泣样呼吸则说明呼吸困难、呼吸疲劳和病情严重。

【病案示例】

患者，男，出生 40 天。大便稀，每日泻下 5～6 次，于入院前 3h，服用罂粟蒴果煎剂 100mL（一个蒴果共煎成 400mL），服后患儿即入睡，约 1 小时后发现患儿哭不出声，口唇发绀、抖动，呼吸困难，即来院诊治。查体：T36.7℃，P180 次/分钟，R32 次/分钟，昏睡状，对外界刺激无反应，面部发绀，周身皮肤发花，有轻度黄染，脉搏摸不到，呼吸节律不整齐，呈双吸气样，双侧瞳孔缩小呈针尖样瞳孔，巩膜黄染，双肺呼吸音粗，无干湿性啰音，心音有力，节律齐，RH180 次/分钟，腹部膨隆，肝肋下 1.5cm，未闻及肠鸣音，腹壁反射及提睾反射未引出，双膝腱反射亢进。患儿入院后在吸氧输液过程中，呼吸频率减慢，继而停止，立即进行呼吸复苏抢救，气管插管，间歇正压呼吸（IPPB），频率 30 次/分钟。气管插管 10 分钟后心跳停止，急行心跳复苏，胸外按摩，心内注射三联针，但呼吸仍然用气囊维持。于插管 3h 后患儿开始有微弱的自主呼吸，但呼吸浅表，不规则，1～10 次/分钟，并于惊厥后自主呼吸消失。插管 5h 后，自主呼吸较平稳，以气囊同步维持继续观察 2h，无异常变化即拔管。在进行呼吸复苏抢救的同时，给予强心、利尿、纠正酸中毒、控制脑水肿、兴奋呼吸中枢等药物，并进行肛门排气、膀胱按摩等治疗。2h 共静脉输入 10% 葡萄糖注射液 350mL、5% 碳酸氢钠 40mL、氢化可的松 100mg、维生素 C600mg，心内注射心脏三联针 2 次，并应用毛花苷 C、654－2、东莨菪碱等药物。静脉注射 20% 甘露醇每 4h 一次，并给予能量合剂、保肝以及抗感染药物。患儿恢复自主呼吸后化验检查结果：CO_2 CP21.5mEq/L，血清钾 3.66mEq/L，血清钠 136mEq/L，氯 106 mEq/L，总钙量 6.7mg%。白细胞 7050～25600/mm^3，中性粒细胞 27%～80%，淋巴细胞 20%～73%；尿钙定性（－），尿粪常规均正常。肝功能正常，心电图正常。眼底检查：视神经乳头边界尚清，色泽大小正常，血管正常，视网膜无渗出、水肿、出血。经过上述治疗，患儿于入院后 21 小时神志清醒，尿潴留现象消失，24h 后瞳孔恢复正常，腹胀逐渐好转，3 天后双肺出现水泡音，经治疗 1 周痊愈，共住院 10 天。

［发病机理］

罂粟壳有镇痛、镇咳作用，还能提高胃肠道平滑肌和括约肌的张力，抑制胃腺、胰液、胆汁的分泌，因而又有止泻和引起便秘的作用。可用于治疗久咳、干咳无痰、久泻久痢等。内服入汤剂以 3 ~ 6g 为宜，若应用剂量过大（包括绝对和相对剂量过大），即会抑制延髓呼吸中枢，严重者甚至出现呼吸衰竭。罂粟壳中含有少量的吗啡类物质，吗啡类物质对中枢神经系统具有抑制作用，尤其对延髓呼吸中枢有选择性抑制作用，治疗量的吗啡就能抑制呼吸中枢，使呼吸频率减慢，每分钟呼吸量及潮气量减少，随着剂量的加大，其抑制作用也逐渐加强，呼吸中枢高度抑制、呼吸衰竭是吗啡中毒死亡的主要原因。成人以 3 ~ 6g 煎服，对呼吸中枢的抑制作用一般不明显，轻度的抑制也可以通过肺的代偿性呼吸而弥补，但小儿由于中枢神经系统的结构和功能发育尚不完全，因此应用罂粟壳不慎，就可能造成对呼吸中枢的抑制而产生严重的不良后果。

［治疗方法］

（1）吸氧、人工呼吸：一旦发现呼吸抑制，应立即抢救，抢救措施主要是人工呼吸，或用机械通气；吸氧，但一定要注意不可给纯氧，给纯氧可加速呼吸停止，这是因为在吗啡的作用下，由于呼吸抑制、缺氧导致颈动脉体化学感受器反应性提高，吗啡中毒时呼吸的维持有赖于缺氧对化学感受器的刺激，若吸入纯氧或高浓度的氧，可使自动呼吸立即停止，故至少应给予含 5% 二氧化碳的氧气，并同时进行人工呼吸。

（2）兴奋呼吸中枢：可使用呼吸中枢兴奋药尼可刹米对抗吗啡引起的呼吸中枢的抑制作用，或与其他呼吸中枢兴奋药（如山梗菜碱）交替使用。

（3）使用特异性解毒药：病情严重时可使用吗啡拮抗剂纳洛酮，以阻断阿片受体，迅速解除吗啡对呼吸中枢的抑制作用。

［预防措施］

成人应用罂粟壳必须严格限制剂量和疗程，儿童应用罂粟壳应该谨慎或禁用，婴幼儿和哺乳期妇女禁用，用药期间要密切观察，防止剂量过大抑制呼吸。

思考与练习

1. 呼吸系统不良反应有哪些常见症状？
2. 简述呼吸系统不良反应的病因与病理。
3. 案例解析题

仔细阅读以下不良反应案例。并仿照此案例格式对本章中不良反应案例格式进行整理。

喉症丸致呼吸困难 1 例

【案例信息】

（1）患者信息：男，21 岁，因感冒伴咽喉痛 2 天就诊。过敏史、家族史不详。

（2）药品及用药信息：喉症丸是由板蓝根、人工牛黄、冰片、猪胆汁、玄明粉、青黛、雄黄、硼砂、蟾酥（酒制）、百草霜制成的中成药。具有清热解毒，消肿止痛作用，用于咽炎、喉炎、扁桃腺炎及一般疮疖。成人每次5～10粒，1日2次。本案患者口服喉症丸每次12粒，每日3次。

（3）不良反应信息

①不良反应发生时间：首次服药后0.5小时。

②不良反应症状：患者感胸闷，呼吸道通气不畅而急入院。

③不良反应的治疗及预后：患者面部涨红、呼吸急促，但神志清醒，医护人员急让其躺下，取舒适位，给予高流量氧气吸入。患者由于整个鼻腔水肿，氧气无法吸入，随即改从口腔吸入，但效果仍不理想，呼吸困难仍未见明显改善，随即予地塞米松酸钠10mg，由静脉推入，2～3分钟后，患者呼吸逐渐平稳，鼻腔开始通气，胸闷症状缓解，面色恢复正常。

（4）依据在本节中学到的知识，并查阅相关文献，对题3中的案例进行分析，包括发生机理、治疗方法和预防措施。

第二节　消化系统不良反应

消化和吸收为人体生命活动提供必需的营养和能量，食物只有经过胃肠道的分解、消化等过程，其中有用的物质才能被吸收，再由门静脉进入肝脏，经过肝脏的处理、加工，最后才能成为机体必需的能量，提供给全身器官、组织利用，而经过消化后的食物残渣则排出体外。中药最常见、最主要的给药途径是口服，口服药物必须经过胃肠道的吸收（主要吸收部位在肠道），吸收后的药物由门静脉经过肝脏才能进入体循环，进而分布到机体的各个器官、组织，发挥治疗和预防作用。正是由于中药以消化道为主要给药途径这一特殊性，所以消化系统就不可避免地成为中药不良反应发生的主要部位。消化系统不良反应的常见症状包括恶心、呕吐、食欲减退，厌食、嗳气，反酸、烧心（胃灼热）、吞咽困难、便血、便秘、腹胀、腹泻和黄疸等。

中药引起消化系统不良反应的临床表现多样，如大戟、马鞭草、决明子、青木香、苦参等中药可引起恶心；半夏、天南星、鸦胆子、白矾等中药可引起呕吐；甘遂、芫花、牛蒡子、生地黄等中药可引起腹泻或排便次数增多；威灵仙、穿心莲等中药可引起腹痛；丹参、苦楝皮、番泻叶、板蓝根等中药可引起胃肠出血；轻粉、草乌、雷公藤等可引起流涎；使君子、藜芦等可引起呃逆；黄药子、苍耳子、红茴香、何首乌、牛黄解毒片，复方丹参注射液等可引起肝损害。

一、病因病理

中药导致的消化系统不良反应的临床表现多样，病因病理也十分复杂。就药物方面而言，既有药物对消化器官的直接损伤作用，也有通过影响机体神经内分泌而产生的间接损害作用或全身性不良反应表现于消化系统；就机体而言，既可能有原有疾病尤其是消化系统病变的基础，也可能是消化系统器官对药物所产生的适应性反应或功能的失调和组织的损害。其不良反应的发病机理主要有如下几方面。

1. 诱发或加重原有疾病 应用某些有毒性、烈性和副作用的药物时，在一般情况下，可能对消化系统产生轻微的刺激或毒性作用，出现恶心、厌食等不适反应，但一般危害不大，尚不致出现严重的不良反应。但当患者原有某些消化系统疾病，在药物的作用下，就可能使原有疾病重新发作、加重、甚至恶化，出现严重的不良反应。如原有消化性溃疡或食道、胃底静脉扩张的患者，应用对消化道黏膜刺激、腐蚀作用强的药物或促进胃肠蠕动及活血类药物（如芫花、巴豆、商陆、鸦胆子、青皮、川乌、草乌、雷公藤等）后，容易引起消化道大出血；如原有肝功能障碍的患者，对药物的代谢能力减弱，药物代谢的速度减慢，因而应用某些对肝脏有一定毒性作用的药物（如黄药子、川楝子）后，容易导致肝细胞损伤，加重肝功能障碍，甚至引起黄疸。因此，临床用药时，要注意询问患者原有消化系统疾病史，对这些患者应尽量避免使用或适当减轻用药剂量，以防诱发或加重原有疾病。

2. 刺激、损伤消化道黏膜 药物直接作用于食道、胃、十二指肠、小肠等消化道黏膜，可引起黏膜充血、水肿等炎症病变，如药源性食道炎、药源性胃炎、药源性十二指肠炎、药源性肠炎等。药物对消化道黏膜的刺激作用还能反射性地促进平滑肌蠕动增强，使平滑肌张力增高。因而其临床表现就是非局部性的，而是整个消化道的反应，出现烧心、恶心、呕吐、腹痛、腹泻等症状。具有消化道刺激作用的药物非常多，中药所引起的不良反应中以消化道刺激症状最为常见，用药后恶心、呕吐、腹痛、腹泻是很多药物最常见的不良反应，不仅作用峻猛、有一定毒性作用的药物如附子、乌头、曼陀罗、吴茱萸、昆明山海棠、雪上一枝蒿、半夏、天南星、白附子、藜芦、甘遂、大戟、芫花、商陆、千金子、巴豆、牵牛子、泽漆、全蝎、蜈蚣、川楝子、白果、瓜蒂、毛茛、鸦胆子、常山、夹竹桃、雷公藤、雄黄、砒霜、狼毒、白矾等可产生消化道刺激症状；而且作用平和、无毒的药物如肉桂、桔梗、泽泻、茵陈、丹参、灵芝、甘草、红花、苏木、熟地、延胡索、青蒿等药物也可产生胃肠道刺激症状。此外，某些中成药对胃肠也有刺激作用，如金匮肾气丸、小活络丹、止痛丹、红花油等也对胃肠道具有刺激作用。虽然胃肠道刺激症状主要由口服中药所引起，但其他给药途径同样也可以出现胃肠道刺激症状，如有报道使用双黄连粉针剂静脉注射给药后，患者出现恶心、呕吐、腹痛、腹泻。

3. 影响胃肠蠕动 药物对胃肠蠕动的影响主要有两个方面，一是使胃肠蠕动加快，使胃肠道平滑肌张力增高，促进胃肠蠕动。由于胃肠蠕动亢进，胃肠内容物通过变快，没有经过充分的消化吸收，故出现腹胀、腹痛、肠鸣、腹泻甚或排出流体样大便，如大黄、番泻叶、槟榔、甘遂、大戟、芫花、商陆、牵牛等药物就能使胃肠蠕动增强，而引起腹痛腹泻或排出水样大便；二是使胃肠蠕动减弱，胃肠平滑肌松弛，胃肠内容物通过变慢，粪团中的水分被过度吸收，因而出现粪便干结，排便困难，腹部胀满，食欲减退，如黄连、黄芩、苦参、罂粟壳、钩吻等即能抑制胃肠蠕动，长期用药后可能出现大便秘结干燥、排便困难、腹胀、食欲不振等。

4. 损害肝细胞 中药对肝脏的损害可发生在以往没有肝病的患者身上，但更容易发生于那些本身就患有不同程度的肝脏疾病的患者身上。在使用某种中药后，由于药物自身的作用或药物代谢产物的作用，可以引起不同程度、不同形式的肝脏损害，产生肝脏疾病，或使原有肝病加重，临床可表现出多种肝脏疾病，其中以急性肝细胞坏死、急性肝炎最为常见。

中药对于肝脏的毒性作用，主要是损害肝细胞，多由药物的毒性成分或某些有毒性作用的中间代谢产物引起，通过多种不同的途径，最终导致肝细胞 Ca^{2+} 自稳机制障碍，膜泵功能衰竭，细胞膜对 Ca^{2+} 的通透性增加，大量的 Ca^{2+} 内流进入细胞内，细胞内 Ca^{2+} 的浓度增加，线粒体 Ca^{2+} 含量增加，因而破坏了线粒体的结构和功能，ATP 合成减少，能量代谢障碍，最终引起细胞死亡。

具有肝脏毒性作用的中药很多，既有有毒药物或作用峻猛的药物，如黄药子、雄黄、砒霜、斑蝥、鱼胆、半夏、大黄、番泻叶、苍耳子、细辛、丁香、黑锡丹等，也有作用平和的药物，如麻黄、柴胡、苍术、艾叶、金不换等，应用不当都可能产生不同程度的肝脏毒性，引起肝细胞肿胀、变性、坏死，导致急性肝损害。

二、常见不良反应类型与病案示例

（一）消化道刺激症状

一方面，由于中药主要采用口服给药，药物直接作用于胃肠道，容易对胃肠道黏膜产生刺激作用；另一方面，由于中药剂型主要为汤剂，汤剂容积大，成分复杂，理化性质不够稳定，一些具有刺激性的药物或成分没有经过特殊的处理，就直接存在于药物中。药物对于消化道的刺激既有物理刺激，也有化学刺激，如旋覆花绒毛对口腔、咽部的刺激所引起的咽痛、恶心、呕吐等；如雄黄、硫黄对消化道黏膜的刺激引起的口腔黏膜红肿、恶心、呕吐等；如半夏、天南星对胃肠道黏膜的刺激所引起的恶心、呕吐、腹痛、腹泻等。据报道，可引起消化道刺激症状的中药有白头翁、山豆根、大黄、商陆、常山、瓜蒂、鹅不食草、臭梧桐、雪上一枝蒿、牛黄解毒片、苦参、肉桂、艾叶、藜芦、桔梗、马兜铃、蟾酥、千金子、穿琥宁注射液、黄连、小活络丹、雷公藤、巴豆、山慈姑、半夏、曼陀罗、鸦胆子、延胡索、使君子、槟榔、黄药子、七叶一枝花、狼毒、麻黄、细辛、防风、薄荷、菊花、鱼胆、白头翁、土茯苓、贯众、威灵仙、苍耳子、防已、闹羊花、磁朱丸、复方丹参注射液等。

【病案示例】

患者，男，57 岁，便秘 5 年余。因大便连续 3 天未通，以生大黄 10g 左右开水泡服。服后约 1 小时觉恶心、腹痛，随后连续泻下稀便 3～4 次，后腹痛逐渐减轻。其后大便又不通，腹中胀满，下腹坠胀。后又以大黄 10g 左右泡水内服，服后即觉恶心，腹中绞痛难忍，连续泻下 5 次，初为稀便，后泻下物为稀水，于是来医院就诊。急性病容，呼吸频率、心律、心率、脉搏频率均正常，轻度脱水，粪便常规检查：稀汁样便，肉眼可见少量黏液，白细胞（++），上皮细胞（+），诊断为大黄所致急性肠炎，阿托品 0.5mg 肌内注射，10% 葡萄糖盐水 1000mL、维生素 C250mg、维生素 $B_6$100mg 静脉注射，治疗 2 天后，病情痊愈出院。

[发病机理]

大黄中所含的蒽醌苷类成分在体内水解成大黄素，大黄素既减少大肠的分节运动，又能增加周期性蠕动，加速肠内容物的运行，并能抑制肠黏膜对水分和电解质的吸收，产生温和的泻下通便作用，当大黄不作为泻下药使用时，其泻下作用就成为其副作用。生大黄、特别是鲜大黄应用过量，首先表现为胃肠道刺激症状。

［治疗方法］

（1）减量或停药：对胃肠道的刺激作用是大黄的固有作用，随用药目的的不同可转化为副作用。当应用剂量过大或大剂量误服则胃肠道的刺激反应尤为严重。用药后发生轻微的恶心、腹痛、腹泻，可不减量，但当出现严重的恶心、呕吐、腹痛、腹泻症状时应该及时减轻用药剂量或停药。

（2）对症治疗：腹泻频繁严重，恐导致脱水和水电解质平衡失调者，可应用止泻药物，如鞣酸蛋白、药用炭等；腹痛严重者，可选用 M 受体阻断剂，如山莨菪碱、阿托品、东莨菪碱等，若腹痛伴有呕吐时以选用东莨菪碱为宜。腹泻、呕吐严重者，水电解质大量丢失，应及时补充液体，静脉注射生理盐水或5% ~10% 葡萄糖，并补充电解质、维生素 C 等。

（3）中药治疗：以生姜、绿豆、生甘草。煎汤内服，或按补益脾胃立法，选用参苓白术散加减化裁。

［预防措施］

（1）注意禁忌证：年老、体弱、脾胃虚寒、腹泻便溏及妇女经期、妊娠期、新产后等均应慎用或禁用大黄。

（2）合理选用不同炮制品：大黄因炮制不同有生大黄、酒大黄、大黄炭之分，其作用同中有异、各有特点。生大黄泻下作用强，因此若用药目的是泻下通便，宜用生大黄；酒大黄活血化瘀作用好，而泻下作用弱于生大黄，因此若用药目的是活血化瘀，宜用酒大黄；大黄炭止血作用优，而其他作用弱，因此若用药目的是止血，宜用大黄炭。值得注意的是，一般不宜使用鲜大黄。

（3）注意煎服方法：生大黄入汤剂后下或以开水泡服泻下作用较强，久煎则泻下作用减弱。因此，还可根据用药目的的不同选择正确的煎服法，以减轻大黄对胃肠道的刺激。

（二）急性胃肠炎

药源性急性胃炎是指由于应用药物所引起的胃黏膜的急性炎症，根据其临床表现可分为急性单纯性胃炎、急性糜烂性胃炎和急性腐蚀性胃炎，其中以急性单纯性胃炎较为常见。由于药物对胃黏膜产生的物理性、化学性刺激，破坏了胃黏膜的屏障作用，引起胃黏膜的急性炎症，属于药物的直接作用；药物也可以通过其他途径，如促进胃酸的分泌、抑制胃黏液的分泌以及促进组胺释放等，而引起胃黏膜的急性炎症，属于药物的间接作用。其结果均可导致胃黏膜屏障破坏、胃黏液分泌减少、胃黏膜通透性增加、胃黏膜修复变慢，因而发生急性胃黏膜炎症病变。药源性急性肠炎为药物引起的肠黏膜的弥漫性急性炎症，多与胃黏膜的急性炎症同时或短期内先后出现，临床表现为腹部疼痛，甚或痉挛性疼痛，腹泻，严重者腹泻频繁，大便呈水样，多伴有恶心、呕吐。

据报道，可引起急性胃肠炎的中药有：雷公藤、鸦胆子、六神丸、甘遂、巴豆、山慈姑、土贝母、芦荟、蓖麻子、朱砂、斑蝥等。

【病案示例一】

有报道总结分析了 34 例雷公藤治疗肾脏疾病出现毒副作用的病例，其中胃肠道反应表现为食欲减退、恶心、呕吐、厌油、腹痛、腹胀、腹泻者21例，其中食欲不振11例，恶心7例，厌油呕吐1例，腹胀、腹痛、腹泻2例。2例腹泻者呈黄绿色稀便，4～6次/日，大便镜检、大便培养均为阴性，对症治疗无效，停药3～5日恢复。

［发病机理］

雷公藤有祛风除湿、活血止痛、消肿解毒等作用，药理学实验证明雷公藤有类固醇样作用，治疗风湿性、类风湿性关节炎、肾病综合征、系统性红斑狼疮、银屑病等自身免疫性疾病有一定疗效。但雷公藤有大毒，安全范围窄。雷公藤对不同种属的动物毒性作用不同，对人、狗、猪、昆虫的毒性较大，而对家兔、猫、小鼠的毒性较小。雷公藤对人体各部位的毒性作用又有轻重之别，胃肠道对雷公藤敏感，大多数患者于服药0.5～1h后即发生胃肠道刺激症状，雷公藤的不良反应也以胃肠道反应最为多见。雷公藤的毒性与其所含的生物碱及具有细胞毒性的二萜环氧化合物有关。消化道急性炎症病变的原因主要与雷公藤对消化道黏膜的刺激作用和类固醇样作用有关。

［治疗方法］

（1）减量或停药：发现雷公藤引起胃肠道刺激症状，可先减轻剂量，并改变给药时间，注意观察症状有无缓解，若没有减轻迹象，应停药或改用其他药物；另一方面，如果是由于剂量过大，引起的毒性反应，一旦发现，必须立即停药。

（2）清除体内毒物：若属急性毒性反应，还要根据不同情况采取催吐、洗胃、导泻、利尿等方法清除毒物，防止继续中毒。如在服药后2～4h之内者，可催吐，并用生理盐水或清水洗胃；如毒物已吸收但尚未出现临床症状时可使用利尿药，以20%甘露醇250～500mL快速静脉滴注，或再以呋塞米40mg肌内注射，以促进毒物经肾脏排出，但要注意水电解质平衡。

（3）对症治疗：恶心呕吐严重者可应用东莨菪碱口服；或盐酸苯海拉明口服；或选用氯丙嗪肌内注射。腹泻严重者可以药用碳或碱式碳酸铋口服。

（4）支持疗法：补充液体、能量，注意纠正酸碱平衡紊乱和水电解质平衡失调。应用抗生素防止并发感染。

［预防措施］

（1）严格加工炮制：雷公藤的树皮毒性极大，使用时必须严格剥净树皮，而且新鲜雷公藤的毒性较陈旧的毒性大，所以临床应用要尽可能使用陈年药品，去净树皮。

（2）严格限制剂量：雷公藤的安全范围窄，个体差异大，不良反应多，必须从小剂量开始应用，逐渐增加剂量，并注意观察，发现问题及时停药。

【病案示例二】

有报道对14例应用六神丸中毒的病例进行了总结分析，14例病例中新生儿8例，婴幼儿4例，成人2例，其中13例为用药剂量过大所引起，9例为过量用药1次后发病，4例为多次用药后发病，发病时间最短者为用药后20分钟，最长者为半天以上，一般为30min～2h。14例患者中治愈8例，死亡5例（1例未报告转归）。14例患者中以消化道刺激症状出现较早，表现为恶心、呕吐、腹泻、新生儿吐奶，其中1例呕吐物中夹有血液，部分患者伴有腹痛。

［发病机理］

六神丸有清热解毒、消肿止痛之功，治疗上呼吸道感染引起的咽喉红肿疼痛、吞咽困难，扁桃腺炎，以及肺胃热盛引起的咽喉肿痛、溃破糜乱、声音嘶哑等有较好疗效，六神丸中蟾酥、雄黄均为有毒药物，蟾酥为蟾蜍科动物中华大蟾蜍、黑眶蟾蜍的耳后腺及皮肤腺分泌的白色浆液的加工品。其所含的蟾蜍毒素对胃肠道有直接刺激作用，并能兴奋肠道平滑肌，引起恶心、呕吐、腹泻、腹痛等胃肠道反应；雄黄为硫化物类矿物雄黄的矿石，所含的主要化学成分有硫化砷和其他重金属盐类化合物，砷可抑制体内含有巯基的酶，雄黄对消化道有刺激作用，尤其当同食物加热内服后，对消化道黏膜有较强的腐蚀作用，甚至可引起黏膜充血、水肿、糜乱。

［治疗方法］

（1）对症处理：对一般不甚严重的胃肠道反应，减少用药剂量或停用六神丸即可。若停药后症状未能缓解，可肌内注射氯丙嗪或甲氧氯普胺，腹泻严重者，可内服药用炭、鞣酸蛋白等；腹痛严重者，可肌内注射阿托品或654－2。

（2）支持疗法：呕吐、腹泻较为严重的病例，应该注意补充液体、能量，纠正水电解质平衡失调。静脉滴注5%葡萄糖盐水，并可视情况加入钾盐、维生素C、维生素B_6、能量合剂等。

［预防措施］

（1）加强宣传教育：六神丸为传统的中成药，临床应用较为广泛，但对其毒副作用、不良反应认识不足。有些地区有给新生儿灌服六神丸以清热解毒的习惯，六神丸中毒的病例中有相当一部分是新生儿滥用中毒。因此，必须进行必要的宣传教育工作，使人们充分认识到六神丸对机体的不利影响，杜绝滥用。

（2）注意用药剂量和用药时间：由于六神丸含有一些有一定毒性和刺激性的药物，临床必须注意把握好用药剂量和用药时间，成人内服10粒/次，2次/日，口中含服或温水送服，小儿必须减量，剂量按年龄或体重折算，且不宜久服，用药时间不宜超过1周。

（三）消化道出血

药源性消化道出血的临床表现因出血的部位、出血量的不同而有较大差异，上消化道出血主要表现为呕血，一般呕吐鲜红样血液（但若出血后血液在胃中停留时间较长血色可能为咖啡色），多伴有恶心、上腹部不适或疼痛，呕血中夹杂有食物残渣。上消化道出血临床也可表现为便血，当出血量大，血液进入肠道，随大便排出体外，则多为黑便或呈柏油样大便；下消化道出血主要表现为便血，多为红色血便，结肠出血呈暗红色，直肠出血大便呈鲜红色。若出血量少则表现为粪中带血，出血量极少时则仅表现为大便潜血实验阳性。消化道如果出血量过多，抢救不及时，可引起有效循环血量减少、组织细胞缺氧、代谢性酸中毒，多伴有周围循环衰竭的症状，如心悸、头晕、眼花、精神不振、烦躁不安、意识模糊、口渴、面色苍白、皮肤湿冷、脉搏微细、血压下降，甚至出现失血性休克。

据报道，可引起消化道出血的中药有番泻叶、鹿茸、斑蝥、红花、瓜蒂、莽草、莽草子、牛黄解毒片等。

【病案示例】

患者，女，1岁半，口服牛黄解毒丸1丸1小时后发病，烦躁不安，恶心，呕吐2次，呕吐物呈咖啡色，每次约100mL，随后便血5次，大便呈柏油样，每次约150～200mL。患儿既往身体健康，无出血病史及其他病史，发病前未进食过特殊饮食及其他药物。体格检查：T37.2℃，R44次/分钟，P140次/分钟，BP8.0/5.3kPa，神志清楚，皮肤黏膜明显苍白，无出血点及紫癜，心肺无异常，腹软，肝剑下3cm，质软无压痛，脾未触及。实验室检查：Hb2.5g，RBC80万/mm^3，WBC2.1×10^9/mm^3，中性粒细胞55%，淋巴细胞43%，单核细胞2%，血小板146000，出凝血时间正常。尿检查无异常。肝功能检查：谷丙转氨酶50u，麝香草酚浊度5u，麝香草酚絮状试验阳性，黄疸指数6u。大便镜检无红、白细胞，隐血试验强阳性。胸腹X线透视心肺未见异常，腹部无游离气体、肠胀气及包块。2周后胃肠道钡餐透视亦未见异常。给予止血、抗感染、补充血容量及液体治愈后出院，随访3年无异常。

［发病机理］

牛黄解毒片引起上消化道出血的原因包括三个方面：一是毒性作用，牛黄解毒片中的雄黄为有毒药物，雄黄的主要化学成分为硫化砷，砷对人体的毒性是多方面的，除抑制体内含巯基的酶之外，对毛细血管有损害作用，能扩张毛细血管，增加毛细血管壁的通透性，口服可引起口腔、胃肠道毛细血管扩张、毛细血管壁的通透性升高，导致黏膜水肿、出血、坏死；二是牛黄解毒片能减少血小板数量，抑制血小板聚集，从而影响了机体的凝血功能；三是牛黄解毒片中含有多种对胃肠道黏膜有刺激作用的药物，如黄连、大黄、黄芩、桔梗等，这些药物联合应用后对消化道黏膜的刺激作用增强。以上三个因素的综合作用，就大大增加了牛黄解毒片对胃肠道黏膜的刺激作用和引起消化道出血的危险性。

［治疗方法］

（1）一般处理：卧床休息，保持安静，避免刺激。出血严重者禁食禁水，出血控制后以及出血量少者，可进流质食物，不禁水。加强观察，注意记录出血量、呕吐物量、大小便量以及心率、血压、呼吸频率等生命指标。

（2）对症治疗：消化道出血的对症治疗主要有三个方面。第一是立即止血。根据出血部位的不同、出血量的多少选择恰当的止血方法和药物，若呕血严重、频繁，一般应采用静脉注射给药，如垂体后叶素、酚磺乙胺等；如出血部位在胃、食道也可采用去甲肾上腺素3～5mg，适当稀释后口服；若药物治疗无效，或病情十分危急，不立即止血即可能危及生命时，应采用外科手术治疗止血。第二是及时补充血容量，根据病情的需要和客观条件决定，或输入全血，或血浆，或输入扩充血容量的药物，如右旋糖酐、羧甲淀粉706等；如果呕吐、泻下频繁严重，应及时补充液体，防止脱水，并注意纠正水电解质平衡紊乱，选用5%～10%葡萄糖注射液、生理盐水、10%葡萄糖盐水、氯化钾、碳酸氢钠等药物。第三是治疗腹痛、呕吐、泻下等消化道刺激症状，若呕吐严重者，可选用止吐药，如东莨菪碱、异丙嗪、苯海拉明、氯丙嗪、甲氧氯普胺等；若腹泻严重者，可选用止泻药，如活性炭、鞣酸蛋白等；若腹痛严重者，可选用解痉药，如阿托品、山莨菪碱、普鲁苯辛等。第四是支持疗法，禁食期间应注意补充能量，可于输入液体中加能量合剂。

（3）中药疗法：中药治疗牛黄解毒片引起的消化道出血可从二方面着手，一是辨证施治，按气虚失血进行治疗，益气摄血，选用独参汤、归脾汤。二是应用单方验方进行治疗，如独圣散（白及研末，糯米汤调服）、三七（研末冲服）、云南白药等。

［预防措施］

（1）注意疗程：牛黄解毒片临床多用来治疗感染性疾病，如皮肤黏膜感染、上呼吸道感染以及多种炎症，一般病程较长。因此就要注意用药时间的问题，疗程一般不宜超过1周。因为长期用药可引起药物在体内蓄积，加重对消化道黏膜的刺激作用，从而增加了引起消化道出血的危险性。

（2）注意用药剂量：应用时要根据说明书或遵照医嘱服用，不可随意加大用药剂量。药物的疗效并非完全随用药剂量的增加而增强，而随着剂量的加大，对消化道黏膜的刺激作用会随之增强。希望通过加大用药剂量而提高疗效的做法是无益的有时甚至是危险的。

（四）肝损害

药物引起的肝脏损害是指在应用中药治疗疾病的过程中，所导致的各种肝脏功能或（和）实质的损害。其既可以发生于既往有肝病病史者，也可以发生于既往无肝病病史者。有学者报道了116例药源性肝损害资料，分析结果显示中成药引起的肝损害占有相当大的比例，共23种86例，占74.14%，其中仅治疗风湿性关节炎、类风湿性关节炎的中成药壮骨关节丸引起42例肝损害，约占中药总例数的50%，其次是治疗皮肤病（如银屑病、白癜风、硬皮病、慢性湿疹等）的各种中成药共8种引起的肝损害14例，其中死亡1例。中药可导致肝实质的急性炎症反应、肝细胞损害、肝细胞变性，肝细胞呈点状及局部或片状坏死，主要由药物的毒性成分及其有毒性的中间代谢产物所引起；药物也可导致胆汁瘀积，药物损害引起肝细胞内ATP合成减少，胆管阻塞使毛细胆管通透性增加，致使胆汁中水分渗出，胆汁变得更加黏稠，胆汁排泄缓慢，加上毛细胆管内膜受损，因而易于发生淤积。

据报道，可引起肝损害的中药有雷公藤、黄药子、川楝子、苍耳子、何首乌、小柴胡汤、壮骨关节丸、昆明山海棠片、复方青黛丸、克银丸、雷公藤总苷片、雷公藤片等。

【病案示例一】

34例肾病（原发性肾病综合征、狼疮性肾炎、紫癜性肾炎、慢性肾炎）患者内服雷公藤制剂治疗。其中14例内服雷公藤总苷片剂量为每天60mg；11例内服雷公藤总苷片每天30mg（1周后加至每天60mg）；7例内服雷公藤总苷片每天30mg（分3次服）；2例内服雷公藤片，9片/天（分3次服）。用药2周后检查肝功能，其中13例患者单项SGPT升高，13例中用药剂量每天60mg者7例，每天30mg（1周后加至每天60mg）者4例，每天30mg者2例。13例中SGPT40～79U者3例，80～119U者7例，>120U者3例。13例患者中黄疸指数以及胆红素定量检查均正常，甲乙丙肝血清学检查均为阴性，经停药、保肝、降酶治疗1～3周后均恢复正常。

［发病机理］

雷公藤有祛风除湿、活血通络、消肿止痛等作用。近年来，研究发现雷公藤有类固醇样作用，具有抗免疫作用，对一些自身免疫性疾病如风湿性类风湿性关节炎、肾病综合征、银屑病等有一定疗效。随着雷公藤应用的增多，有关其不良反应的报道也逐渐增加，特别是雷公藤的毒性反应。雷公藤毒性较大，安全范围窄，加之个体差异大，因此稍有不慎即会引起严重的不良反应。雷公藤中毒的机理目前还不十分清楚，可能是雷公藤中含有某种毒性成分相关，也与患者自行用药，用药量较大或疗程较长有关。雷公藤毒性作用涉及全身多个系统，如神经系统、心血管系统、消化系统、泌尿系统、呼吸系统、生殖系统、皮肤等。其中有相当一部分患者用药后出现肝损害，如有人观察分析了 34 例应用雷公藤治疗肾病的病例，结果用药 2 周后即有 13 例 GPT 升高。

［治疗方法］

（1）及时停药：雷公藤及其制剂用来治疗自身免疫性疾病，用药时间一般较长，所以用药期间应密切观察并定期检查肝功能，发现 SGPT 升高及时停药，以免引起严重肝损害。

（2）一般处理：适当休息，避免疲劳，加强营养，进低脂、高糖、高蛋白饮食。

（3）对症治疗：补充能量，静脉滴注葡萄糖、ATP 酶、乙酰辅酶 A、肌苷等；保肝降酶，应用肝太乐、联苯双酯、糖皮质激素等。

（4）中药治疗：绿豆、生甘草。煎汤内服。若出现消化系统症状以及黄疸、肝区疼痛等，按肝气郁结、肝胆湿热、瘀阻肝络等辨证用药，选用柴胡疏肝散、茵陈蒿汤、失笑散等加减治疗。

［预防措施］

（1）严格控制用药剂量：雷公藤的毒性反应个体差异较大，有煎服雷公藤根 15g 即中毒者，有每天煎服 30g 连续用药 1 月以上而未出现不良反应者。而且从雷公藤不良反应的报告来看，无论是应用雷公藤饮片，还是应用雷公藤制剂，剂量越大则对肝脏的损害越严重。因此应用雷公藤应严格控制用药剂量，从小剂量开始，入煎剂开始剂量不宜大于每日 6g，确认无明显毒性反应后再逐渐增加剂量，以发现患者可以耐受而又有明显疗效的最佳剂量。

（2）避免使用鲜品，防止误服中毒：从 400 多例雷公藤中毒的毒性反应来看，陈旧的雷公藤毒性较低，新鲜的雷公藤毒性较大，尤其新鲜嫩叶的毒性最大。一般而言，干陈根皮 30～60g 引起严重中毒，而新鲜嫩叶 12g 即可致死，因此应用雷公藤应避免使用鲜品，尽量使用陈年干品。

【病案示例二】

患者，女，35 岁，因银屑病口服复方青黛丸，每次 6g，3 次/日，用药 23 天后，患者出现乏力、恶心、腹胀、纳差，小便色黄如浓茶，立即停药并入院就诊。患者于两年前服用该药 20 天后亦出现上述类似症状，住院 29 天痊愈出院。本次入院体检：体温 37℃，巩膜、皮肤中度黄染，无肝掌及蜘蛛痣，心肺听诊未闻及异常，腹软，肝上界在右第 6 前肋间，肋缘下触及 1.0cm，质软，无触痛，无腹水征。实验室检查：血清谷丙转氨酶 666.4U/L、谷草转氨酶 633.5U/L、谷氨酰转肽酶 942U/L、血清碱性磷酸酶 208.8U/L，凝血酶原时间 14s，总胆红素 98.21μmol/L，甲、乙、丙、丁、戊型肝炎病毒学标志均呈阴性；尿常规：尿胆原（+）、胆红素（++）。诊断为药物性肝炎。入院后给予保肝、解毒及降酶药物治疗 45 天后，痊愈出院。

［发病机理］

复方青黛丸（胶丸、胶囊、片）具有清热解毒，消斑化瘀，祛风止痒的作用，用于进行期银屑病，玫瑰糠疹、药疹等。不良反应/事件主要累及消化系统、皮肤及其附件、精神系统等，临床主要表现如腹泻、腹痛、肝炎、肝功能异常、头晕等；严重病例报告 23 例，临床主要表现为药物性肝损害和胃肠出血。由于复方青黛丸（胶丸、胶囊、片）为复方制剂，成分复杂，所以其引起肝损害的机理至今尚不十分清楚，从其所致肝病的特点来看，属于中毒性肝炎，可能与药物中青黛、贯众等成分有关。其中青黛有一定的肝毒性，治疗皮肤病时常需要连续长期用药。用药时间过长或部分患者代谢排泄减慢，即有可能导致药物在体内蓄积，加重对肝脏的损害，而引起中毒性肝炎。

［治疗方法］

（1）及时停药：复方青黛丸（胶丸、胶囊、片）引起肝损害，其发病过程呈渐进性，初期可能没有典型的症状体征。因此要注意密切观察，长期用药者应定期检查肝功能，发现肝损害迹象及时停药。

（2）对症治疗：加强营养，补充能量，静脉滴注葡萄糖、维生素、保肝、利胆、降酶等药物。

（3）中药治疗：肝胆湿热者治以清热利湿退黄，予茵陈蒿汤；胆道阻滞者治以疏肝利胆导滞，予大柴胡汤；寒湿内阻者治以温中健脾化湿，予茵陈术附汤。

［预防措施］

（1）减轻用药剂量：既往文献资料表明，应用复方青黛丸（胶丸、胶囊、片）出现肝损害的用药剂量偏大，应用复方青黛丸（胶丸、胶囊、片）时应参考说明书剂量。

（2）缩短用药时间：应用复方青黛丸（胶丸、胶囊、片）引起肝损害用药时间多在 1 月以上，用药时间延长，使药物蓄积中毒的危险性加大。因此可考虑适当缩短用药时间，或与其他药物交替使用，一般疗程以 1 月之内为宜。

（3）注意禁忌证：原有肝脏疾病的患者禁用复方青黛丸（胶丸、胶囊、片），以免诱发或加重原有肝脏疾病；年老体弱患者慎用。

【病案示例三】

患者，女，60 岁。因“骨盆骨折”服用“仙灵骨葆胶囊”30 天，出现乏力，食纳差，进食量减少至正常时的 1/3，厌油腻食物，恶心、呕吐 4 次胃内容物；尿黄，渐加深如浓茶水样。查肝生化指标：谷丙转氨酶：753. 8U/L、谷草转氨酶：1001. 8U/L、碱性磷酸酶：267. 6U/L、γ－谷氨酰转移酶：105. 7U/L；血白蛋白：37. 3g/L、总胆红素：116. 1μmol/L。以“肝功能异常”收入院。入院后嘱休息，停服仙灵骨葆胶囊，给予保肝对症治疗。15 日后复查肝生化指标：谷丙转氨酶：44U/L、谷草转氨酶：36U/L、碱性磷酸酶：131U/L、γ－谷氨酰基转移酶：66U/L、总胆红素：36. 3μmol/L，好转出院。

［发病机理］

仙灵骨葆口服制剂成分包括淫羊藿、续断、丹参、知母、补骨脂、地黄，是一类补肾壮骨药。具有滋补肝肾、接骨续筋、强身健骨的功效，临床上用于骨质疏松和骨质疏松症、骨折、骨关节炎、骨无菌性坏死等。国家药品不良反应监测数据分析结果显示，仙灵骨葆口服制剂可能导致肝损伤风险，临床表现包括乏力、食欲不振、厌油、恶心、上腹胀痛、尿黄、目黄、皮肤黄染等，并伴有谷丙转氨酶、谷草转氨酶、胆红素等升高，严重者可出现肝衰竭，长期连续用药、老年患者用药等可能会增加这种风险。其中严重不良反应占3.1%，胃肠系统损害占55.6%，皮肤及其附件损害占23.2%，中枢及外周神经系统损害占5.5%。由于仙灵骨葆口服制剂为复方制剂，引起肝损害可能与所含的补骨脂、淫羊藿等药材有关。

［治疗方法］

（1）及时停药：仙灵骨葆口服制剂不良反应监测数据显示长期连续用药或老年患者出现肝损伤的风险有所升高。

（2）对症治疗：对症保肝、利胆、降酶，静脉滴注葡萄糖、维生素C等药物。

［预防措施］

（1）医务人员在使用仙灵骨葆口服制剂前应详细了解患者疾病史及用药史，避免同时使用其他可导致肝损伤的药品，对有肝病史或肝生化指标异常的患者，应避免使用仙灵骨葆口服制剂。

（2）患者用药期间应定期监测肝生化指标；若出现肝生化指标异常或全身乏力、食欲不振、厌油、恶心、上腹胀痛、尿黄、目黄、皮肤黄染等可能与肝损伤有关的临床表现时，应立即停药并到医院就诊。

（3）药品生产企业应当加强药品不良反应监测，及时修订仙灵骨葆口服制剂的药品说明书，更新相关的用药风险信息如不良反应、禁忌、注意事项等，以有效的方式将仙灵骨葆口服制剂的用药风险告知医务人员和患者，加大合理用药宣传，最大程度保障患者的用药安全。

（五）便秘

在粪便的形成与排除过程中必须具备以下几方面的条件，一是有足够能产生正常肠蠕动的肠内容物；二是正常的传导神经反射；三是正常的肠蠕动；四是提高腹内压的肌肉功能正常，当药物直接或间接地影响或改变了这四个条件时，都有可能导致药源性便秘。药源性便秘预后良好，特别是急性便秘经过及时的治疗恢复很快。对于一些慢性药源性便秘，除药物治疗之外，主要要注意饮食习惯，多进食易于消化、纤维丰富的食物，少食辛辣油腻食物，并要按时排便，养成良好的饮食习惯和排便习惯。据报道，可引起便秘的中药有罂粟壳、钟乳石等。

【病案示例】

患者，男，69岁，患慢性支气管炎多年，每年秋冬季节发作，咳嗽时轻时重，经抗感染、镇咳祛痰西药治疗后病情缓解，但未能得到完全控制。采用中药进行治疗，以敛肺止咳、补益脾肺立法，以参苓白术散加罂粟壳12g治疗，用药2周后患者排便次数减少，每2～3天1次，大便量少，大便干结成球，腹胀，排便时下腹部疼痛，不思饮食，且有愈来愈重之势。患者无便秘病史以及其他胃肠疾病史。停用罂粟壳，并于方中加入桃仁10g、火麻仁10g，服药1周后患者大便通畅如常。

［发病机理］

罂粟壳酸涩收敛，有涩肠止泻、敛肺止咳、镇静止痛功效，药理实验证明罂粟壳有镇痛、镇静、提高胃肠道平滑肌和括约肌的张力、抑制消化液分泌等药理作用，临床治疗久泻久痢、肺虚久咳以及胃痛、腹痛、肢体关节疼痛等有较好疗效。但罂粟壳久用不仅可以成瘾，还可引起顽固性便秘，导致便秘的原因主要与罂粟壳中所含的阿片类物质有关，其通过以下四方面的作用而引起便秘，一是通过提高胃窦部和十二指肠起始部平滑肌的张力并抑制其蠕动，使胃的排空时间延长；二是通过提高回盲瓣和肛门括约肌的张力，抑制结肠推进性蠕动；三是通过抑制胃液、胰液、胆汁的分泌；四是抑制中枢神经系统。结果使胃肠内容物通过变慢，食糜中的水分被大量吸收，粪便变干。加上中枢神经系统的抑制作用，患者对正常的排便反射不敏感，因而引起便秘。

[治疗方法]

（1）减量或停药：止泻是罂粟壳的固有作用，而便秘是药物的常见副作用之一。且不同个体对药物的敏感性有较大差别，因此要注意观察和询问患者用药后大便的变化，如发现便秘则应减轻用药剂量，或改用其他药物。

（2）合理应用通便导泻药物：除非严重的急性便秘，一般不宜使用泻下作用强烈的中药或西药，因作用较强的泻下药物虽然可以起到快速通便泻下作用，但停药后又容易再次引起便秘。一般可考虑应用润肠通便药，如含有丰富的油脂、有润滑肠壁、软化大便、促进肠蠕动作用的植物的种子或种仁，如火麻仁、柏子仁、桃仁、杏仁、郁李仁等，必要时也可选用液状石蜡、甘油、开塞露等。

[预防措施]

（1）注意用药剂量和疗程：罂粟壳用于镇咳、止泻的用药剂量为3～6g，由于患者个体之间差异较大。因此要注意从小剂量开始用药，剂量不宜过大。小儿对罂粟壳敏感，用药剂量应小。还必须注意用药时间，出现便秘一般都是由于用药时间较长，为避免引起便秘，应注意显效后减轻用药剂量或停药。

（2）注意饮食调理：用药期间应注意多进食水果和纤维含量丰富的蔬菜，避免辛辣食物。

（3）保持良好的排便习惯：用药期间要注意保持良好的排便习惯，定时排便，有助于防止药源性便秘。

思考与练习

1. 消化系统不良反应的常见症状有哪些?
2. 简述消化系统不良反应的病因与病理?
3. 本节中介绍了雷公藤引起肝损害的案例，请查阅文献并举例说明雷公藤还能引起哪些不良反应。

第三节　循环系统不良反应

循环系统由心脏、动脉、毛细血管及静脉等密闭的器官和管道以及调节血液循环的神经所组成，它的功能主要是：通过血液循环，将氧气和各种营养物质供给组织，同时运走组织内的代谢产物，并通过排泄器官排出体外，从而保证各系统、各器官和各种组织的机能活动得以顺利进行。

心脏血液循环的动力装置。心脏活动呈周期性，每个周期中心脏表现出以下三方面活动：一是兴奋的产生以及兴奋向整个心脏扩布；二是由兴奋触发的心肌收缩和随后的舒张，与瓣膜的启闭相配合，造成心房和心室压力和容积的变化，从而推动血液流动；三是伴随瓣膜的启闭，出现心音。心脏泵血作用是由心肌电活动、机械收缩和瓣膜活动三者相互联系配合才得以实现，药物干扰或妨碍其中的任何一个环节，都可能影响心脏的正常泵血功能。

传导系统是心脏得以维持节律性收缩、舒张的基础。传导系统由特殊分化的传导组织构成，包括窦房结、心房的结间束、房室交界区、左右束支及其分支和心内膜下浦肯野纤维网。正常时，窦房结是心脏的起搏点，窦房结细胞具有自律性，能自动地产生节律性兴奋，心率随窦房结起搏细胞的舒张期除极化速率而变化。心房、房室交界区、束支和浦肯野纤维网的一些细胞也有自律性，可进行舒张期自动除极，这些具有自律性的细胞是心脏的潜在起搏点，在正常情况下其舒张期自动除极的速率小于窦房结。当药物抑制心脏，导致窦房结功能抑制或减弱，或由于窦性冲动传导障碍，则这些潜在的起搏点就可能产生异位节律，引起心律失常。另外，有些药物如乌头、洋地黄、夹竹桃等中毒，也能提高潜在起搏点的舒张期自动除极速率，提高其自律性，若其自律性超过正常窦房结的自律性，就会引起异位性节律而导致心律失常。

中药循环系统不良反应临床表现复杂多样，用药后临床症状出现快慢不一。患者较少表现为单一的症状，常见心慌、心悸、胸闷、气短、心痛、血压升高或降低。循环系统不良反应的预后由于肇事药物、病情轻重、年龄、体质以及是否原有循环系统疾病病史和治疗是否及时恰当等因素不同而有较大差异。循环系统不良反应的常见症状包括心悸、胸闷、呼吸困难、发绀、昏厥和血压异常等。

一、病因病理

1. 心律失常　心律失常主要有快速型心律失常、缓慢型心律失常以及房室传导阻滞。快速型心律失常的发生机制主要是由于异位节律点自律性增高而形成的异位节律，或由于传导阻滞而形成的折返，引起心肌折返冲动而出现快速型心律失常。快速型心律失常的危害程度依据其对血流动力学的影响。轻者出现偶发性期前收缩，严重者（如室性心动过速、心室纤颤）可导致死亡。原有心脏疾病（如心肌炎、冠状动脉粥样硬化、心肌肥厚和纤维化、肺源性心脏病等）的患者更容易发生严重反应，用药时尤应注意。

缓慢型心律失常包括窦性心动过缓、各种传导阻滞和心脏停搏。有些药物影响心肌复极和心肌的电生理特性导致心律失常，如引起Q－T间期延长；对迷走神经有兴奋作用的药物可抑制心脏，对心肌有直接损害作用的药物，都能抑制窦房结和传导系统，引起心动过缓、传导阻滞。

2. 心力衰竭　凡药物直接或间接作用于心肌细胞，抑制心肌的收缩力，使心肌收缩力减弱，心输出量减少，都可以诱发或加重心力衰竭。如药物可通过损伤心肌细胞减少细胞活力，从而减弱心肌收缩力，降低扩张性能（顺应性）；某些药物还可诱导心肌缺血、改变心脏前后负荷、改变心肌间质，从而影响收缩力。某些药物能阻断 β_1 受体，抑制心肌收缩力。

3. 心肌缺血 中药导致的心肌缺血的发生机理主要有如下几种：一是某些药物可以引起冠状动脉一过性痉挛，导致心肌供血减少；二是某些药物通过收缩外周血管，使外周阻力增加，加重心脏负荷，增加心肌耗氧量；三是某些药物使心率加快或心肌收缩力加强，致使心肌耗氧量增加。这些因素单方面或多方面作用的结果，就会导致心肌的供氧和耗氧之间出现矛盾，从而引起心肌缺血。在冠状动脉原有狭窄的情况下，药物更容易诱发或加重心肌的缺血缺氧。

4. 对血管调节和容量因素 药物对血管因素和容量因素的直接或间接影响可以引起血压的升降，从而引起高血压或低血压。药物通过兴奋中枢或外周的交感神经，使交感神经活性增强，或直接兴奋血管平滑肌，或增加血容量，都可能导致血压升高而出现高血压；药物通过抑制中枢或外周交感神经活性，或直接扩张血管平滑肌，都可能导致血压降低而出现低血压。

二、常见不良反应类型与病案示例

由于中药引起的循环系统不良反应临床表现复杂、多样、多变，一种药物往往可以引起多种循环系统疾病，如乌头既可引起心律失常、房室传导阻滞，又可引起急性心源性脑缺血，还可引起心衰，临床上循环系统不良反应很少单一出现。常见为多种症状交错，如胸闷心悸、呼吸困难与发绀，虽然其出现的时间有先后差异，但很难截然分别，因此不宜将这些药物按疾病分类进行论述，所以我们在这里就中药引起的常见循环系统不良反应作一综合论述。据报道，可引起循环系统不良反应的有雷公藤、乌头、附子、雪上一枝蒿、山豆根、黄连、蟾酥、六神丸等。

【病案示例一】

患者，女，53 岁，次因胸闷气短，心前区不适用药。静滴黄芪注射液 20mL，5% 葡萄糖注射液 250mL，60 滴/分，1 次/日。既往有冠心病史，高血压史，无药物过敏史。静滴后约 1 小时，患者面色潮红，自述头晕，心慌，次日缓解，未加重视；至第 3 天，静滴后自觉头昏，头疼，四肢无力，倦怠，心慌胸闷。查体：脉搏 100 次/分，血压 25. 3/18. 7kPa。嘱停用黄芪注射液，立即含服硝苯地平 10mg，口服牛黄降压丸 1 粒，留院观察，次日起自觉症状减轻，测血压：17. 3/10. 7kPa，无其他不适。

［发病机理］

黄芪具有益气养元，扶正祛邪，养心通脉，健脾利湿的功效。由于其对心脏有正性肌力作用，能增强心肌收缩力，增强冠脉血流量，保护心肌细胞改善心血管功能，明显提高冠心病患者钠泵活性，降低红细胞浓度，因此被广泛用于治疗冠心病，心力衰竭的治疗。黄芪注射液用于治疗高血压由来已久，由于其有效成分之一“γ－氨基丁酸”具有明显的降压作用，能使冠状血管和肾血管扩张，并使全身末梢血管扩张，皮肤血管循环畅通，从而达到降低血压的目的，加之不良反应少，故临床上用于高血压合并有冠心病，心功能不全的患者，尤以中老年患者居多。此例患者应用黄芪注射液后出现血压升高的症状临床上少见。患者血压升高的原因可能与药物对心脏有正性肌力作用有关：心肌收缩力增强，心输出量增大，从而引起动脉血压升高。虽然本品有降压作用，但由于患者体质上的差异，当其对心脏的正性肌力作用占主导地位时，患者就有可能出现血压升高。

[治疗方法]

（1）去除病因：立即停止使用致血压升高药物。

（2）抗过敏治疗：给予抗组织胺类药物。

[预防措施]

（1）用药前询问病史及过敏史，以前曾对黄芪注射液有过不良反应者则应慎用本品。

（2）用药后要观察患者，若出现过敏反应应立即停药。

【病案示例二】

患者，男，42 岁，因腰背疼痛服药，过敏史、家族史不详。草乌 10g，煎服。首次服药后 5h；患者出现恶心、呕吐 6 次，非喷射状，为胃内容物伴胆汁样液体，伴心悸、大汗、肢体麻木、四肢僵硬不能行走，无呼吸困难、胸痛。查体：神志清，精神欠佳；血压：18.1/11.1kPa；脉搏：212 次/分；肢体湿冷，双侧瞳孔约 2mm，对光反射迟钝，颈软，两肺未闻及啰音，心律不齐，心音低，腹平软，神经系统无定位体征。辅助检查：血常规：WBC10.7 $\times 10^9$/L，N40.4%，L51.5，RBC4.7 $\times 10^{12}$/L，Hb154g/L，PLT212 $\times 10^9$/L。电解质：K^+4.6mmol/L，Na^+139mmol/L。心肌酶谱：CK76U/L，CK－Mb18U/L，LDH152U/L，AST18U/L，Mb79.9ng/mL，CTnT0.010ng/mL。肝肾功能无异常。血气分析：pH 7.39，$PaCO_2$42.0mmHg，$PaO_2$90.0mmHg，$HCO_3$25.0mmHg，$SaO_2$97.0%。心电图：快速型房颤伴预激。诊为草乌中毒。立即用心电监护、密切观察心电变化。予 1∶5000 高锰酸钾溶液反复洗胃及硫酸镁 15～20g 导泻。建立静脉通道，予阿托品 2mg 及补钾补镁。积极抗心律失常，予胺碘酮针 300mg 静脉微泵 10mg/分钟维持，期间出现各种心律失常，包括快速型房颤、室性自主心律、交界性心律、室速，并出现室颤 3 次，均给予电击除颤成功。患者出现室颤时有阿斯综合征发作及呼吸暂停，立即给予辅助呼吸及静注呼吸兴奋剂后，自主呼吸恢复并重复给予阿托品。经过 18 小时抢救后病情稳定，1 周后出院，随访半年未出现后遗症。

[发病机理]

乌头碱类生物碱是乌头类药物的主要毒性成分，人口服 0.2mg 乌头碱即可发生中毒，乌头碱的致死量为 3～4mg。有人用制附片中的非生物碱给家兔连续 10 天喂食，未见毒性反应及心电图改变。但若喂食生物碱，则在第 2 日即发生呼吸困难及心电图异常而迅速死亡。乌头碱对心脏的毒性最为明显，中毒的主要机理大致有如下几方面，一是因为乌头碱能促进心肌细胞 Na^+通道开放，促进 Na^+内流，加速细胞膜去极化，提高心肌细胞的自律性，从而引起心律失常。二是因为乌头碱对迷走神经有强烈兴奋作用，使节后纤维释放大量的乙酰胆碱，降低了窦房结的自律性和传导性，延长其绝对和相对不应期，使心肌内（心房和心室）异位节律点兴奋性增高所致。三是由于乌头碱对心肌的直接作用，使心脏各部兴奋传导和不应期不一致，复极不同步而易形成折返，从而引起严重的心律失常，甚至产生室颤。

［治疗方法］

（1）清除毒物：若为急性乌头类药物中毒，可根据具体情况采用催吐、洗胃、导泻等方法促使毒物排出，减轻中毒。如以1%～2%鞣酸洗胃，或以1∶5000高锰酸钾液反复洗胃，然后灌入活性炭10～20g，再用硫酸钠导泻。

（2）支持疗法：呼吸困难者可吸氧，必要时人工呼吸。静注高渗葡萄糖液或葡萄糖生理盐水，以维持体液并促进毒物排泄。同时给予维生素 B_1、维生素C，对神经机能的恢复有益。

（3）阿托品肌注或静滴，视病情需要使用。可改善心电图，对症状消除亦有作用。

（4）抗心律失常：快速型心律失常可选用盐酸利多卡因静脉注射，亦可口服或静滴普鲁卡因胺，及时防止由室性心动过速导致室颤。缓慢型心律失常或房室传导阻滞可选用阿托品或异丙肾上腺素。

（5）中药辨证治疗。

［预防措施］

（1）进行规范炮制：乌头类药物毒性剧烈，临床应用前必须进行规范的炮制，以减轻、降低药物的毒性和烈性，经过炮制后其主要毒性成分乌头生物碱含量减少、毒性减弱，如川乌经过炮制后其所含的生物碱可减少81.3%。应避免使用生品。

（2）注意用量：乌头类药物毒性大，患者个体差异大，用药应从小剂量开始，逐渐寻找最适合患者的剂量，而且还应该注意随给药方法的不同用药剂量也有所不同，如川乌，汤剂3～9g，若作散剂或酒剂则剂量为1～2g；

（3）宜先煎久煎：乌头类药物入汤剂一般应先煎0.5～1h，因药物中所含的毒性成分乌头碱经过充分煎煮后可水解为毒性较小的苯甲酰乌头胺，苯甲酰乌头胺可继续水解生成乌头原碱，乌头原碱的毒性仅为乌头碱的1/2000。

【病案示例三】

患者，男，48岁，因将赘疣表皮硬结削掉后出血，遂将鸦胆子仁捣碎敷在赘疣上面以除疣。约10分钟，突然感觉心慌、胸闷、气短、颜面苍白、口周麻木、口干、四肢发凉、大汗。当时疑为“冠心病”，而服安定2片及益心丸等，无好转。继而出现轻度腹痛、恶心，呕吐胃内容物，血压为8.0/4.0kPa，心脏听诊节律不齐。心电图示：心房纤颤，Ⅱ、Ⅲ、aVF导联S－T水平上抬。初步诊断：过敏性休克，急性下壁心肌梗死，心房纤颤。立即吸氧，静点多巴胺、间羟胺及地塞米松等，约40分钟自觉症状缓解。继予大量维生素C、10%葡萄糖及生理盐水扩容，静点升压药间羟胺、多巴胺等，持续吸氧。于10小时后患者自觉症状明显好转，血压回升，心电图恢复正常。

［发病机理］

鸦胆子中所含的酚性成分以及鸦胆子碱、鸦胆子苷均有一定的毒性。鸦胆子煎剂雏鸡肌注的 LD_{50} 为0.25g/kg，口服的 LD_{50} 为0.4g/kg。注射鸦胆子粗提物除引起消化道刺激症状（恶心、呕吐、腹痛、腹泻、便血等）外，还可引起体温下降、呼吸急迫、肌肉无力、昏迷和死亡。鸦胆子临床应用毒性反应的发生率较高，鸦胆子内服主要引起消化系统不良反应，发生率高达80%左右。循环系统的不良反应不多见，发病机理可能与二方面的因素有关，一是鸦胆子使内脏血管显著扩张、甚至出血，鸦胆子毒素对中枢神经系统有抑制作用，对心肌产生一过性损害。二是可能与鸦胆子引起的过敏反应有关，抗过敏治疗可减轻症状。

［治疗方法］

（1）立即停药，清除毒物：无论是外用还是内服鸦胆子都要注意加强观察，发现毒性作用立即停药。外用者及时清洗药物接触部位，内服者可采用催吐、洗胃、导泻等方法加速药物排出，或内服蛋清、牛奶等保护胃肠道黏膜，减少药物吸收。

（2）对症治疗：呼吸困难者，吸氧，必要时人工呼吸；血压降低者、休克者，抗休克治疗，选用多巴胺、间羟胺、地塞米松等；注意补充血容量，给予10%葡萄糖及生理盐水扩容。

（3）中药治疗：以生甘草、绿豆、生姜煎汤加红糖内服，以减轻鸦胆子对胃肠道黏膜的损伤，缓解其毒性作用。

［预防措施］

（1）注意服药方法：鸦胆子不入煎剂，内服以胶囊或干龙眼肉包裹吞服，也可压榨去油后制成片剂、丸剂内服。切不可直接吞服鸦胆子。

（2）注意用药剂量：治疗疟疾内服10～15粒，治疗痢疾内服10～30粒，一般不宜超过30粒的限量，以免加重药物的不良反应。

【病案示例四】

患者，男，38岁。因右手中指长一寻常疣，切除后涂抹捣烂的鸦胆子。5分钟后出现恶心、胸闷、气短、呼吸困难、寒战、口唇水肿，继之昏倒，意识丧失，入院途中呕吐一次，为所进食物。查体：体温35℃；血压70/50mmHg；心率108次/分，律齐。面色苍白，神志模糊，眼睑浮肿，睑结膜充血水肿，双瞳等大等圆，有光反应，双肺呼吸音粗，未闻及干湿性啰音。躯干及四肢可见大片水肿性红斑隆起，压之褪色。患者既往体健，无过敏史，一年前曾用鸦胆子去疣，无任何不适，但疣未除去。入院后即吸氧，清除创面药物，静脉滴注5%葡萄糖溶液500mL加西咪替丁0.6g，地塞米松10mg。30分钟后神志恢复，血压回升至100/70mmHg，四肢温暖，皮疹消退，次日痊愈。

［发病机理］

鸦胆子为苦木科植物鸦胆子 *Brucea javanica*（L.）Merr. 的干燥成熟果实，苦，寒，有小毒；归大肠经、肝经。具有清热解毒，截疟，止痢的功效，外用可腐蚀赘疣，内服可用于治疗痢疾，疟疾。鸦胆子含多种成分，其中苦木内酯类化合物为其主要活性成分，为治疗癌症的有效成分。临床曾多次报道外用鸦胆子引起过敏反应的案例。分析可能的原因是含有大分子抗原性物质，经破损皮肤吸收入血后产生相应的IgE，当机体再次接触药物时，引起过敏反应。

［治疗方法］

（1）及时停药：一旦出现不良反应，立即停药，清洗用药部位，对症治疗。若出现过敏性休克，及时应用抗休克药进行治疗。

（2）一般处理：吸氧，卧床休息，心电监护，补充能量，静脉注射葡萄糖、维生素以及乙酰辅酶 A、ATP 酶等。

［预防措施］

（1）药物具有强刺激性，内服需谨慎，需装入胶囊或用龙眼肉包裹。

（2）外用时切忌大面积使用，以免损伤正常皮肤；禁用于脸部及黏膜部位；皮肤黏膜破溃处禁用。

（3）外用鸦胆子前建议做低浓度斑贴试验，对本品过敏者禁用；过敏体质者慎用；婴幼儿慎用。

（4）应用本品时，应注意使用剂量、面积、时间及疗程。

【病案示例五】

患者，女，62 岁，因感冒（外感风热），用方银翘散加减。药物组成：银花 15g，连翘 15g，桔梗 9g，薄荷 4.5g，竹叶 4.5g，荆芥 9g，牛蒡子 9g，炙甘草 6g。3 剂，水煎服，每日 1 剂，早晚分 2 次口服。3 剂后一般症状已除，唯觉咽痛。复诊在原方基础上加山豆根 12g。患者口服 1 剂后即出现胸闷，心悸，气短，恶心，呕吐，遂即急诊救治。测患者血压为 8.0/5.3kPa，继之出现呼吸困难，意识模糊，考虑中药致中毒反应，立即予以补液，解毒，升压等治疗，4h 后恢复正常，血压恢复至 13.1/9.2kPa。

［发病机理］

山豆根引起的不良反应临床较为少见，但有药理实验证明，山豆根所含的苦参碱可致动物大脑中枢神经麻痹、痉挛，并可使横膈膜与呼吸肌运动神经末梢麻痹而死亡。另外，山豆根规范用量为 3～6g，本案医生使用 12g，超出规范用量上限 1 倍，亦是造成不良反应的主要原因。

［治疗方法］

（1）立即停药。

（2）对症治疗：采取补液、解毒、升压等措施进行对症治疗。

［预防措施］

询问患者有无过敏史，并严密监控患者用药后情况。山豆根有毒，注意用药剂量。

【病案示例六】

患者，男，38 岁，因反复咳喘入院，诊断：慢性喘息型支气管炎、阻塞性肺气肿伴感染。治疗用氨苄西林 6g＋5% GS 500mL 静点。50% GS 20mL＋参麦注射液 20mL 静推。于推药后 3 分钟，患者呼吸困难，全身发绀，大汗淋漓，有濒死感。查双肺满布哮鸣音。心音听不清，脉搏细数。经抗过敏处理，30 分钟后患者逐渐呼吸平稳，血压正常，发绀消失，神志清楚，双肺哮鸣音减少，仍用氨苄西林静点，3h 后恢复。

患者，女，31 岁，因疲劳过并出现气短，乏力，精神差。给予 50% GS 20mL 加参麦注射液 20mL 静推。用药约 5mL 患者出现心悸，心慌，面色苍白，汗出，意识不清，BP10.0/4.0kPa，脉搏细数。立即停药，平卧休息，静点 5% GS 500mL 加能量合剂 2 支。约 5 分钟后，患者症状缓解，BP 13.0/8.0kPa，意识清楚，未再作特殊处理而愈。次日患者又因使用参麦注射液 20mL 加 50% GS 20mL 静推，再次出现上述症状，经对症处理缓解。

［发病机理］

参麦注射液引起心悸心慌的原因尚不清楚，可能是由于患者过敏体质所致，也可能有配伍不当有关，其机理有待进一步研究。

［治疗方法］

（1）立即停药。

（2）对症治疗：给予抗组织胺类药物或糖皮质激素类药物。

［预防措施］

（1）应用时严格按照本品适应证范围使用，使用时务必加强用药监护。

（2）询问患者病史及过敏史，对有药物过敏史或过敏体质的患者应避免使用。

【病案示例七】

患者，男，65岁，主因头痛近5年，近日加重，以脑动脉硬化入院。患者有动脉硬化史。患者入院后给予脉络宁注射液20mL加5%葡萄糖注射液200mL静脉滴注。当液体滴入约1分钟，患者即感受到全身麻木、头胀痛、胸闷、气短、心慌。紧急查体：血压10.0/6.0kPa，心率100次/分，心电图与入院前无变化。考虑为药物过敏。处理：立即停止注入脉络宁注射液，给予吸氧，并同时静脉推注地塞米松10mg加入5%葡萄糖注射液20mL。30分钟后上述症状消失。第2天停用脉络宁注射液，改用其他药物输注，未出现任何不适反应。

［发病机理］

脉络宁注射液为复方中药制剂，其中含有大分子物质，这些大分子物质进入体内后会引发过敏反应，此反应属Ⅰ型变态反应，也可能为过敏样药物反应，过敏样药物反应不是由免疫机制介导的，而是由药物直接刺激肥大细胞或嗜碱性粒细胞释放过敏介质（如组织胺、5-羟色胺等），或直接激活补体系统、直接或间接作用于靶器官或休克器官而引起的。另外过敏反应的发生与患者的体质有关，部分过敏反应与用药剂量及滴速有关。此外，有报道脉络宁注射液与维生素C合用出现过敏反应，这可能与中西药合用后出现新的大分子混合物有关。

［治疗方法］

（1）立即停药

（2）对症治疗：给予抗组织胺类药物或糖皮质激素类药物。

［预防措施］

用药前医生应询问患者是否有药物过敏史．同时医护人员在患者用药30分钟内应注意观察，提高警惕，以便出现不良反应时能及时处理，保证患者用药安全。

思考与练习

1. 循环系统不良反应包括哪些常见症状？

2. 简述循环系统不良反应的病因与病理。

3. 案例分析练习：认真阅读以下案例，并按照案例信息格式整理脉络宁注射剂不良反应的病案。

生麻黄过量致心律失常加重一例

【案例信息】

（1）患者信息：男，5岁，因先天性心脏病，每逢感寒哮喘发作，时值冬季，咳喘复发，呼多吸少，气短、心悸、胸闷、口唇发白舌淡红，苔白腻用药。检查：呼吸急促，颈静脉怒张，两肺闻及哮鸣音，心律不齐，心尖区闻及收缩期杂音，肝脾未触及，两下肢不浮肿。西医诊断：先天性心房间隔缺损、小儿喘息性支气管炎。心电图示窦性心律不齐，过敏史、家族史不详。

（2）药品及用药信息：三拗汤加减：生麻黄12g（高等院校规划教材收载用量：2～9g），杏仁6g，桑白皮9g，蝉衣6g，葶苈子6g，苏子6g，川贝母6g，车前子9g（包），甘草2g。煎服。

（3）不良反应信息：①不良反应发生时间：首次服药后；②不良反应症状：患者出现额汗淋漓，咳喘加剧，拒食、神靡，口唇发紫，四肢厥冷。心率快，律不齐。心电图提示窦性心动过速伴律不齐频发房性期前收缩短阵性阵发性房速。S－T改变。胸片示心脏轻度增大。诊为药物不良反应。③不良反应的治疗及预后：嘱即刻停用中药，12h后重新查示窦性心律不齐。继遵医嘱，服西药，抗炎止喘化痰治疗，7天病愈。

（4）依据在本节中学到的知识，并查阅相关文献，对题3中的案例进行分析，包括发生机理，治疗方法和预防措施。

第四节　血液系统不良反应

血液是一种流体组织，充满于心血管系统中，在心脏的推动下不断循环流动。血液由血浆和血细胞组成，血浆是血液中的液体成分，其中90%～91%为水分，其余为固体成分，包括血浆蛋白（约占6.5%～8.0%）、电解质以及其他低分子物质（约占2%）。血细胞是血液的主要成分，由红细胞、白细胞和血小板组成，其中红细胞量最多，约占血液总容量的40%～50%。人体血液的总量，约占体重的6%～8%，无论是全血量的减少（如失血）或血细胞生成障碍以及有效循环血量减少等均将不同程度地影响机体的功能甚至危及生命。正常情况下，血液系统通过与呼吸系统、循环系统、消化系统以及排泄系统的协同，完成对内环境稳态的维持；细胞与外界的沟通也要依靠血浆与组织间液之间的物质交换。同时血液具有运送营养物质及运送代谢产物至排泄器官的功能，血液还依靠白细胞的吞噬作用及淋巴细胞、血浆的球蛋白的免疫作用实现机体防御功能。另外，血液还具有凝血作用，防止出血，维持机体的正常功能。药物在体内的吸收、转运、分布都必须依靠血液循环，因而药物都会对血液和造血系统产生这样或那样的影响，若应用不当就会引起血液和造血系统的不良反应。血液系统不良反应常见症状包括贫血、出血、血小板减少性紫癜等。

一、病因病理

中药药源性血液系统不良反应不仅比较常见，而且有些病情也较为严重。从临床病理来看，中药作用于人体后可引起血细胞本身异常，如数量变化或功能异常；可引起血浆成分变化导致血液疾患；也可引起骨髓功能障碍及过敏反应。究其原因主要有两个方面，即药物因素与患者自身机体因素。

就药物方面而言，中药所含化学成分、质量、使用均是产生中药药源性血液系统不良反应的因素。例如皂荚富含皂苷类成分，皂苷在消化道不易被吸收，当大量使用时，对胃肠黏膜有强烈的刺激，并通过损伤的黏膜吸收引起溶血。大黄中的主要成分鞣质与铁结合成不溶性复合物，妨碍了铁的吸收，另一方面，大黄的导泻作用也干扰了铁的吸收而导致缺铁性贫血。某些中药质量不符合标准，例如某些中药重金属含量（硫化砷）超标时，会直接造成对骨髓的抑制，引起药源性血液系统疾病。

就患者本身而言，性别、年龄、体质、机体状态均是产生不良反应的主要因素。如儿童及老人的骨髓造血系统对中药的耐受能力与青壮年人不同，易发生血液系统不良反应。又如过敏性体质的患者使用某些中药（如麝香、蟾蜍、牛黄等）易引起机体的免疫反应，出现过敏性紫癜、粒细胞减少症、溶血性贫血等不良反应。

二、常见不良反应类型与病案示例

（一）贫血

药物溶血性贫血是指药物通过免疫反应或物理作用引起红细胞代谢障碍、破坏而发生的一种贫血。当口服用量过大，或注射剂量大，点滴速度快时，某些中药可引起溶血性贫血，例如葛根素注射剂；某些中药（如兰花草）大量使用时会发生中药成分吸附到红细胞上的情况，形成抗原，刺激免疫器官产生抗体，继而抗原抗体反应而导致溶血；某些矿物药（如胆矾等）若使用不当或剂量过大时，可造成红细胞内的谷胱甘肽、血红蛋白和三磷酸吡啶核苷还原酶发生氧化，而出现急性溶血性贫血。大多数病例若及早发现，及时停药，一般支持疗法就可获得临床症状、血液学和血清学的改善，预后良好。

【病案示例一】

患者，性别年龄不详，因类风湿性关节炎、间质性肾炎服雷公藤总苷片30mg，每天3次，用药2周后，血红蛋白由92～108g/L降至80～102g/L，白细胞由（7～8.1）$\times 10^9$/L降至（0.9～1.9）$\times 10^9$/L，血小板由124$\times 10^9$/L降至（6～11）$\times 10^9$/L，骨髓象为铁利用障碍伴红细胞系统低下，后救治未及，死亡。

［发病机理］

雷公藤有大毒，安全范围窄，个体差异大。雷公藤的毒性与其所含生物碱及具有细胞毒性的二萜环氧化物有关。有人推测，雷公藤致再障的机理可能有两种可能：一是对骨髓的直接毒性作用，使幼稚血细胞或未分化多能干细胞内的蛋白质合成发生障碍。二是药物代谢的“特应性”异常，包括使干细胞染色体发生畸变，半抗原引起的免疫反应，淋巴细胞功能损伤引起的骨髓造血功能的衰竭等。

［治疗方法］

（1）停用可疑的致病药物：发现贫血症状，应停用可疑药物，或改用其他药物。

（2）防治感染：对于伴有严重中性粒细胞减少的本病患者，均应采取预防感染的措施，包括于空气层流病房护理患者，或定期紫外线消毒，隔离病房内设施，尽可能避免与呼吸道感染者接触，使用抗菌药皂，认真执行无菌治疗操作，必要时可用局部防腐剂。

（3）对症治疗：输血一般以输入浓缩红细胞为妥，必要时可输入浓缩血细胞或浓缩血小板。

（4）中药治疗：使用中药遵循“虚则补之”原则，根据病机，标本缓急，阴虚阳损之不同，分而治之。辨证为气血两亏者，当益气补血，以八珍汤加减；证见心脾两虚者，可选用归脾汤加减；有出血者，可加阿胶、仙鹤草等；脾肾阳虚者，当健脾温肾，以四君子汤和右归丸加减；肝肾阴虚者，当滋补肝肾，以大补元煎和二至丸加减；阴虚内热者，可加青蒿、鳖甲、知母、地骨皮以滋阴退热；因血热妄行所致出血，可加丹皮、赤芍、生地、藕节等以凉血清热止血；热入血分，用凉血清热解毒法，常选用鲜生地、赤芍、丹皮、竹叶、金银花、大青叶、紫草等。

［预防措施］

（1）避免使用新鲜雷公藤，使用时必须严格剥净外皮（因其外皮毒性极大，而且鲜者毒性较陈者大）要尽可能使用陈年药品，去净外皮。

（2）严格限制剂量，因其安全范围窄，个体差异大，不良反应多，必须从小剂量开始应用，逐渐增加剂量，并注意观察，出现问题及时停药。

（3）患有心、肝、肾、胃等器质性病症的患者及孕妇应禁用。

（4）治疗中出现恶心、呕吐、腹痛腹胀、肝肾区疼痛、尿中出现蛋白及血清转氨酶不正常时，应立即停药。

【病案示例二】

患者，性别年龄不详，服牛黄解毒片 2 片，日服 3 次。3 天后出现面黄，食欲不振，精神萎靡，肝脾肿大，血红蛋白 4g/L(4.9g%)，红细胞 1.9×10^9/L(190 万/mm^3)，网织红细胞 0%，血小板 79×10^9/L(7.8 万/mm^3)，骨髓有核细胞增生活跃，幼红细胞增生极度低下，占 0.5%，粒细胞: 红细胞 =156: 1，以过渡型粒细胞增生为主，诊断为牛黄解毒片致继发性单纯红细胞再生障碍性贫血，后治愈。

［发病机理］

牛黄解毒片组方中含有雄黄，估计其骨髓伤害作用与雄黄毒性有关。雄黄的主要成分为硫化砷 As_2S_3。有研究表明，硫化砷进入体内后，与组织中的含巯基的酶相结合，在骨髓内蓄积，影响细胞的正常代谢，干细胞遭到损伤，造血功能发生障碍。事实上服用牛黄解毒片而致再障的报道很少，故有人认为可能是机体对药物代谢的“特应性”异常反应所致。

［治疗方法］

（1）出现血液系统不良反应时，立即停药，可参照含砷类药物治疗方法。

（2）酌情选用解毒剂。再次给药治疗需根据病情及尿砷定量酌定。静脉补液，并加入维生素 C 及 ATP。

（3）酌情使用保肝药。

（4）对症治疗：伴有溶血时，可用氢化可的松或地塞米松等。贫血严重时，酌情输血；腹痛时，口服非成瘾性止痛药；伴多发神经根炎者，肌注维生素 B_1、B_{12}，口服烟酸、地巴唑等。

（5）中药配合救治：依证选用扶正健脾，养血补肾类药物。

［预防措施］

（1）因牛黄解毒片含有雄黄（硫化砷），所以应从小剂量开始逐渐加量，或应遵医嘱。

（2）应当辨证用药，阴虚火旺非实热证者不宜，孕妇慎用。

（3）有该药物过敏史者，禁用此药。

【病案示例三】

患者，男，年龄不详，因咽痛服用喉症丸 10 粒。3 天后四肢有出血点、鼻出血、血小板 18×10^9/L，网织红细胞 0.4%。骨髓象示细胞增生极度低下，以成熟淋巴细胞为主，占 60%，幼稚淋巴细胞 2%，浆细胞罕见，粒系统成熟障碍，红系统受抑制，血小板罕见。骨髓象符合急性再障性贫血。

［发病机理］

喉症丸含有雄黄、蟾蜍，可能是其中成分如硫化砷、蟾酥季胺、蟾酥毒色胺、蟾毒素、蟾酥甲碱等，导致骨髓抑制。目前喉症丸致再障的报道尚少，有人认为可能与机体对药物代谢的“特应性”有关。

［治疗方法］

（1）一旦出现再障反应，立即停止致病药物。并选用抗生素防止感染。

（2）对症治疗，可适时适量输血，适时选用雄激素（如丙酸睾酮、司坦唑醇等），补充维生素 C、B_1、B_6、叶酸等。

（3）中药辨证治疗。

［预防措施］

（1）严格控制药量。

（2）注意观察服药过程中出现的各种现象；长期用药者应定期进行化验检查，做到尽早发现，尽早治疗。

（3）过敏体质者慎用。

（二）血小板减少性紫癜

中药引起的血小板减少性紫癜临床表现为皮肤瘀点及瘀斑，黏膜及内脏出血，血小板减少等。中药注射剂穿琥宁、六神丸等均可引起紫癜。一般多数患者停药后不需特殊治疗即可痊愈。病情重者，除立即停药外，可对症治疗，给予肾上腺皮质激素，成人每日泼尼松 30～40mg，分 3 次口服。经及时治疗，大多可获痊愈。预后一般良好。

【病案示例一】

患者，女，83 岁，因反复咳嗽两年加重伴双下肢浮肿两天，与 1997 年 7 月 30 号入院。

症见：咳嗽，痰白色黏稠，量少，气促，难以平卧，时有夜间阵发性呼吸困难。桶状胸，双肺可闻湿啰音，双下肢足背轻度凹陷性浮肿。31 日查血常规：白细胞 $3.8 \times 10^9/L$ 中性粒细胞 0.452，红细胞 $3.65 \times 10^{12}/L$，血小板 $114 \times 10^9/L$。胸片示右下肺炎、肺气肿。给予穿琥宁注射液 20mL 加 5% 葡萄糖液 250mL、复方丹参注射液、奥复星静脉点滴，以及蛇胆川贝液、异山梨酯口服，6 天后患者出现全身皮下瘀斑。查血常规：白细胞 $4.5 \times 10^9/L$，中性粒细胞 0.513，淋巴细胞 0.399，红细胞 $3.45 \times 10^{12}/L$，血小板 $85 \times 10^9/L$。停用穿琥宁，继续使用其他药物，并给予中药八珍汤及复方阿胶浆口服，8 月 13 日，血小板数目为 $90 \times 10^9/L$；8 月 22 日，血小板数目为 $96 \times 10^9/L$，患者皮下瘀斑有所改善，证实皮下紫癜、血小板减少为穿琥宁注射液所致。

［发病机理］

穿琥宁注射剂引起血小板减少的原因可能包括以下几点：①与固有药理作用有关：穿琥宁中的有效成分脱水穿心莲内酯琥珀酸半酯单钾盐可通过促进抗凝纤溶作用，增加内皮细胞的抗血栓功能，强烈抑制钙调蛋白的活力，从而发挥抗凝血作用。另外，穿心莲提取物可激活血小板腺苷酸环化酶，提高血小板内的 cAMP 水平，从而抑制血小板聚集。②与过敏反应有关：穿琥宁注射剂中某些成分如脱水穿心莲内酯作为半抗原与血浆中大分子蛋白质结合成为完全抗原，刺激机体产生抗体，抗原与抗体形成复合物附着于血小板膜上，被附着的血小板在单核巨噬细胞系统中被巨噬细胞吞噬，因而血小板寿命明显缩短，数量也随之减少。③与注射剂微粒有关：注射液被溶媒稀释后，可产生不溶性微粒或使原有不溶性微粒数量增加，微粒进入机体血液系统后，能引起机体微血管阻塞，造成局部栓塞性出血、血肿、损伤和坏死，血小板消耗过多，这可能也是穿琥宁注射剂引起血小板减少的原因之一。

［治疗方法］

（1）一旦发现不良反应，及时停药。

（2）对症治疗：静滴血小板、地塞米松或口服止血药物。

［预防措施］

（1）了解患者体质及用药史。对有此类疑似病史的患者，禁用此药物。

（2）用药过程中密切观察，及时发现可疑征兆，及时采取必要措施。

【病案示例二】

患者，性别年龄不详，服用六神丸后，皮肤出现大小不等的出血斑点，浅表淋巴结不大，心肺正常，肝脾未及。血象检查结果为：白细胞（9.6～12）$\times 10^9/L$，中性 0.74～0.84，淋巴 0.16～0.26，红细胞（4.07～4.4）$\times 10^9/L$，血小板 $32 \times 10^9/L$，出血时间 3.5～4 分钟，凝血时间 2 分钟。毛细血管脆性实验阳性。诊断为过敏性紫癜。停药后自愈。

［发病机理］

六神丸是由珍珠、麝香、蟾蜍、冰片、雄黄、牛黄等研合而成，其中麝香，蟾蜍均含动物蛋白，具有较强的抗原性，对过敏体质者可能引起免疫反应，导致毛细血管脆性增加，通透性增加而见皮下出血点，也可以通过免疫机质破坏血小板，导致血小板减少性紫癜。

［治疗方法］

（1）一旦出现紫癜，应立即停止服药。

（2）可服用泼尼松10mg，每日3次；并采用综合治疗。

［预防措施］

（1）本品含有毒成分，应严格按量服用，不可任意多服。

（2）孕妇忌服。忌食辛辣食物。疮疖疮面化脓溃烂者，不可外用。

（3）对该药过敏者忌用。过敏体质患者应谨慎服用，必要时可从小剂量开始逐渐加大剂量，并密切观察有无过敏反应发生。

思考与练习

1. 血液系统不良反应包括哪些常见症状和典型不良反应？

2. 简述血液系统不良反应的病因与病理。

3. 案例分析练习：认真阅读以下案例，并按照案例信息格式整理穿琥宁注射剂不良反应的病案。

正清风痛宁致急性造血功能障碍1例

【案例信息】

（1）患者信息：女，33岁，因发热、头痛、乏力伴下肢皮肤散在出血点8日入院。2年前患者被诊断为风湿性关节炎，一直服用雷公藤治疗，发病前改为正清风痛宁。

（2）药品及用药信息：正清风痛宁片为肠溶薄膜衣片，除去肠溶衣后，显白色或类白色；每片含盐酸青藤碱20mg，口服，1次1～4片，1日3～12片，饭前服或遵医嘱。本案患者每次服用3片，2次/天。

（3）不良反应信息：①不良反应发生时间：服药7天起病；②不良反应症状：入院查体：神情，贫血貌，咽稍红，扁桃体Ⅰ度肿大，心、肺、腹未见明显阳性体征，双手指间关节梭形肿胀，双下肢见散在出血点。血常规：WBC 1.8×10^9/L，Hb 89g/L，PLT 22×10^9/L。骨髓象：增生减低，粒细胞占9%，红细胞占2%，巨核细胞未见，血小板少见，淋巴细胞占89%，均成熟，拟诊为再障。诊为正清风痛宁不良反应，急性造血功能障碍。③不良反应的治疗及预后：嘱停用正清风痛宁，给予泼尼松、丙酸睾酮以及非格司亭（惠尔血）等药物治疗。8天后，复查骨髓象：增生尚活跃，粒细胞占55%，红细胞缺如，淋巴细胞占36%，未见巨核，血小板分布少。当时血象有所回升，WBC 3.1×10^9/L，Hb 125g/L，PLT 22×10^9/L。至入院后第12天，症状消失，血常规WBC 4.1×10^9/L，Hb 134g/L，PLT 80×10^9/L，应患者要求准予出院。2个月后复查血象，骨髓象恢复正常。

（4）依据在本节中学到的知识，并查阅相关文献，对题3中的案例进行分析，包括发生机理，治疗方法和预防措施。

第五节　泌尿、生殖系统不良反应

泌尿系统由肾脏、输尿管、膀胱、尿道及有关的血管、神经组成。其生理功能主要是生成和排泄尿液，此外肾脏还是重要的内分泌器官，对维持机体内环境的稳定起重要作用。肾单位是肾的基本功能单位，它与集合管共同完成泌尿功能。人的两侧肾约有 170 万 ~240 万个肾单位，每个肾单位包括肾小体和肾小管两部分。肾小体包括肾小球和肾小囊。肾单位按其所在部位不同，可分为皮质肾单位和近髓肾单位。人肾的皮质肾单位约占肾单位总数的 85% ~90%。近髓肾单位分布于靠近髓质的内皮质层，在人肾约占肾单位中的 10% ~15%。

由于应用中草药或中成药，影响了生殖系统的功能、结构而引起的不良发反应，称为中药生殖系统不良反应，包括妇科涉及的闭经、月经不调、性功能障碍、早产、流产、死胎以及不孕症等及男科涉及的勃起、射精障碍、不育症等。

生殖系统可分为内生殖器和外生殖器两大部分。男性内生殖器由生殖腺（睾丸）、输精管道和副性腺组成，外生殖器由阴茎和阴囊组成。睾丸是男性生殖器的主要器官，其中睾丸的曲细精管是产生精子的部位，睾丸间质细胞能够合成和分泌雄性激素，即睾酮、雄烯二酮和脱氢表雄酮。输精管道在睾丸内有精直小管和睾丸网，在睾丸外有附睾、输精管、射精管和与排尿共用的尿道，共同完成输送、贮存和排出精子的作用。其中附睾分泌类固醇等物质，提供精子贮存环境，使精子完成生理性成熟。阴茎是具有勃起功能的重要器官，因其有排尿功能，也是男子泌尿器官的一部分。女性外生殖器为即外阴、内生殖器包括阴道、子宫、卵巢、输卵管。子宫具有维持月经正常周期、孕育胎儿及娩出胎儿的作用，同时也是精子的通道。子宫腔内覆有子宫内膜，在青春期到更年期这段时间里，子宫内膜受卵巢功能影响，有周期性改变并产生月经。卵巢既是女性生殖器官的一部分，又是内分泌腺体，分泌雌激素等，负责培育卵细胞并直至成熟排出，以促进女子性器官发育、准备孕育着床及维持女性特征。输卵管一方面是诱导精子与卵细胞进入管腔，在受精后将孕卵输送至子宫腔，以便植入着床；另一方面是自身防御作用，籍输卵管黏膜上皮纤毛运动，以消除腹腔内的异物。

泌尿、生殖系统不良反应常见症状包括少尿、无尿、尿频、尿急、尿痛、血尿、蛋白尿、尿潴留、水肿、勃起障碍、阳强、早泄、闭经、月经稀发、子宫出血、流产等。

一、病因病理

1. 药物毒性的直接损伤作用 引起肾脏损害的药物很多都具有一定的毒性。由于肾血流量丰富，循环血药浓度高；且肾脏是药物排泄的主要途径，药物的代谢产物以及部分药物原形主要通过肾脏排出体外；另外肾小管的排泄和重吸收作用，使药物成分及其代谢产物在肾小管上皮细胞内或刷状缘部位的浓度高出血浆几倍至几十倍，大大超出局部细胞正常浓度，容易引起肾小管细胞缺氧、通透性改变、抑制酶的活性、干扰肾小管细胞的能量代谢，使肾小管和乳头广泛坏死；再者，肾脏毛细血管极为丰富，内皮细胞总面积达 1.5m^2，抗原-抗体复合物易于沉积，导致过敏性脉管炎，从而引起肾损伤。

有关中药及其制剂引起肾脏等泌尿系统器官损害的主要毒性成分之一是马兜铃酸（aristolochic acid，AA）。AA 可以直接损害肾小管上皮细胞，尤其是近端小管上皮细胞；直接刺激成纤维细胞增生或活性增加，导致肾间质纤维化、小管损伤和血管狭窄。有临床报告在 5 例含 AA 中药引起的肾病患者肾穿刺物中检测到 AA 的 DNA 加成物，它是 AA 的代谢产物，有促进肾间质纤维化和致癌作用。除含马兜铃酸的中药外，其他中药引起的肾脏损害亦有报道，服朱砂致急性肾衰竭，鱼胆中毒致急性肾衰竭，煎服雷公藤致急性肾衰竭，消栓灵致急性肾衰竭伴肝损伤，槟榔四消丸致血尿，强力宁致尿崩症等。由此可见，除含马兜铃酸中药外，还有很多中药可引起泌尿系统的不良反应，应引起临床工作者的重视。据统计，引起泌尿系统不良反应的中药有土贝母、胖大海、蛇胆、皂荚、蓖麻子、洋金花、侧柏叶、虎杖、泽泻、番泻叶、补骨脂、黄独、红娘子、芦荟、槟榔、荜澄茄、马兜铃、寻骨风、肉桂、丁香、柴胡、天花粉、萱草根、山豆根、大戟、甘遂、白头翁、大青叶、臭梧桐、松节、木通、益母草、厚朴、鸦胆子、铁脚威灵仙、土荆芥、川楝子、防己、细辛、土细辛、芫花、八角枫、使君子、相思子、牵牛子、棉籽、苍耳子、大枫子、白果、瓜蒂、山慈姑、雷公藤、草乌、马钱子、昆明山海棠、轻粉、巴豆、砒霜、朱砂、铅丹、雄黄、斑蝥、海马、蜂蜜、蜈蚣、水蛭等；中药制剂主要有：云南白药、红升丹、中华跌打丸、小柴胡汤、槟榔四消丸、强力宁、壮骨伸筋胶囊、华佗再造丸、板蓝根注射液、长春新碱、复方三生、脉络宁、安宫牛黄丸、消栓灵、地奥心血康、双黄连注射液、清开灵、复方丹参注射液、穿心莲片、甘草制剂、牛黄解毒片、柴胡注射液、斑蝥酊、止喘灵注射液、消痔灵、感冒清等。

2. 药物对泌尿道的刺激作用　有刺激性作用的药物成分或其代谢产物经过肾脏排泄时，对泌尿道产生刺激作用，引起膀胱或（和）尿道的炎症反应，从而引起尿频、尿急、尿痛、小腹坠胀疼痛等刺激症状。有些病例可能伴有泌尿道感染，则刺激症状加重。如斑蝥、壮骨关节丸等药物即可引起尿频、尿急、尿痛等尿道刺激症状。

3. 药物引起的变态反应　中药成分复杂，而且临床又以应用复方中药为多，其成分的复杂性可想而知，其中有些成分具有抗原性，其本身为完全抗原或部分抗原。当过敏体质的患者应用具有抗原性成分的药物后，即可引起变态反应，通过免疫复合物型或迟发型变态反应引起过敏性肾小球肾炎或间质性肾炎。

4. 中药影响神经内分泌系统的调节功能　中枢神经与周围交感神经对维持机体正常生殖功能有十分重要的作用。下丘脑－垂体－性腺轴组成紧密结合的反馈环，在维持正常生殖功能方面发挥反馈性调节作用。这一调节途径上任何环节的异常，都可发生神经内分泌系统的器质性病变或功能障碍，引起外源性或内源性性激素水平异常，中药成分还可作用靶器官中的多巴胺受体、胆碱能受体及肾上腺素能受体使之功能异常而影响信号传导通路，导致生殖功能障碍、性器官病变，最终造成各种生殖系统疾患。

常见的能够引起内分泌功能失调的中药有补益药、活血化瘀药、温里药等。西洋参、丹参可引起月经失调；甘草酸注射液可致非哺乳期妇女泌乳，女童乳腺发育；雷公藤可影响下丘脑－垂体－性腺轴功能抑制卵巢排卵，使血中雌激素水平下降，从而使女性出现闭经。

5. 对生殖器、生殖细胞的直接或间接作用　某些中药可直接或间接作用于生殖器，从而影响生殖器的功能。如使男性产生精液异常，生精管、睾丸结构退行性病变而致少精、弱精、甚至无精或导致性功能障碍、阳痿，睾丸、阴茎萎缩或勃起时间过长。如雷公藤可使生精管、睾丸结构退行性变，而致少精、弱精甚至无精。此外，长期使用甘草及其制剂可引起阳痿及睾丸、阴茎萎缩。壮阳药、六神丸可使阴茎长时间勃起，出现阳强，雄黄、蟾酥、雷公藤及其制剂可使精子密度下降，死精子率升高，活力低下。

某些中药可导致卵巢功能下降，对子宫内膜有明显的抑制作用，甚至使卵巢趋向萎缩，表面出现瘢痕，卵泡数量减少。如雷公藤总苷中对卵巢功能和子宫内膜有明显的抑制作用，造成闭经，可使子宫内膜消退、变性、萎缩；寻骨风中的马兜铃酸 A、蟾酥及麝香可兴奋子宫，造成流产、早产等。

6. 致畸及毒性作用 某些中药有致畸和毒性作用，其作用于受孕妇女，可终止妊娠或通过胎盘使胎儿受到影响，损伤胎儿的主要脏器而使胚胎发育异常，造成畸胎或死胎。巴豆、大戟、斑蝥、雄黄、附子、乌头、干漆、藜芦、蜈蚣、芫花、半夏、寻骨风等在妊娠期使用可诱致胎儿畸形。

某些中药还可通过经乳汁泌出，引起婴儿的不良反应。如乳母服用大黄可导致婴儿腹泻；又如雄黄中的砷，可经乳汁排出，引起婴儿中毒；还有一些中药成分可透过胎盘屏障，引起胎儿中毒，如含砷药物中的砷，可进入胎儿的肝、肾、脑组织，引起胎儿死亡；寻骨风中的马兜铃酸 A 可能是一种细胞毒类物质，可损伤绒毛，毒害胎儿而致胎儿死亡，从而有终止妊娠的作用；此外，半夏对胚胎发育也可产生毒性作用。

二、常见不良反应类型与病案示例

（一）蛋白尿、血尿

这类不良反应多在用药后 2 天内发生，少数用药 4 天后出现。患者表现轻重不一，除尿液成分异常外，还可伴有发热、皮疹、腰痛等症状。停药后多数可很快消失，为药物的过敏所致；少数因迁延日久，可转为慢性。

【病案示例一】

患者，女，60 岁，因便秘 3 天，口服三黄片 4 片，没有同时服其他药物，次日清晨出现肉眼血尿。因当时无其他不适，未引起注意，自行停药后恢复正常。20 天后再次服药，剂量同前，又出现血尿，查尿红细胞（＋＋＋＋），上皮细胞（＋＋），蛋白少许。诊断疑为药物过敏反应，停药后未经抗过敏处理，上述症状于 3 日内消失。

[发病机理]

口服三黄片引起血尿的具体机制还不十分清楚，可能系药物的过敏反应所致，药物通过迟发型变态反应引起过敏性肾小球肾炎或间质性肾炎，致使出现肉眼及镜下血尿。也可能为过敏性药物反应，即由药物直接刺激肥大细胞或嗜碱性粒细胞释放过敏介质，或直接激活补体而引起的泌尿系不良反应。

[治疗方法]

（1）立即停药，药物所致血尿，多数是可逆的，停药后可恢复。

（2）抗过敏：可选用肾上腺皮质激素，如氢化可的松、地塞米松、泼尼松等。亦可选用抗组胺药物，如苯海拉明、异丙嗪等。

（3）对症处理：可应用止血剂如 6－氨基己酸，酚磺乙胺等。

[预防措施]

严格掌握用药指征。过敏体质者慎用，用药期间注意加强观察。

【病案示例二】

患者，男，28 岁，因上消化道出血入院治疗，大便潜血试验（＋＋＋＋）。给予雷尼替丁 20mg，复合维生素 B_2粒，维生素 C 肌注。3 天后大便潜血（＋＋）。后开始服用云南白药0.2g，1 天 2 次。用后 3 小时排出肉眼血尿 1 次约 300mL，尿检：RBC（＋＋＋），蛋白（－），尿培养（－），彩超泌尿系无异常。考虑到药物所致，停用云南白药3 天后，尿色正常，尿常规化验正常，15 天后痊愈。半年后，患者又一次腹痛、便血，自用云南白药0.2g，1 天 2 次。5 小时后排出肉眼血尿来院就诊。尿检：RBC（＋＋＋），蛋白（－），泌尿系无异常，膀胱区无压痛，停用云南白药 3 天后尿化验正常。该患者两次血尿均因口服云南白药引起，辅检泌尿系无异常，停用云南白药后，未给特殊治疗，血尿很快消失。此为口服云南白药引起的药物性血尿无疑。

[发病机理]

可能是过敏反应所致，药物可通过免疫复合物型或迟发型变态反应引起过敏性肾小球肾炎或间质性肾炎，致使患者出现血尿。

[治疗方法]

(1) 立即停药。药物所致血尿，多数是可逆的，停药后可恢复。

(2) 过敏反应可用氯苯那敏，肾上腺皮质激素等。

(3) 对症处理，可应用止血剂如 6－氨基已酸，酚磺乙胺等。

[预防措施]

应用云南白药要注意选择适应证、避免禁忌证，主要使用于各种气滞血瘀、瘀血内停、红肿疼痛等实证，而气血不足、气虚血瘀、年老体弱、有过敏性疾病史或药物过敏史者慎用。首次服药后，注意加强观察，若无不良反应可继续服用。

（二）尿频、尿急

尿频、尿急是由于药物或其代谢产物刺激膀胱、泌尿道引起的。由于中药引起的泌尿系统不良反应临床表现复杂、多样、多变，一种药物往往可以引起多种泌尿系统疾病，如关木通、斑蝥既可引起急性肾功能衰竭、又可引起泌尿道刺激症状，临床上少尿、蛋白尿、血尿和尿频、尿急、尿痛可同时出现，为避免重复，我们以中药引起的常见泌尿系统不良反应的主要临床表现为依据，对其相关药物作一综合论述。

【病案示例】

患者，女，18 岁，因大便干自服牛黄解毒片（既往无此药用药史），用量 2 片/次，每天 3 次。服 3 次后出现血尿、尿急、尿频、尿痛。发病后立即来我院就诊。尿常规检查：肉眼血尿，尿蛋白（＋－），镜检：红细胞（＋＋＋＋），白细胞少许。经抗过敏，抗感染治疗，痊愈。

[发病机理]

牛黄解毒片引起泌尿道刺激症状和血尿的发病机理目前还不十分清楚。分析其发病机制存在二种可能。其一，牛黄解毒片药物组成中有雄黄、朱砂等有毒药物，这些药物口服可引起黏膜水肿、出血、毛细血管扩张、毛细血管壁通透性增高等胃肠道急性炎症反应，药物自肾脏排泄，对泌尿道具有一定的刺激、损伤作用；其二，可能是由于药物引起的过敏反应，牛黄解毒片的某种成分或代谢产物具有抗原性，过敏体质的患者应用后则因过敏反应引起膀胱黏膜充血、水肿、糜烂、渗血，出现尿急、尿频、尿痛等症。

［治疗方法］

（1）立即停药。

（2）抗感染：可选用对泌尿道感染敏感的抗菌消炎药物，如喹诺酮类（诺氟沙星、氧氟沙星）、氨基苷类（庆大霉素）、硝基呋喃类（呋喃妥因）等药物。

（3）抗过敏：可选用肾上腺糖皮质激素，如氢化可的松、地塞米松等，也可选用氯苯那敏、苯海拉明、异丙嗪等。

（4）中药疗法：辨证治疗。清热解毒，利水通淋。常用金银花，连翘，知母，白茅根，生地黄，车前子，滑石，甘草。水煎服。

［预防措施］

有过敏病史尤其是药物过敏史的患者应慎用或禁用。

（三）少尿、无尿

正常人 24 小时尿量少于 400mL 或 100mL 称为少尿和无尿。由中药引起的急慢性肾小球病变，导致肾小球滤过率降低，或药物损伤肾小管，引起急性肾小管坏死，都可能导致少尿、无尿。

【病案示例】

患者，男，36 岁，患者因右足跌伤，服中华跌打丸 1 粒。服药后 20 分钟，即感头昏心悸，全身奇痒，腰部酸胀、疼痛，尿量减少，既往对青霉素、磺胺类药有过敏史。体检：全身皮肤潮红，可见荨麻疹，两肺呼吸音粗，闻及哮鸣音，两侧肾区明显叩击痛。尿镜检：蛋白（++），红细胞（++），白细胞 0～2/高倍视野。诊断：过敏性肾炎（肾过敏反应），住院治疗。入院后用 10% 葡萄糖 500mL，加能量合剂、地塞米松 15mg 静滴，口服氯苯那敏，维生素 C，治疗 3 天后头昏、心悸，荨麻疹等症状逐渐消失，惟腰部胀痛未减。尿镜检：蛋白（+）、红细胞（+）。继续治疗 20 天，复查尿正常。

［发病机理］

中华跌打丸引起泌尿系统损害多系药物引起的过敏反应。药物组成成分复杂，其中某些成分可能具有抗原性。药物可能通过免疫复合物型或迟发型变态反应引起过敏性肾小球肾炎或间质性肾炎。据报道丢了棒可引起蛋白尿、管型尿、血尿及尿胆红素阳性。

［治疗方法］

（1）及时停药：立即停服中华跌打丸。

（2）抗过敏：以地塞米松；同时可应用抗组胺药如苯海拉明、异丙嗪、氯苯那敏等。

（3）对症治疗：如止血、止痛、抗继发感染等。

［预防措施］

在服用本品应该注意用量、用法、疗程，不可盲目滥用。有过敏史或过敏家族的成员，应慎重使用本品。若内服过敏者，也应停止外用。

（四）排尿困难

由于药物作用引起膀胱内尿液潴留，排出障碍，称之为药物性排尿困难。临床可表现为尿线变细、无力、射程缩短、排尿时间延长或尿终滴沥不尽等症状，甚至尿液潴留于膀胱中而不能排出。多由于药物引起膀胱括约肌收缩，尿液潴留于膀胱而引起，一般发病较急。

【病案示例】

患者，男，68岁，因排尿困难，尿少3天，加重19小时入院。既往有慢性支气管炎病史10年余。患者因咳嗽影响睡眠，于晚上睡前服复方桔梗片4片，总量达8片时出现排尿困难，排尿等候约2分钟，每天从排尿6次减少至2次，总量400mL，仍继续服该药。总量达20片时症状明显加重，全天排尿仅1次，约200mL，并持续19小时无尿，伴头昏、出汗、恶心、呕吐3次，为胃内容物，共600mL，便秘。体检：体温37℃，血压20.0/12.0kPa，表情痛苦，皮肤湿热，弹性尚可。化验：血尿素氮10.5mmol/L（正常值3.2～6.0mmol/L）诊断为复方桔梗片中毒。即停用该药，静脉输液1500mL等，排尿困难逐渐减轻，尿量随之增加，翌日症状基本缓解，尿量1500mL，5天后复查血尿素氮8.8mmol/L，治疗7天痊愈出院。

［发病机理］

复方桔梗片中所含阿片粉的主要成分为吗啡，吗啡能促进垂体后叶释放抗利尿激素，促进远曲小管和集合管部位水 Na^{+} 的重吸收，而使尿量减少，并能提高膀胱括约肌的张力，导致排尿困难甚至尿潴留。复方桔梗片引起尿量减少、排尿困难、尿潴留等可能与应用剂量有关，当然也不排除患者体质因素。

［治疗方法］

（1）立即停药。

（2）对症治疗：局部按摩、热敷、艾灸，或针刺关元穴等，必要时亦可肌注新斯的明等。

（3）保护肾功能，予利尿剂；排出代谢毒素，采用腹透式结肠透析法。

［预防措施］

老年人不宜长期使用含吗啡一类药，必须使用者应采取间断小量给药。用药前还应了解患者体质及用药史。

（五）急性肾功能衰竭

中药所致的肾损害可由某些中药直接损害导致肾功能或肾组织结构的改变和由药物变态反应而造成的肾损害，引起急性肾小管坏死，导致肾脏功能障碍，较轻型病例可有蛋白尿、尿中细胞和管型排出增多，尿量减少，并有氮血症发生，重症表现为尿少或无尿、肾功能骤然中止，停药后经治疗有可能恢复。

【病案示例一】

患者，女，48岁，因卵巢囊肿从1998年6月开始间断服用龙胆泻肝丸6g，每日3次，共服约20盒。2000年1月5日患者出现双睑浮肿，双下肢凹陷性水肿，自觉乏力，夜尿增多，继之出现蛋白尿。入院检查：血压26.7/13.3kPa；尿蛋白每天75mg，尿糖每天100mg；Cr 392.60μmol/L，BUN 18.20mmol/L，HCO_3^- 18.60mmol/L，24hCCr每分钟24mL；尿浓缩功能：6AM 1.018、8AM 1.016、10AM 1.016。B超显示：双肾体积偏小，弥漫性病变。临床诊断为肾小管间质性肾病。经治疗23天后，患者病情平稳。

患者，男，61岁，因恶心、纳呆、消瘦、乏力半年余入院。患者于半年前无明显诱因出现恶心、纳呆，且逐渐消瘦、伴腰酸乏力，遂来我院求治。门诊化验示血色素83g/L，血肌酐607.82μmol/L，尿素氮22.3mmol/L，泌尿系B超：双肾慢性损伤、前列腺炎。患者自述3年前因口苦、纳呆曾口服龙胆泻肝丸（常规量），此后长期坚持服用此药2年，无明显不适。近半年来，患者恶心、纳呆、乏力等症加剧，并出现面色苍白、消瘦，体检发现血肌酐120μmol/L、尿素氮8.3mmol/L。尿常规检查：葡萄糖+/-；24h尿蛋白定量：微量；24h肌酐定量：14.05mmol/L；血β_2-MG：23.2μg/mL；尿β_2-MG：7.64μg/mL；尿NAG酶：36u/g；血肌酐：694μmol/L；尿素氮：24.1mmol/L；二氧化碳：17.3mmol/L；双肾B超示双肾实质轻度损伤。诊断为马兜铃酸肾病、肾衰竭。按肾衰竭常规处理，病情无好转，进行血透治疗后患者病情稳定。本病诊断依据为：①既往无肾脏病及其他损害肾脏的疾病及用药史；②短期内迅速出现肾功能损害且发展为肾衰竭；③血、尿&MG及尿NAG酶明显升高，提示肾小管功能严重受损；④迅速出现的与肾功能损害程度不成比例的贫血；⑤长期服用以关木通为主药的中药制剂（小剂量共服用两年，发病前半年加倍服用）。由于以上诸条原因均符合中草药肾损害的特点，虽然未作肾穿刺（因患者已进入尿毒症期，已无必要再行肾活检），但马兜铃酸肾病的特点已很明确。

患者，男，52岁，因白塞病给予左旋咪唑治疗效果不明显，故间断服用养阴清热凉血或益气健脾利湿中药汤剂治疗半年余，治疗期间溃疡及红斑交替出现，常因进食苹果、西瓜等水果而诱发溃疡。中医辨证治疗后给予参苓白术丸、龙胆泻肝丸、连翘败毒丸交替服用，连续15个月，共服龙胆泻肝丸约6g×280袋。查体时发现尿中红细胞15~20个/小时P，蛋白阴性，血BUN，Cr正常，故考虑可能与服用中药有关。停用龙胆泻肝丸2个月后复查，尿中红细胞减少至3~5个/小时P。后因口腔、阴囊部溃疡再次发作而服用龙胆泻肝丸2周，尿中红细胞增加至15~25个/小时P，并出现蛋白尿300mg/L，停用该药2个月后复查，尿中红细胞又减少，蛋白尿也消失，遂推测为龙胆泻肝丸所致肾损害。

［**发病机理**］

木通性寒味苦，功能清心，利尿通淋，下乳。用于治疗水肿、脚气、乳汁不通、湿热痹痛等。文献报道的病例多数未注明木通类别。木通常用来源包括木通科的木通、白木通，毛茛科的川木通和马兜铃科的关木通（关木通因可导致肾损害，现已被从药品标准中删除，而用木通科木通取代之，现在的龙胆泻肝丸中不含关木通）。关木通（*Caulis Aristolochiae* Manshuriensis）为马兜铃科植物东北马兜铃 *Aristolochia manshuriensis* Kom. 的干燥藤茎。含马兜铃酸A.D.B（aristolochic acid A.D.B），尚含齐墩果酸、常春藤皂苷元等三萜类成分，并含木兰碱。已知马兜铃酸A对离体兔肾血管有一定收缩作用，这是否可用来解释本病比较突出的肾小管功能障碍值得研究。因为肾血流分布的特点决定了肾小管间质较易遭受缺血性损伤。此外常春藤皂苷元及齐墩果酸等，小剂量有利尿作用，大剂量损害肾小管，导致其上皮细胞坏死，严重者可致急性肾功能衰竭，甚至死亡。龙胆泻肝丸中含有木通，有利尿、清热泻火之功效，其致肾脏损害与之含马兜铃酸A有关。关木通的临床规定用量为每日3~6g，且不可常服。崔太根等用《中国药典》法定剂量的关木通水煎剂给大鼠灌胃2个月，发现短时间对大鼠肾功能及肾间质结构无明显的不利影响。一些医生认为关木通大剂量应用才致中毒，但实际上在已有肾脏病变的患者及体质异常者，小剂量长期累积同样可造成中毒性肾损害。

［治疗方法］

（1）一般治疗：卧床休息、补充足够营养等。

（2）对症治疗：维持水、电解质及酸碱平衡；选用敏感抗生素控制感染；透析治疗，包括血液透析血液滤过或腹膜透析；促进肾小管上皮细胞再生修复。

［预防措施］

（1）详细询问患者病史及过敏史，对有肾病及过敏史的患者应慎用或禁用。

（2）用药期间对患者病情状况严密监控，发现问题应及时停药。

【病案示例二】

患者，女，42岁，因咳嗽2天，发热1天，急诊。查体：体温38.4℃，脉搏89次/分，律齐，呼吸22次/分，血压14.7/8.0kPa，神志清楚，双侧扁桃体Ⅱ度肿大，心肺听诊无异常，肝脾未触及，四肢活动自如；血常规检查：白细胞11.3×10^9/L，中性粒细胞86.7%。患者否认既往过敏史和家族过敏史。临床诊断：上呼吸道感染。治疗予莲必治注射液0.5g，加入5%葡萄糖注射液250mL内静脉滴注，每日1次；注射用青霉素钠640万U加入5%葡萄糖注射液100mL内静脉滴注，每日2次。患者在输注第一组输液10分钟左右，全身瘙痒不适，出现皮疹，考虑为莲必治所致不良反应，立即停药。予西替利嗪10mg口服，抗菌药物改为阿莫西林0.5g口服，每日3次，2天后皮疹消退。

［发病机理］

本品所致的不良反应可能与其主要成分是含有共轭键的二萜内酯有关。因其水溶性不稳定，易水解、氧化，在酸性条件下更不稳定，易产生沉淀，而本品与其他药物合用后常可改变药液pH，因此，应尽量避免联合用药。

［治疗方法］

（1）一般治疗：卧床休息、补充足够营养等。

（2）对症治疗：维持水、电解质及酸碱平衡；选用敏感抗生素控制感染；透析治疗，包括血液透析血液滤过或腹膜透析；促进肾小管上皮细胞再生修复。

［预防措施］

莲必治注射液严重不良反应主要为急性肾损害，发病时间短，多在用药1次后即出现，主要症状为腰酸、腰痛，均有肌酐、尿素氮升高，这提示我们临床上要加强对用药过程的观察，加强对用药患者肾功能的监测，及时采取必要措施以防止可能出现的严重不良反应。莲必治注射液联合用药出现不良反应的病例中，除有氨基糖苷类等有肾毒性的药物以外，尚有喹诺酮类、林可霉素、对乙酰氨基酚及氮苄西林等并不具有直接肾毒性的药，因此，临床应用时，应充分了解患者体质，详细询问其药物过敏史，避免与药理作用相似及有肾毒性的药物联合使用，特别要注意与氨基糖苷类抗生素等药物的联合使用。由于莲必治在肾脏分布浓度较高，因此患者在输注高浓度药液时对肾脏更易引起损害，这提示我们应选择适宜的剂量、药液浓度和静滴速度。

鉴于莲必治注射液可致严重的不良反应，使用时应严格遵循药品说明书的要求规范用药，对于老年人、儿童、孕妇、哺乳期妇女以及有肾脏疾患的患者应避免使用，以确保临床用药安全。如出现过敏反应后应停药，必要时给予抗过敏药物，如地塞米松、异丙嗪、马来酸苯那敏、维生素 C、葡萄糖酸钙等进行治疗，如出现皮疹，应减慢滴速或立即停止静脉滴注，必要时使用抗过敏药物。

（六）性功能障碍

是指由中药不良反应导致的性功能障碍，性欲低下，其在男性表现为勃起障碍，射精障碍（表现为早泄、性交不射精）以及异常勃起等；在女性表现为月经异常、闭经等。

【病案示例】

例 1：患者，男，38 岁，因咽喉炎，自服六神丸 30 粒，2 小时后出现阳强不衰，无其他不适，第 2 天仍未恢复正常。后经多饮水，至第 3 天午后才渐渐衰退。

例 2：患者，女，26 岁，孕 8 个月，无流产史。因咽痛口服六神丸 3 次，每次 10 粒。当晚开始腰痛、小腹坠胀，自觉胎动时作，阴道有血性分泌物，诊断为六神丸所致先兆流产。投以泰山磐石散加阿胶、艾叶水煎服，4 剂后胎安，出血止。

[发病机理]

服用本品引起的生殖系统疾病可能是由于六神丸所含的毒性成分，如雄黄、蟾蜍进入体内，经生物转化代谢为有毒物质，可能作用于神经系统或生殖系统，刺激局部充血，从而导致发生药源性疾病。此外，也可能与个体体质差异有关。

[治疗方法]

（1）发生不良反应，立即停药。根据服药时间，可采用洗胃或导泻以减少药物在体内的蓄积。

（2）根据情况对症治疗。如发生阳强时可在中医辨证论治理论指导下，应用中药疏肝解郁、清热解毒、活血祛瘀的原则，可选用逍遥散、加味逍遥散、龙胆泻肝汤等方药加减。此外还可采用针刺放血疗法以清热凉血，活血通脉。如有早产迹象，可用中药保胎治疗；月经紊乱可用相应方法调理。

[预防措施]

（1）孕妇禁用，身体虚弱者慎用。

（2）六神丸中雄黄化学成分为硫化砷，不宜与酶制剂、硫酸亚铁、硫酸盐（硫酸奎宁、硫酸阿托品）、亚硫酸盐、腌制食品同服，以免产生化学反应而降低疗效。

（七）流产、死胎

【病案示例】

患者，女，年龄不详，怀孕期内服约 30mL 含有 1.3% 砷的雄黄制剂，4 天后生下一早产儿，婴儿于 11 小时后死亡，尸检婴儿肾、脑组织中均有高浓度的砷存在。

[发病机理]

其含有毒性成分砷化物，使代谢酶变性，各类酶活力下降，易致重金属砷中毒。由母体代谢紊乱而影响胎儿生长，也可能会直接经胎盘作用于胎儿，造成死胎。

［治疗方法］

（1）一旦出现不良反应，应立即停药。采用催吐、洗胃、导泻等减少毒素吸收。

（2）采用解毒方法，有文献认为，雄黄中毒可用甘草绿豆汤煎浓汁频服解毒。二巯丙醇用于成人可促进砷的排泄。

（3）对症治疗，如发现流产征兆及时用药保胎。

［预防措施］

（1）注意采取适当炮制方法，内服宜慎用，应摒弃饮用雄黄酒或用雄黄来煎炒食品的饮食习俗。

（2）孕妇禁服。

（八）月经异常

主要临床表现为女性服用某种中药后，突然出现阴道不规则出血，或月经量多，淋漓不断，月经减少，甚或闭经，停药后症状减轻或消失。中药导致神经内分泌失调是其主要原因。

【病案示例】

患者，女，27岁，因口干舌燥服用西洋参片，每次3g，每日3次，泡水服用。服药1周后觉不适而停用。月经推迟10天，量少色暗褐，持续1周。患者在此期间未用任何药物，且以往每次来潮都极为准时，停药2个月后经期恢复正常。

［发病机理］

西洋参不良反应可能是由于西洋参具有促进肾上腺皮质激素分泌的作用，可影响肾上腺皮质功能，致性激素异常。另外，患者间存在个体差异，个别患者对该药敏感，当药物成分随血液循环作用于肾上腺皮质后，促进网状带细胞分泌脱氢异雄酮、雌二醇等性激素，对卵巢及子宫内膜产生直接或间接影响，引发月经不调。

［治疗方法］

（1）发生不良反应，立即停药，尽量促进药物排出。

（2）对症治疗。采用温肾壮阳的右归丸或通络散瘀的少腹逐瘀汤等，视患者具体情况酌情加减。

［预防措施］

（1）本品性寒，中阳衰微、胃有寒湿者忌服。

（2）不宜与藜芦同用。服用本品期间，忌食茶叶、咖啡、萝卜。

（3）有过敏史者，慎用或忌用本品。

思考与练习

1. 泌尿、生殖系统不良反应有哪些常见症状？

2. 简述药源性血尿的病因与病理。

3. 案例分析练习：认真阅读以下案例，并按照案例信息格式整理本节涉及莲必治注射剂不良反应的病案。

胖大海致血尿不良反应1例

【案例信息】

（1）患者信息：女，37岁，因患慢性咽炎、音哑服药，过敏史、家族史不详。

（2）药品及用药信息：胖大海，梧桐科植物胖大海的干燥种子，高等教育规划教材收载的用量为2～4枚。本案患者服用胖大海泡服，1日3次，每次2枚。

（3）不良反应信息：

①不良反应发生时间：服药3天后；

②不良反应症状：患者出现恶心、呕吐、腹痛、头昏、心慌不适等症，次日尿呈深黄色，就诊，心率108次/分，节律整，各瓣膜无杂音，双肺呼吸音清，腹软，剑突下轻度压痛，腹肌不紧张，无反跳痛，未触肿块，肝区无压痛，尿常规：红细胞满视野，尿蛋白阳性，其他阴性；红细胞：$4.5 \times 10^{12}/L$，血红蛋白120g/L，白细胞$19.2 \times 10^{9}/L$，中性粒细胞0.82，淋巴细胞0.18；大便潜血阴性；肝功能正常。

③不良反应的治疗及预后：嘱停服胖大海，经补液和对症治疗，尿色正常，尿常规检查正常，一周后不良反应消失。

（4）依据在本节中学到的知识，并查阅相关文献，对题3中的案例进行分析，包括发生机理，治疗方法和预防措施。

第六节　神经系统不良反应

神经系统中药不良反应是由于应用中药引起的以神经系统损害为主要病变、以神经系统症状为主要表现的一类不良反应。神经系统中药不良反应发生率不高，常见表现有头晕、头痛、外周神经损害、惊厥、癫痫样发作、发（过）热等。其既可单独出现，也可伴随其他系统不良反应出现，临床以伴随其他系统不良反应出现较为多见。

神经系统由中枢神经系统和周围神经系统两大部分组成，中枢神经系统主要负责意识、思维、学习、记忆、情感、分析、综合、归纳等高级生理功能，周围神经系统主要负责接受信息刺激、传递神经冲动等功能。神经系统是人体的高级指挥系统，人体的呼吸、循环、消化、泌尿、生殖、运动、营养、代谢、免疫、感觉、睡眠、意识、情感、思维、学习、记忆等各种生理活动都受神经系统的支配和控制。神经系统的生理活动极为复杂，有许多机理目前还不十分清楚，有待于进一步的研究。由于中药成分的复杂性和中药作用机理的多向性，使中药引起神经系统不良反应的机理研究变得更为复杂、困难。神经系统不良反应的常见症状包括头痛、头晕、惊厥、发热、感觉异常、意识模糊、嗜睡、昏睡、谵妄、昏迷、记忆障碍等。

一、病因病理

中药神经系统不良反应的病理变化有局限性、弥漫性、系统性三种不同的类型，局限性变化是指药物所引起的病理损害局限于局部神经组织，如中药对局部神经末梢损害引起的局部麻木、疼痛；弥漫性变化是指药物所引起的神经系统多发、散在、广泛的病理损害；系统性变化是指药物所引起的神经系统内与某些功能有关的组织广泛的损害，如药源性椎体外系症状。中药导致神经系统功能改变或病理损害的机制主要有以下两方面。

1. 直接作用 药物的固有成分或其中间代谢产物直接作用于神经系统，影响神经系统的功能或损害神经系统，是产生神经系统不良反应的主要原因。如川芎及其有效成分川芎嗪能扩张冠脉和外周血管，易透过血脑屏障，改善脑血液循环，治疗冠心病、心肌梗死、脑缺血有较好疗效；但由于川芎及川芎嗪对脑血管的扩张作用，可使脑动脉扩张、搏动过强而引起头痛。半夏、天南星有强烈的刺激性，若没有经过规范的炮制而内服可损害神经末梢引起口唇、口腔、面部麻木、疼痛。苦参中所含的苦参碱对神经系统有直接损害作用，有报道单用苦参60g，服药1h后即出现头晕目眩、下肢软弱无力、麻木疼痛。再如马钱子，其所含的士的宁等生物碱对中枢神经系统有直接兴奋作用，能兴奋脊髓，增加其兴奋性和反射强度，使骨骼肌和内脏平滑肌紧张度增加，当马钱子应用剂量过大，则可引起脊髓广泛的兴奋而导致惊厥。

2. 间接作用 中药的固有成分及其代谢产物也可以通过影响或改变其他器官组织的功能，间接影响或损害神经系统，而引起神经系统的不良反应。如莽草子中毒可以引起惊厥，主要是由于莽草子可导致血 Ca^{2+} 降低。Ca^{2+} 对于神经肌肉正常兴奋性的维持具有重要作用，正常人血清 Ca^{2+} 为 9～11mg/100mL（2.25～2.50mmol/L），当血清 Ca^{2+} 低于 6～7mg/100mL，神经肌肉的兴奋性增高，即发生手足抽搐甚至惊厥。再如洋金花中毒可以引起发热或过热，主要是因其含有东莨菪碱、莨菪碱、阿托品等生物碱抑制了汗腺分泌，导致机体散热障碍，再加上对体温调节中枢也有一定的兴奋作用，因而散热减少、产热增加即出现高热。

二、常见不良反应类型与病案示例

（一）头痛、头晕

在中药的不良反应中头痛、头晕常常同时或先后出现，两者可能并重，也可能一轻一重，所以将头晕、头痛一并论述。头痛即头部疼痛，可表现为整个头部的疼痛，也可以表现为头的某一部分（如额、顶、颊、枕部）疼痛，疼痛的性质有胀痛、刺痛、灼痛、隐痛、搏动性疼痛和电击样疼痛等；疼痛的方式有持续性疼痛和间歇性疼痛。头晕表现为眼前发黑，头晕眼花，头重脚轻，站立不稳，但周围物体无旋转或左右移动的感觉。头晕持续时间长短和严重程度不一，随肇事药物和患者体质的不同有较大差异，轻者仅持续几分钟，仅觉两眼发黑，头晕眼花，并不影响站立和行走；重者两眼昏花，不能站立，持续时间长。

头晕、头痛多伴随其他不良反应出现，而且多为其他不良反应的前驱和部分症状。单纯的头晕、头痛预后良好，停用肇事药物或减轻用药剂量后可以迅速好转。

据报道，可引起头痛、头晕的中药有雷公藤、复方丹参注射液、黄药子、钩吻、狼毒、昆明山海棠片、止痛丹等。

【病案示例】

患者，女，54 岁，因患病态窦房结综合征而服用复方丹参片，每次 2 片，每日 3 次。3 日后突觉胸部憋闷如窒，呻吟不已。遂以 10% 葡萄糖 500mL、复方丹参注射液 10mL 静滴。滴完后约 10 分钟，觉全头及枕部痛胀如劈，辗转不安，血压正常。立即肌注泼尼松 100mg，静注 50% 葡萄糖 40mL，痛势虽缓，仍绵绵不休。此后每于口服复方丹参片约 10 分钟后头痛如前。经观察停服复方丹参片后头痛再未发作。

[发病机理]

药物引起头痛多与药物应用时引起痛觉敏感的脑血管扩张有关。本例复方丹参制剂引起的头痛，其机理可能与丹参中所含成分扩张血管有关，也可能与患者个人体质有关。

[治疗方法]

（1）停用可疑药物。

（2）采用针灸治疗：症状较重可采用合谷、内关、三阴交等穴强刺激；症状较轻及恢复期可采用缓和手法，辨证取穴。

（3）对症治疗：如口服川芎茶调散、天麻丸、芎菊上清丸等。

[预防措施]

（1）对于含有扩血管类有效成分中的药物，应考虑到引发头痛的可能。

（2）对于有该类药物过敏史的患者，应禁用。

（二）惊厥

颜面部、四肢、躯干骨骼肌呈非自主性强直性收缩或阵发性痉挛称为惊厥，惊厥的典型表现是患者突然神志不清，意识模糊或意识丧失，两眼上翻或两眼斜视，双拳紧握，四肢抽搐，全身强直，持续约半分钟后出现阵发性、痉挛性抽搐，口吐白沫，呼吸暂停或不规则，皮肤先苍白后发绀；抽搐几分钟后自行停止，严重者反复发作或呈持续的抽搐状态。抽搐发作时瞳孔散大，对光反射迟钝，腱反射亢进或出现病理反射；抽搐停止后，患者意识可恢复。

药物不良反应引起的惊厥经过及时、有效的治疗，可迅速恢复，预后良好。但若治疗不及时、恰当，病情严重惊厥反复发作或呈惊厥持续状态，则预后不良。

据报道，可引起惊厥的中药有马钱子、莽草子、洋金花、蟾酥、斑蝥、七叶一枝花等。

【病案示例】

患者，男，56 岁，因右手运动不灵活，小指麻木，鱼际肌萎缩，持轻物震颤，以制马钱子研细末内服，每次 0.5g，2 次/天，同时服用补阳还五汤：黄芪 60g、当归尾 6g、赤芍 6g、地龙 6g、川芎 3g、桃仁 3g、红花 3g。每日 1 剂，煎汤冲服马钱子。用药 7 天后，取得明显疗效。间隔 3 天，按原法原方继续治疗，此间，患者于一日早晨饮用红葡萄酒约 200mL，半小时后，呼吸稍急，焦躁不安，四处走动；继之呈阵发性强直性惊厥，探脑，牙关紧闭，流涎，呈狞笑貌，且多言语，表现为典型的士的宁中毒症状，历时 2h 后停止。

[发病机理]

马钱子对中枢神经系统有广泛的兴奋作用，能兴奋脊髓，增强脊髓的兴奋性和反射强度，使骨骼肌和内脏平滑肌紧张度增加；能兴奋延髓呼吸中枢和血管运动中枢，使呼吸加深加快、血压升高；能增强大脑皮层的兴奋和抑制过程，使视、听、嗅等感觉的敏感性增加，对自主神经中枢也具有兴奋作用。马钱子安全范围窄，用药剂量稍大（或相对剂量过大）即可引起脊髓广泛的兴奋而惊厥。

［**治疗方法**］

（1）一般处理：及时停用可疑药物。患者应卧床休息，情绪安定，减少刺激，加强护理，保持呼吸通畅，呼吸困难者吸氧，必要时人工呼吸或机械呼吸。

（2）对症治疗：抗惊厥治疗，以乙醚吸入作轻度麻醉；以异戊巴比妥肌内注射，或静脉滴注；以硫酸镁稀释后静脉注射；以10%水合氯醛稀释1～2倍灌肠。

（3）清除毒物：若属于误服马钱子急性中毒，在惊厥控制后如认为体内仍有药物残留，可采用洗胃、导泻等方法清除毒物。

［**预防措施**］

（1）进行规范炮制：马钱子有大毒，应用前一定要进行严格规范的炮制，以减轻药物的毒性，炮制的方法有二种：一是用砂烫，烫至棕褐色或深棕色方可入药；二是用油炸。

（2）严格用药剂量：马钱子内服多入丸散或研末冲服，剂量为每日0.3～0.6g，不可大剂量用药。外用适量。

（三）发热

人体维持相对恒定的体温有赖于位于视前区前下丘脑的体温调节中枢对产热、散热两个过程的调节。如果药物直接作用于下丘脑体温调节中枢，抑制体温调节中枢的功能，使体温调节能力下降，在炎热的环境中就会引起体温升高。药物也可以通过作用于外周，影响机体的散热功能，如洋金花阻断M受体，抑制汗腺分泌，抑制散热过程，同样可以导致体温升高。据报道，可引起体温升高的中药有洋金花、白果、红花油、鹿茸、黄药子、穿心莲注射液、葛根素注射液、双黄连注射剂、清开灵注射液、穿琥宁注射液等。

【**病案示例**】

患者，男，79岁，以“脑梗死”于1998年1月1日收入院。每日给予葛根素注射液400mg，用生理盐水300mL稀释，在静脉滴注第10天时，输液毕，突感发冷发热，未引起患者注意，症状自行缓解。于第2天，输液毕后10分钟内，再次出现发冷发热，且症状较昨日明显加重，伴寒战，呼吸急促，右腿抽搐，全身发绀，体温高达39℃，经吸氧、物理降温、抗过敏、激素治疗后，症状缓解，体温在6小时内降至正常。

［**发病机理**］

流行病病学病例对照研究和队列研究均表明，葛根素注射剂与短期发热具有相关性。据报道，葛根素注射液致发热反应的发生与年龄及用药剂量无关，但与用药时间有关，大部分病例发生于连续用药10天以上，鉴于葛根素注射液还可引起其他类型的不良反应，如皮肤黏膜过敏、喉头水肿、过敏性休克等，因此其引起的发热可能也属于迟发性变态反应。

［治疗方法］

（1）及时停药：若用药期间出现的发热确实为葛根素注射液所致，及时停药后体温大多可迅速恢复正常。

（2）解热：若停药后体温仍未下降，可选用解热镇痛药口服。

（3）抗过敏：发热病情较重者可应用糖皮质激素，如氢化可的松或地塞米松，采用大剂量突击疗法；伴有皮肤黏膜过敏者可选用抗组胺药物缓解症状。

［预防措施］

（1）询问过敏史：从目前有关葛根素注射液不良反应的报道来看，该药可能具有一定的抗原性，因此用药前应询问患者的过敏性疾病史和药物过敏史，了解患者是否属于过敏性体质。故过敏体质的患者应慎用或禁用。

（2）避免长期用药：由于葛根素注射液引起的发热反应多发生在连续用药 10 天以后，因此可通过避免长期用药的方法来预防，一般连续用药不超过 10 天，必要时停药一段时间后再重复应用。

（四）失眠

失眠是指难以完成正常有效的睡眠。失眠的表现形式多种多样，有入睡困难者，表现为睡眠的前驱时间延长，不易入睡；有睡眠时间缩短者，睡眠中容易觉醒，醒后再入睡困难；有多梦者，且大多为噩梦；有早醒者，醒后即不能再入睡。失眠患者可兼有其中部分或全部症状，而且大部分患者还伴有烦躁不安、兴奋、急躁、头晕等症状。因中药不良反应所致失眠一般预后良好，停用肇事药物或加用镇静催眠药物后，患者的睡眠大多可以得到迅速改善。

失眠是具有中枢兴奋作用中药的常见副作用，当其应用剂量过大首先表现为失眠，若病情加重则兴奋烦躁、躁动不安、头晕头痛、呼吸加深加快、血压升高，甚至出现抽搐、惊厥等症状。据报道，可引起失眠的药物有麻黄、人参、细辛、龙胆草、独活、千年健、松节、红茴香、肉桂、天南星、白附子、白果等。

【病案示例】

患者，男，67 岁，患慢性喘息型支气管炎多年，每年冬季发作，咳嗽、气喘、咯大量白色黏痰，医生先以小青龙汤治疗，处方：炙麻黄 10g、干姜 3g、细辛 3g、半夏 6g、五味子 9g、白芍 9g、金银花 10g、连翘 10g。连服 6 剂，疗效不明显，仍守原方，重用炙麻黄 15g，服用至第 3 剂患者反映入睡困难，烦躁不安，而且睡眠时间缩短。患者既往睡眠状况良好，推测失眠可能与麻黄应用剂量过大有关，停药 2 天后，患者失眠症状消失。

［发病机理］

麻黄的主要成分麻黄碱有拟肾上腺素作用，能兴奋心脏、收缩血管、解除支气管平滑肌痉挛，麻黄挥发油有发汗解热作用，麻黄碱对中枢神经系统有较强的兴奋作用，较大剂量麻黄碱能兴奋皮层和皮层下中枢，引起兴奋、烦躁、失眠、不安，可见麻黄引起的失眠是麻黄的固有作用。

[治疗方法]

兴奋、失眠是含麻黄碱类药物应用后出现的副作用，主要采取对症治疗，在夜间可服用镇静催眠药，如巴比妥类药、安定类药，亦可内服异丙嗪，异丙嗪既有中枢抑制作用可治疗兴奋、失眠，又具有抗组胺作用，可增强麻黄止咳平喘作用。

[预防措施]

（1）注意用药剂量：对中枢神经系统的兴奋作用是麻黄的固有作用，为了减轻麻黄引起的兴奋、失眠，应该避免大剂量用药，麻黄入汤剂剂量以2～10g为宜。

（2）配伍用药：为了预防麻黄引起的失眠、兴奋，可于方中适当配伍一些具有宁心安神、镇静催眠的药物，如柏子仁、酸枣仁等。

思考与练习

1. 神经系统不良反应的常见症状有哪些？

2. 简述神经系统不良反应的病因与病理？

3. 案例解析题

仔细阅读以下不良反应案例。并仿照此案例对本章中葛根素注射剂的不良反应案例进行格式修改。

山豆根致神经系统不良反应/事件1例

【案例信息】

（1）患者信息：女，11岁，过敏史、家族史不详。

（2）药品及用药信息：山豆根为双子叶植物纲豆科植物越南槐的干燥根及根茎。高等教育规划教材收载山豆根的用量为：3～6g。本案患者因低热、咽痛3天，服用山豆根水煎液40g。

（3）不良反应信息：①不良反应发生时间：服药后2h。②不良反应症状：恶心及频繁呕吐6次，呕出为胃内容物。3h后突然全身抽搐发作，伴不省人事，小便失禁，持续0.5h后发作停止，渐醒，但遗有讲话不清。查体：脑电图及脑脊液常规检查均正常。行CT扫描示：双侧基底节低密度灶。角膜K－F环阴性，言语困难，张口、伸舌受限，全身向一侧强烈扭转。四肢肌张力铅管－折刀样增高，腱反射亢进，双膑阵挛、踝阵挛阳性，双下肢Babinski's sign征阳性。肝肾功能及免疫球蛋白正常，血清铜23μmol/L，铜氧化酶0.6活力单位，铜蓝蛋白29.17μmol/L。③不良反应的治疗及预后：给予地塞米松（2mg/kg·d），3天为1个疗程，每月治疗1个疗程，共3个疗程。症状未见明显改善。

（4）依据在本节中学到的知识，并查阅相关文献，对题3中的案例进行分析，包括发生原因、机理，治疗方法和预防措施。

第七节　皮肤不良反应

皮肤主要由表皮、真皮、皮下脂肪组织及皮肤附属器组成。其生理功能体现在以下四个方面：其一，皮肤的屏障作用和吸收作用。皮肤覆蔽全身，防止体内水分、电解质和其他物质的丧失；阻止外界有害物质的入侵。因此，皮肤在保持机体内环境的稳定上起着重要的作用。其二，皮肤的分泌和排泄作用。皮肤通过汗腺来分泌汗液，通过皮脂腺来排泄皮脂，对维持人体的生理功能起着多重作用。其三，皮肤的体温调节作用。皮肤在体温调节中枢的调节下参与体温的调节。其四，皮肤的感觉作用。感觉神经末梢和特殊感受器在皮肤中广泛存在，可感觉体内外各种刺激，引起相应的神经反射，维护机体的健康。

皮肤不良反应包括过敏性皮炎、接触性皮炎、荨麻疹、皮肤瘙痒、面部痤疮、斑秃、色素沉着等，严重者可引起全身剥脱性皮炎、重症大疱型多形性红斑样药疹，甚至继发多脏器损害。皮肤中药不良反应临床有如下特点：①一般发生于药物过敏者；②皮损可能与药物的药理作用无关，与用药量或有一定相关性，或无明显关系；③有一定的潜伏期，从数分钟到数天不等；④皮疹表现多样性；⑤皮损治愈后，如再用与致敏药物相似的药物，常可引起交叉过敏；⑥抗过敏药物常有效。皮肤不良反应的常见症状包括瘙痒、斑疹、丘疹、水疱、脓疱、溃疡、鳞屑、风团结节等。

一、病因病理

（一）非过敏反应

1. 中药的局部刺激性 一些芳香、辛窜的中草药具有较强的刺激作用。如辛夷，可刺激黏膜，引起水肿；威灵仙中原白头翁素具有强烈的刺激性，外用时可使局部皮肤呈潮红、刺痛及水肿、水泡；长期应用雄黄，由于砷剂刺激上皮细胞过度增生，可引起皮肤过度角化，称砷角化病，最常见的类型为掌足皮肤过度角化，伴有疣状损害；又由于砷可影响表皮代谢，易蓄积引起色素沉着，称砷黑变病，其特点为皮肤发黑，好发于躯干并夹杂有点状、无萎缩的色素减退斑。此外，砷剂对皮肤的刺激损害，外用常可引起皮疹或皮肤炎症。

2. 中药对神经－内分泌的影响 口服藏红花不当，可引起神经营养障碍，内分泌机能失调，造成广泛性斑秃；雷公藤具有细胞毒作用，特别对增殖较快的卵巢中的卵泡细胞尤为显著，而卵巢组织也参与调节色素分布，如果卵巢功能受到抑制，使抗黑变素分泌减少，致使黑变素调节功能失调，造成色素沉着。

3. 中药的光感作用 内服或外用某些中药可改变机体对光线的吸收。补骨脂含有多种呋喃骈香豆素类化合物，其8－甲氧基补骨脂和5－甲氧基补骨脂内脂吸收紫外光能力最强，并且脂类药物与表皮的亲和力强，皮肤长时间接触大剂量补骨脂的光敏物质成分后，不易洗脱，再经过含有中波段紫外线（250～320nm）等光源照射后，暴露的皮肤吸收超过常量数倍的紫外线，储存能量而发生能量传递，产生光化学反应，可引起光毒性接触性皮炎。正红花油所致接触性皮炎后继发日光性皮炎亦可能与光感作用有关。

（二）过敏反应

过敏是导致皮肤系统中药不良反应的主要病例机制之一。其发生与中药的抗原性相关也与患者体质有关。内因是患者自身体质的差异，外因是使用了可作为抗原或半抗原的某些中草药或中成药。中药可作为半抗原与机体组织蛋白结合形成完全抗原，引起皮肤过敏反应。

某些中药可作为异种蛋白引起人体过敏性反应，如水蛭可引起过敏性皮疹、全蝎可引起全身剥脱性皮炎、外用苍耳子可致接触性皮炎、黄龙咳喘颗粒剂致荨麻疹型药疹、服用大活络丹可致过敏反应等。皮肤过敏反应有Ⅰ、Ⅲ、Ⅳ三型变态反应。其致病机制如下。

1. Ⅰ型变态反应　机体首次接触变应原刺激后，产生的IgE具有亲细胞的活性，能与肥大细胞和嗜碱性粒细胞结合，此后如果再接触同一变应原，与附着于上述细胞表面的IgE结合而发生反应，可抑制细胞膜上的腺苷环化酶，使细胞内环磷脂腺苷（cAMP）的浓度减低，导致组织胺释放。同时多形核白细胞释放出一种慢反应物质（SAS－A），再由这些物质引起一系列化学反应，再激发或释放出5－羟色胺、缓激肽、肝素等血管活性物质，引起荨麻疹、过敏性休克、血管性水肿等过敏反应。

2. Ⅲ型变态反应　机体遭受抗原入侵或出现自身抗原，可引起免疫应答，与相应的抗体形成免疫复合物，如果免疫复合物不能被及时清除，在局部沉积，可激活补体，使中性粒细胞聚集，吞噬和溶酶体酶释出，引起组织损伤。如血管炎、荨麻疹等。

3. Ⅳ型变态反应　本来反应一般经历两个阶段——致敏或诱导期与激发阶段或反应期。变应原进入表皮后，与载体蛋白形成半抗原－载体蛋白复合物（即变应原或全抗原），被Langerhans细胞捕获，将抗原信息传递给T淋巴细胞，使T细胞致敏，成为免疫母细胞。免疫母细胞分化，产生T效应细胞和记忆细胞。再次接触同类抗原后，T效应细胞产生多种淋巴因子而引起一系列皮肤炎症反应。如湿疹样及麻疹样药疹、剥落性皮炎等。

二、常见不良反应类型与病案示例

（一）荨麻疹型药疹

荨麻疹型药疹是一种较常见的因使用中药引起的皮肤黏膜过敏性反应，其特征为具有剧痒的一过性局限性水肿性皮疹。通常发病急，皮肤潮红、红色斑丘疹、瘙痒、黏膜水肿等。一般预后良好，停药后皮损容易恢复。皮损严重及持久者，可对症治疗。据报道引起本症的药物有牛黄解毒片（丸）、六神丸、水蛭、双黄连粉针剂、清开灵注射液等。

【病案示例一】

患者，女，56岁，因全身酸痛伴发热3天就诊。经查体及实验室检查，临床诊断为病毒性感冒，给予双黄连口服液20mL，1日3次。服药当晚患者感全身瘙痒，次日早晨出现皮肤片状、风团样红疹，即自行口服氯苯那敏2片，未见好转。来院就诊，予以5%葡萄糖1000mL加双黄连注射剂3.6g静脉滴注，液体滴入过程中，患者出现烦躁、大汗、皮肤瘙痒加剧，即予5%葡萄糖、维生素C 2.0g、地塞米松5mg静脉滴注，10分钟后患者症状明显减轻，体温逐渐恢复正常，但继而出现呕吐、腹泻，疑为“胃肠型荨麻疹”。予对症治疗，未见异常反应。第2天按常规继续给予5%葡萄糖500mL、双黄连1.8g静脉滴注，约0.5h后，患者出现烦躁不安，伴有胸闷、气短、面色苍白、大汗淋漓。体检：体温39.1℃，血压10.7/7.5kPa，心率104次/分钟，律齐，全身皮肤再次出现大片状、风团样皮疹。怀疑为双黄连引起的过敏反应。

［发病机理］

该药物所含成分或杂质，进入机体后作用抗原或半抗原与载体蛋白结合，诱导体内产生相当量的IgE，并和组织中的Fc受体结合，使机体呈致敏状态。当机体再次接触相同抗原的药物时，结合半抗原的载体蛋白能与IgE结合，使肥大细胞脱颗粒，产生过敏反应。此外，药物进入人体也可能直接激活补体系统，直接或间接作用于靶器官而引起过敏反应。

［治疗方法］

（1）立即停止服用该药物。

（2）抗过敏治疗：给予抗组织胺类药物或地塞米松。

（3）对症处理：休克可针刺入人中、十宣、内关、涌泉等穴强刺激，并实施休克治疗；眩晕针刺百会、合谷、风池、丰隆、行间，轻刺激，不留针；伴咳嗽针刺定喘、天突、膻中、气海等穴，中度刺激。

［预防措施］

（1）询问患者用药史及过敏史，有该类药物过敏史者应禁用此药物。

（2）做好用药过程中的监控工作。

（3）双黄连粉针剂经临床应用，疗效肯定；但大剂量应用时，不良反应发生率高。在临床应用中应注意药物的浓度、点滴速度，以较低剂量达到较好疗效，尽量减少皮肤疾病以及其他不良反应的发生。

【病案示例二】

患者，男，5岁，因患流行性腮腺炎，高热2天，用清开灵注射液8mL加入5%葡萄糖60mL中静脉滴注。用药后患儿即出现喷嚏，约5分钟后出现荨麻疹样药疹，开始为双眼睑，继而面、头颈、小腹、生殖器部出现风团，皮肤潮红，鼻塞，鼻黏膜、睑结膜水肿。检查：P150次/分钟，R32次/分钟，T39.1℃。立即停用清开灵，以10%葡萄糖加地塞米松2mL，静脉滴注，异丙嗪12.5mg肌注，10%葡萄糖酸钙5mL加入10%葡萄糖20mL中缓慢静注，阿尼利定1.2mL肌注。经上述处理30分钟后，患儿症状平稳，药疹范围未再扩大。1小时后风团消失，仍有睑结膜水肿。复查：P130次/分钟，R30次/分钟，T38.5℃。经用醋酸可的松滴眼液滴眼，降温等措施，于次日晨8时，患儿症状全部消失。

［发病机理］

注射液中牛磺酸、绿原酸等可作为变应原引发Ⅰ型变态反应；也可能为过敏样药物反应，即药物直接刺激肥大细胞脱颗粒或嗜碱性粒细胞释放过敏介质，或直接刺激补体，直接或间接作用于靶器官，导致过敏反应。

［治疗方法］

（1）立即停止服用该药物。

（2）抗过敏治疗：给予抗组织胺类药物或地塞米松等。

（3）其他对症处理。

［预防措施］

（1）用药前了解用药史，有该药物过敏史者禁止再次使用。

（2）用药过程中严格按程序操作，严密观察患者病情变化，预防不良反应的出现。

（二）接触性皮炎

中药药源性接触性皮炎大多是中药外用引起的。其临床特点为发病迅速，快者几分钟即可在接触药物部位的皮肤发生红肿起疱，慢者可于几周或几个月后发生湿疹样皮炎表现。一般症状为在接触部位发生边缘鲜明的损害，轻者为水肿性红斑，较重者有丘疹、水疱，甚至大疱。更重者则可有表皮松解，甚至坏死。其组织病理主要表现为急性或亚急性炎症。若由变态反应引起，真皮乳头及乳头下血管扩张、充血，周围水肿，常见淋巴细胞、组织细胞和不等量嗜酸细胞浸润，基层和棘层呈海绵状态，细胞内水肿较轻。若由原发刺激引起，表皮浅层病变常较深层严重，细胞间水肿较轻，细胞内水肿显著。如能及早祛除病因和做适当处理，可以速愈。

据报道能引起接触性皮炎的中药有夏枯草、正红花油、苍耳子、朱砂、威灵仙、补骨脂、金钱草、白果等。

【病案示例】

患者，男，62 岁，因全身皮疹伴剧痒 2 天入院治疗，过敏史、家族史不详。患者于 2 天前在某温泉接受药浴，洗浴时加入单味中药夏枯草煎制的汤液。2 小时后，全身出现红斑伴瘙痒，并逐渐加重，难以忍受。自服氯苯那敏 4mg、外搽皮炎平乳膏无效。皮肤科检查：躯干、四肢大片鲜红斑片，部分区域呈水流状，边缘清楚，其间见数个淡黄色大疱，面部有少许类似皮疹。诊断：夏枯草接触性皮炎。治疗：地塞米松每天 10mg、维生素 C 每天 3g 静脉注射，3% 硼酸溶液外敷，地氯雷他定片每天 5mg，口服。起效后将地塞米松逐渐减量至完全停用，1 周后痊愈出院。

[发病机理]

本例患者接触添加单味夏枯草成分的浴液之后迅速出现瘙痒性皮疹，依据其病史及皮疹形态学特征可以确诊为接触性皮炎。接触性皮炎有原发性刺激与变态反应两种病因，而夏枯草煎液并非强酸或碱性物质，故考虑本病主要由变态反应机制引起。本病例应与浅二度烫伤鉴别，后者有剧痛、水肿、皮肤易擦破等特征。

[治疗方法]

（1）去除病因：在治疗过程中，去除病因是根本的疗法。如果原因不明，应详细了解病史，进行斑贴试验甚至再暴露试验等以找出其原因而去除之。

（2）局部清洁：用温水、硼酸水、过氧化氢、醋酸铝液清洗。如有油脂，用橄榄油或植物油（如蓖麻油）清洗。如有厚的痂皮用水杨酸油在纱布厚涂一层敷于患处，24 小时后用油洗。在肢端，可用高锰酸钾溶液湿敷，每日数次。第一次清洗可用少许碱性肥皂或中性肥皂，大量清水冲洗，如一次不能洗净，可先湿敷数次再清洗之。

（3）避免再刺激：任何接触性皮炎均应避免再刺激，如热水烫、肥皂洗、摩擦、搔抓、用药不当、日晒、饮酒或食用其他刺激性食物。特别是搔抓，应说服患者一定要避免。事实上，一般较轻的接触性皮炎，只要去除病因，再加局部清洁，如不再刺激，可很快痊愈。

（4）对症治疗：即根据具体情况作相应的处理，如皮炎只有红肿或一些丘疱疹，而无破溃面或溢液、化脓，可外用含有1% ~2% 樟脑和1% 薄荷的炉甘石洗剂或（和）5% 薄荷脑粉剂，每日搽5 ~6 次以上。当粉干燥后在皮肤上堆积起来，必须用冷水冲掉后才能再上药。粉剂有散热的作用，能使皮肤温度降低，血管收缩，一般的炎性反应就可消失而痊愈了。伴大量渗液糜烂时，必须用3% 硼酸溶液或醋酸铝溶液进行湿敷；如有继发感染，则可用雷索辛 - 依沙吖啶溶液或高锰酸钾溶液（1∶5000）浸泡或湿敷。经过湿敷后，皮损可能很快干燥，即可改用2% 雷索辛硫黄糊剂、5% 硫黄煤焦油糊剂或3% ~5% 糠馏油糊剂等，如皮损已干，可涂皮质激素类霜剂或其他安抚止痒剂。

（5）抗过敏治疗：给予抗组织胺类药物或地塞米松等。

［**预防措施**］

（1）详细了解患者过敏史及用药史，避免再次接触而发病。

（2）本病的发病与接触有关，因此，做好预防工作十分重要。特别是一些过敏体质的患者，应尽可能避免使用刺激性的药物。

（三）光敏性皮肤反应

光敏性皮肤反应是皮肤接触或系统地吸收某种光感物质后，经过一定波长和时间照射后引起的皮肤损伤。其原因有二：一是由于光感物质吸收光能量后，释放出能量造成细胞损伤；二是光感物质发生某些化学变化成为半抗原，与组织蛋白结合形成全抗原，刺激机体产生体液或细胞免疫，经过一段潜伏期后，再接触此物质并光照，可出现红斑、丘疹、水泡等湿疹样改变或日光性荨麻疹等。一般预后良好，停药后皮损容易恢复。皮损严重及持久者，可对症治疗。据报道引起本症的药物有补骨脂、白芷、红花油等。

【**病案示例**】

患者，男，10 岁，因经常夜间尿床煎服中药补骨脂1 剂。次日经阳光照射，当天晚上于头面、前胸、四肢皮肤暴露部位出现红肿热痛。第3 天出现大小不等的红斑、水疱。用中药煎洗，肌注苯海拉明，均未见明显好转入院。查体：T36.8℃，急性病容。皮肤科情况：头皮、面部、前胸及四肢远端皮肤可见大片弥漫性鲜红或暗红色斑片，红斑上有大小不等的水疱，部分水疱已溃破，可见潮红糜烂面。触痛瘙痒明显，尼氏征阴性。既往曾口服补骨脂后皮肤暴露部位出现红斑和水疱。诊断：光感型药疹。予地塞米松、维生素 C、10% 葡萄糖酸钙静点，红霉素、维生素 C、氯苯那敏口服，局部用3% 硼酸溶液湿敷及对症处理，1 周后痊愈。

［**发病机理**］

补骨脂含有多种呋喃骈香豆素类化合物，吸收一定波长的紫外光，放出可见的荧光，尤其以8 - 甲氧基补骨脂和5 - 甲氧基补骨脂内脂吸收紫外光能力最强，并且脂类药物与表皮的亲和力强，皮肤长时间接触大剂量补骨脂的光敏物质成分后，不易洗脱，再经过含有中波段紫外线（250 ~320nm）等光源照射后，暴露的皮肤吸收超过常量数倍的紫外线，储存能量而发生能量传递，产生光化学反应，可引起光毒性接触性皮炎，皮炎病愈后导致色素沉着。

［治疗方法］

（1）及时停止药物接触，局部清洗。

（2）药物治疗：维生素 B 族，特别是口服烟酰胺有降低皮肤光敏作用；抗疟药氯喹和羟氯喹的小剂量间歇使用对某些多形性日光疹常有效；发作期间尚需服用抗组胺药，严重者有时需用皮质激素或免疫抑制剂如硫唑嘌呤等控制病情。

（3）对症治疗：对于皮损要抗感染、抗炎，使用抗生素及消炎药物，还可选用中药，如绿豆、赤小豆、金银花、紫草、生甘草煎水内服外洗。

［预防措施］

（1）在工作中大量或长时间接触含有光敏物质的药物时，应避免皮肤直接接触；内服此类药物时，量不宜过大，告诫患者避免强光照射及可能引起的潜在危险。

（2）已有药物接触史者，要避免直接日晒及反射光线，在日常生活和工作环境中避免再次接触。

（3）若使用光敏药物，要及时使用遮光剂。要求光保护指数（SPF）高，作用稳定持久、无毒性和变应性，使用方便。常用的化学性遮光剂可吸收 UVB 和（或）UVA。物理性遮光剂可反射或散射整个 UV 波段和可见光，如三氧化钛、氧化锌、高岭土等，其中可适当加入氧化铁红和氧化铁棕等色素以使患者乐意使用。数种遮光剂的混合制剂的效果常更好，如 PABA，二甲基辛脂和二苯甲酮，二羟基丙酮和萘醌等，其遮光范围提高且有较好的抗水洗作用。遮光剂宜在外出前 10～15 分钟均匀涂于暴露部位皮肤。对皮肤较白易引起日晒伤的人，应用 SPF 大于 15 的高效遮光剂，而对皮肤色素较深的人，应用中效遮光剂（SPF 为 6～8）即可。

（四）固定性药疹

中药不良反应所致之固定型药疹的特点是在局部皮肤散在分布等大圆形水肿性紫红色斑，皮疹上可有小水疱，伴瘙痒灼热感。在再次使用引起该病的中草药或中成药后，在原处出现同样大小形态的皮损。它是中药引起的药疹中最常见的一种，致病的中药品种较多。但经过积极地抗过敏、抗炎及对症治疗，都会收到较满意的临床疗效。中药牛黄解毒丸、双黄连粉针剂、雷公藤、正天丸等有此种不良反应的报道。

【病案示例】

患者，男，66 岁，因反复双上肢对称性片状红色皮损 7 月余、发作 2 天就诊，过敏史、家族史不详。用黄芪 30g 每天煎汤代茶频饮。首次服药后 2 天，发现双侧手背部皮肤出现对称性片状红色皮疹，翌日来医院门诊，经询问患者无药物过敏史，肝肾功能均正常，停止服用后皮疹自行消退。

［发病机理］

黄芪致皮肤损害的不良反应发生机理可能与过敏有关，具体致敏成分尚不明确。提醒医护人员及患者在使用该饮片或含有该饮片的中药汤剂、注射剂时要加强观察，一旦出现异常情况后应停药及时处理。

［治疗方法］

（1）迅速诊断，及时停药：根据突然发病，皮损大多发生在暴露部位，其边缘鲜明，在病因去除后皮损迅速消失，而再暴露后又可再发等情况，即可确诊。必要时可做皮肤斑贴试验以寻找致敏原。用药中出现恶心呕吐、腹痛腹胀、肝肾区疼痛，尿中出现蛋白及血清中转氨酶不正常时，应立即停药。

（2）排出毒物：出现反应后，一般除催吐洗胃、灌肠、导泻外，可服鲜萝卜汁或莱菔子煎剂，也可用鲜韭菜汁或浓茶等解毒。

（3）局部清洁：可根据皮肤损伤情况，选用不同的洗剂，参照本章正红花油条下。

（4）避免再刺激：包括热水烫、肥皂洗、摩擦、搔抓、用药不当、日晒、饮酒或食用其他刺激性食物。特别是搔抓，应说服患者一定要避免。

（5）对症治疗：抗过敏可口服特非那定等，外用皮炎霜膏、皮炎王等，1 日 2 次。抗感染能预防皮损的继发感染，加重病情。使用消炎药：使皮损炎症消退，迅速恢复。

[预防措施]

（1）了解患者过敏史，有该类药物过敏者禁用或慎用。

（2）严格限制剂量：个体反应差异大，故建议从小剂量开始应用，逐渐增加剂量，并注意观察，出现问题及时停药。

（五）多型红斑

由中药不良反应所致之多形红斑性药疹是一组累及皮肤和黏膜，表现为红斑、丘疹、水疱、紫癜及风团等的急性自限性且常复发的炎症性皮肤损伤。本病的早期病理变化是真皮上层水肿，血管扩张充血，管壁肿胀，可有纤维蛋白样变性，周围有淋巴细胞、嗜酸粒细胞和中性粒细胞浸润，水疱位置在表皮真皮交界处，或在基底层细胞中，疱顶表皮可完整，部分甚至完全坏死。局部皮损的同时可伴有全身不适，如发热、口干、心烦，重者可见继发感染及电解质紊乱。经积极治疗，一般预后良好。双黄连粉针剂、牛黄解毒片、木瓜丸等可引起此类不良反应。

【病案示例】

患者，男，67 岁，因慢性肾炎给予刺五加注射液 40mL，加入 10% 葡萄糖液 500mL 静滴，每日 1 次，到第 9 日时患者突感全身皮肤瘙痒，继而出现泛发性皮疹及寒战、高热、咽痛，体温 39.8℃，口腔黏膜糜烂，球结膜充血水肿，有多量脓性分泌物，全身皮肤满布紫癜及红斑样药疹，上有水疱及大疱，诊为大疱型多形性红斑样药疹。立即停用刺五加注射液，加用抗生素、地塞米松、大剂量维生素 C、西替利嗪等治疗。10 余天后皮疹消退，双足背出现片状皮肤脱屑。

[发病机理]

刺五加注射液可引起重症大疱性红斑样药疹，可能与其所含成分有关。此注射液中所含成分或杂质引起Ⅰ型变态反应；也可致敏 T 细胞，诱发Ⅳ变态反应；也可能直接激活细胞毒性 T 细胞，而引起皮肤损害等症状。

[治疗方法]

（1）一旦发生不良反应，立即停药。

（2）对症治疗：予抗过敏疗法，依其损害类型、病情轻重和病变部位而施以不同治疗，一般可给抗组胺制剂、钙剂，静脉注射维生素 C 等。重症病例给予皮质激素合并抗生素治疗，需要时可输血，并给予高蛋白饮食等支持疗法。丘疹形的皮肤红斑可选用炉甘石洗剂或扑粉，水疱大的可抽吸疱液，糜烂渗液需应用 3% 硼酸溶液湿敷；口腔黏膜糜烂可用 2% 碳酸氢钠溶液漱口；眼部损害用生理盐水冲洗后，涂硼酸眼膏或可的松眼药水。需防止粘连、继发感染以及角膜溃疡穿孔等。

［预防措施］

（1）了解患者过敏史，对刺五加过敏者应禁用。

（2）对患者进行监测，以防不良反应的发生。

（六）剥脱性皮炎

剥脱性皮炎是一种累及局部或几乎全身皮肤的慢性红斑鳞屑性皮肤病，组织学改变为非特异性，表皮为角化不全间以角化过度，角质层和棘层分离，粒层变薄或消失，棘层肥厚。细胞内或细胞间水肿和海绵状变性，有时可见细胞液外渗和小脓疡。临床可见皮肤瘙痒、潮红、皮丘疹、渗出、剥脱、溃疡、创面鲜红，可继发感染并伴有全身不适。明确诊断后应迅速解除病因，对症治疗，可使病情得到控制。若病情严重，则可导致电解质紊乱或继发感染，引起严重后果。

【病案示例】

患者，男，80 岁，因脑血栓形成，服用补阳还五汤加全蝎 5g 治疗。服 3 剂后，患者全身瘙痒，略有疼痛，四肢伸侧及脐、腹周围皮肤均散在大片丘疱疹，伴有少许渗出液，并可见红斑、结痂、脱屑。诊为剥脱性皮炎。立即停药，并给以西药抗过敏及中药五味消毒饮加味治疗，1 周后皮炎逐渐消退，结痂基本脱落。疑为全蝎所致皮炎。将全蝎去掉，守方再服数剂，未再出现剥脱性皮炎。

［发病机理］

蝎毒属于异体蛋白，可作为变应原进入机体引发Ⅳ型变态反应而导致皮炎。此外，蝎毒对中枢神经系统、周围神经、肌肉神经的传导机能等有选择性的毒害作用，可引起心律失常，传导阻滞，循环衰竭和心脏骤停等。

［治疗方法］

（1）祛除病因，立即停用可疑肇事药物。

（2）全蝎中毒后，可进行以下治疗处理：以 0.02% 高锰酸钾溶液或 0.5% ~1% 鞣酸溶液洗胃，并服硫酸钠 30g 导泻；口服活性炭悬浮液或浓茶吸附和沉淀毒素，减少毒物的吸收；静脉点滴 5% 葡萄糖盐水或生理盐水 1500 ~2000mL，加入维生素 C1 ~2g，促进排毒解毒；静脉缓慢推注 10% 葡萄糖酸钙和乳酸钙；肌内注射硫酸阿托品或用水合氯醛、安定等；呼吸困难或麻痹时，立即吸氧，给予呼吸中枢兴奋剂尼可刹米、洛贝林，情况严重者可静脉点滴呼吸三联针。

（3）一般护理：由于本病患者有全身症状，对蛋白质和电解质的平衡、循环状态和体温等都需密切观察，因此住院治疗为宜，尤其是急性阶段。入院治疗能提供温暖清洁的环境和良好皮肤护理。皮肤干裂时给予无刺激的油剂、霜剂或软膏，如氢化可的松霜、蓖麻油或硼酸软膏等。糜烂渗液处进行湿敷。潮湿的皱襞部位给予单纯扑粉等。

（4）皮质激素：皮质激素是治疗本病的唯一有效药物，应及早足量给予。一般采用泼尼松口服，每日30～40mg（或相当剂量的其他皮质激素）。病情发展急剧者可选用氢化可的松或地塞米松静脉点滴。症状控制后再逐渐递减激素的剂量，大多需要维持用药一段时间，维持量视病情而定。激素治疗过程中，可能会引起一些副作用，特别是长期大量应用时副作用最多，最严重的副作用为消化道出血、肺炎和败血症。

（5）抗感染：本病患者易有继发感染，常为致死的主要病因之一。在有继发感染时，应给予足量广谱抗生素以便在短时期内控制感染。除细菌感染外，真菌感染和病毒感染的机会也较多，应密切观察，一旦发现应及时治疗。

（6）止痒：患者常有明显瘙痒，影响饮食和睡眠，皮肤搔破后易感染。采取有效止痒措施，有利于病情恢复。常用的为内服抗组胺药物，外搽无刺激的止痒洗剂或霜剂。

（7）支持疗法：密切注意水电解质平衡状况，若出现紊乱，应及时纠正。同时注意补充能量。

［预防措施］

（1）用药前了解患者过敏史，严格掌握药物适应证。

（2）全蝎在临床应用时，要严格控制剂量。一般入汤剂口服量为2～5g，研末吞服0.6～1g，外用适量。中毒量为20g以上，中毒潜伏期为1～4h。

（3）应用中实施监测，一旦发生不良反应，马上停药。

（七）过敏性皮疹

临床表现为局部皮肤出现散在出血点、红疹，斑疹、丘疹、水疱，渐次蔓延至全身，皮疹红、肿、痒、痛，尤以瘙痒最为明显。有的可在四肢出现大片红斑，局部疼痛不适，可伴有恶寒、发热、心慌等全身症状。过敏性皮炎只要进行及时、适当的治疗，预后良好。

据临床报道，西黄丸、防风通圣丸、川乌、大活络丹、茵栀黄注射液、刺五加注射液、脉络宁注射液等等可引起此不良反应。

【病案示例一】

患者，女，17岁，因发热、周身乏力、纳差1周，尿黄2天，于1999年5月21日入院。既往无明显药物过敏史。查体：皮肤、巩膜轻度黄染，心肺无异常，腹平软，肝肋下约1cm，质地软，边缘锐利，肝触痛阳性。化验：ALT860U/L，BIL 50μmol/L，乙肝5项化验结果均为阴性，抗－HAV阳性。入院诊断：急性黄疸型甲肝型病毒性肝炎。采取常规肝治疗方案，对症治疗的同时给予10%葡萄糖250mL加茵栀黄注射液，20mL静脉滴注，连续2日在输入茵栀黄注射液30分钟后，输液上臂出现多个红色斑丘疹，伴瘙痒。查体：体温36.5℃，脉搏80次/分，呼吸18次/分，血压14.0/10.0kPa，心肺无异常，腹平软。考虑为过敏反应，立即停用静脉滴注茵栀黄注射液，肌内注射氯苯那敏，1小时后皮疹消退。停药后上述症状未再出现，证实系茵栀黄注射液过敏。

［发病机理］

发病机理尚不清楚，推测可能是方中某些药物成分或杂质，引发Ⅰ型和Ⅲ型变态反应。

［治疗方法］

（1）一旦发生不良反应，立即停药。

（2）抗过敏治疗：给予抗组织胺类药物或地塞米松等。

（3）中药治疗：选用疏风凉血、止痒中药。

（4）其他对症治疗：补充钾盐，调节水电解质平衡；心律失常者，给予抗心律失常药；若心跳停止，立即给氧或人工呼吸；注射尼可刹米、洛贝林等呼吸中枢兴奋剂，以及升压素、肾上腺素等；病情控制后应立即输入葡萄糖生理盐水及补钾，以防抽搐反复发作，加速毒物排泄，严密观察，及时投入抢救。

［预防措施］

（1）去除病因是根本的疗法。过敏体质及对本药过敏者忌用。

（2）避免再刺激。任何接触性皮炎均应避免再刺激，如热水烫、肥皂洗、摩擦、搔抓、用药不当、日晒、饮酒或食用其他刺激性食物。特别是搔抓，应说服患者避免，并保持局部清洁。

【病案示例二】

患者，女，29 岁，因鼻塞、流涕、头痛和咽部不适 6 日，症状加重并出现咳嗽、咳痰、发热、全身发冷 2 日就诊。过敏史、家族史不详。使用红花注射液 20mL 加入 5% 葡萄糖注射液 250 mL 中静脉滴注。给药 5 分钟后，患者自觉胸闷、心悸、头晕、呼吸急促、全身皮肤发热、瘙痒，随即颜面部、颈部、两肘部出现大小、形态不一的红色斑丘疹，压之褪色。考虑为红花注射液致过敏性皮疹，立即停止输液并予氯苯那敏 10mg 肌内注射，约 10 分钟后胸闷、心悸缓解，呼吸平稳，20 分钟后自觉头晕消失，30 分钟后面部、颈部及两肘部的红色斑丘疹消退。随后仅予环丙沙星静脉滴注（用法、用量同上，葡萄糖注射液为同一批次），3 日后患者痊愈。之后患者再用柴胡注射液未发生过敏性皮疹。

［发病机理］

本例静脉滴注红花注射液 5 分钟后出现过敏性皮疹，可能与其含有易致过敏反应的物质，如杂质、微粒、内毒素等有关。由此提示，在使用中药制剂时，除应详细询问药物过敏史外，注射前应注意观察药液有否浑浊或沉淀，用药过程中严密观察病情，以防不测。

［治疗方法］

（1）去除病因：立即停止使用致敏药物。

（2）抗过敏治疗：给予抗组织胺类药物或地塞米松等。

（3）对症治疗：对发热者酌情给予退热药；局部使用止痒药。

［预防措施］

（1）用药前询问病史及过敏史，对有过敏史的人应慎用本品。

（2）用药后要观察患者，若出现过敏反应应立即停药。

（3）以前曾有红花过敏者应禁用本品。

（八）血管性水肿

这是一种发生于皮下组织较疏松部位或黏膜的局限性水肿，如眼睑、口唇、外生殖器、手足等处。损害为突发性局限性肿胀，肤色正常或淡红，表面光亮，持续1～3日可渐行消退，亦可以在同一部位反复发生。本症抗过敏治疗有效，若没有发生在咽喉黏膜，一般预后良好。

【病案示例】

患者，男，34岁。因急性扁桃体炎给予穿心莲片口服，5片/次，3次/天。患者服用2次后开始出现皮肤瘙痒，未予重视仍继续服药1次后，皮肤瘙痒症状加重，且口唇部出现散在大小不一的水疱伴灼痛。查体见全身皮肤多处抓痕，口唇、龟头肿胀，并见弥漫性红斑，红斑处可见片状密集的直径2～5mm类圆形水疱，壁薄，内容物澄清透明，左前臂屈侧可见直径约3cm大小的暗紫红色斑疹，边界清楚。诊断为穿心莲过敏。立即予以10%葡萄糖酸钙20mL、地塞米松5mg静脉注射，停用穿心莲片改服乙酰螺旋霉素；给予维丁胶性钙2mL、地塞米松5mg肌注，1次/天，阿司咪唑10mg口服，1次/天。2天后症状消失，5天内水疱相继吸收结痂，口唇部遗留灰黑色色素沉着斑至今未消退。

[发病机理]

穿心莲中所含的皂苷、糖类、缩合鞣质等酚类物质进入人体后均可作为抗原或半抗原引起变态反应性疾病。机体初次接触药物，药物半抗原与载体蛋白结合诱导体内产生相当量的IgE抗体，并和组织中的Fc受体结合，使机体呈致敏状态。当同种药物半抗原再次进入体内时，药物半抗原能与肥大细胞或嗜碱性粒细胞膜上的IgE分子相结合，形成交联，再通过一系列生化反应，一方面造成肥大细胞或嗜碱性粒细胞脱颗粒，将颗粒中储存的预先形成的炎症、过敏介质释放出来，另一方面促进新合成一些生物活性介质，导致过敏反应。

[治疗方法]

（1）去除病因：立即停止使用致敏药物。

（2）抗过敏治疗：给予抗组织胺类药物或地塞米松等。

（3）对症治疗：对发热者酌情给予退热药；局部使用止痒药。

[预防措施]

（1）用药前询问病史及过敏史，对有过敏史的人应慎用本品。

（2）用药后要观察患者，若出现过敏反应立即停药。

（3）以前曾有穿心莲（片）过敏者应禁用本品。

（九）大疱性表皮松解型药疹

大疱性表皮松解型药疹是一种严重的变态反应性药疹，病情严重，发病急，皮疹可于1～4天遍布全身，伴高热。皮疹开始为鲜红或紫红色斑片，很快增多扩大，融合成棕色大片，重者体无完肤，黏膜亦不例外。胃肠道、肝、肾、心、脑等可同时严重累及。皮肤表皮可显著萎缩，棘层细胞只1～2层以至全部消失，致使真皮与角质层直接接触，未剥脱部分有角化过度、角化不全和棘层增殖，细胞间和细胞内水肿，真皮充血水肿，乳头层更明显，有围管性小圆细胞（淋巴、单核）浸润，偶见中性粒细胞，胶原纤维破碎、变性。常伴有严重并发症，预后不良。

【病案示例】

患者，性别年龄不详，因上感，用10%葡萄糖500mL加清开灵40mL静滴，第一次输液无不良反应，第二次输注约15分钟时骤发全身瘙痒，两手背及上肢出现红斑，立即停止输液，静注地塞米松5mg，皮疹仍迅速扩散，伴发热，颜面部肿胀，全身多处水泡，颈部躯体四肢均见弥漫性红斑及蚕豆大至鸡蛋大小的水疱，大疱尼氏征阳性，壁薄而松弛，疱液为橙黄色，皮损面积约30%，诊为清开灵致大疱性表皮松解型药疹。立即静注大量肾上腺皮质激素，广谱抗生素，纠正水电解质失衡及酸中毒，同时加强营养及护理，已破表皮外敷烫伤细纱布，5天后大疱、痒痛及面部水肿消失，第9天痂片渐落，15天痊愈。

[发病机理]

其发病可能是由于Ⅲ型和Ⅳ型变态反应所致。

[治疗方法]

（1）立即停止使用致敏药物。

（2）对症治疗：系统应用糖皮质激素，或加用免疫抑制剂如甲氨蝶呤、硫唑嘌呤，如以中性粒细胞浸润为主的皮损选用氨苯砜可以奏效。局部可外用皮质激素、抗生素等制剂。

（3）抗感染：本病患者易有继发感染，常为致死的主要病因之一。在有继发感染时，应给予足量广谱抗生素以便在短时期内控制感染。除细菌感染外，真菌感染和病毒感染的机会也较多，应密切观察，一旦发现应及时治疗。

（4）止痒：患者常有明显瘙痒，影响饮食和睡眠，皮肤搔破后易感染。采取有效止痒措施，有利于病情恢复。常用的为内服抗组胺药物，外搽无刺激的止痒洗剂或霜剂。

（5）支持疗法：密切注意水电解质平衡状况，若出现紊乱，应及时纠正。同时注意补充能量。

[预防措施]

（1）用药前了解用药史，有该药物过敏史者禁止再次使用。

（2）用药过程中严格按程序操作，严密观察患者病情变化，预防不良反应的出现。

思考与练习

1. 消化系统不良反应的常见症状有哪些？

2. 简述消化系统不良反应的病因与病理？

3. 案例分析题：仔细阅读以下不良反应案例，并仿照此案例对本章清开灵注射剂的案例进行解析。

牛黄消炎丸致过敏性皮疹一例

【案例信息】

（1）患者信息：女，82岁，因患“中风”入院治疗。过敏史、家族史不详。

（2）药品及用药信息：牛黄消炎丸是由牛黄、珍珠母、蟾酥、青黛、天花粉、雄黄、大黄组成的纯中药制剂，具有清热解毒，消肿止痛作用，可用于咽喉肿痛，疔痈，疮疖等。

1 次 10 丸，1 日 3 次。本案患者口服 15 丸/次，每日 3 次。

（3）不良反应信息：①不良反应发生时间：首次服药后 3 天。②不良反应症状：患者胸部、腹部、双下肢前部出现大面积红疹，无水疱样出现，无瘙痒。查体：体温 36.5℃，脉搏 78 次/分钟，呼吸 20 次/分钟，血压 21.3/12.5kPa。考虑为过敏性皮疹。③不良反应的治疗及预后：即停服牛黄消炎丸，并给予地塞米松 715mg 加维生素 C 10g、5% 葡萄糖注射液 250mL，静脉滴注，同时口服消风颗粒剂及西替利嗪片，药疹逐渐减退。2003 年 1 月 9 日患者大片红疹褪尽并伴少量脱皮，停止抗过敏治疗，继续观察，患者未再出现皮疹及其他过敏症状。

（4）依据在本节中学到的知识，并查阅相关文献，对题 3 中的案例进行分析，包括发生机理，治疗方法和预防措施。

第八节　五官不良反应

眼、耳、鼻、咽喉和口腔均与中枢神经系统密切相关。某些中药若使用不当，对神经系统造成损害时，往往会牵连到五官中某一器官而发生病变，反之，五官的疾病不仅彼此可以相互影响，还会影响神经系统功能。例如含颠茄生物碱的中药，可抑制胆碱能神经支配的眼内平滑肌，使虹膜括约肌松弛，睫状肌麻痹而致瞳孔散大。当使用砒霜治疗耳疾不当时，往往先出现耳痛，耳内流血性坏死分泌物，随之可出现突发性眩晕或恶心呕吐，视力明显下降，甚至导致失明，重者可遗留永久性的全聋或面瘫。另一方面，由于颜面部皮肤较薄，药物吸收速度较快、较完全，使用一些刺激性较强、含有毒性成分的中药，例如鸦胆子、巴豆等，往往会造成用药部位的直接损伤，有时会进一步累及五官中的其他器官，甚至神经系统、呼吸系统、循环系统等，对生命构成威胁。

根据目前所记载的有关中药引发五官疾病的资料，致病的中药多数是一些刺激性较强的药物，引起的药物反应经及时停药、合理治疗后一般都能恢复。因此，只要谨慎用药，合理用药，中药引起的五官不良反应一般是可以避免的。五官不良反应的常见症状包括眼睛局部红肿、疼痛、烧灼感、角膜上皮糜烂、耳痛、耳鸣、眩晕、听力下降甚至耳聋、鼻痒、打喷嚏、鼻塞、清水样鼻涕、头痛、鼻出血、嗅觉减退、咽痛、声音嘶哑、咽干、红肿、口腔黏膜溃疡等。

一、病因病理

五官不良反应病因病理较为复杂，如就眼部而言，某些中药特别是刺激性强的中药颜面局部用药时，可引起眼睛局部红肿、疼痛、烧灼感、角膜上皮糜烂、剥脱甚至弥漫性损害。当某些中药的成分影响眼细胞和组织的营养及物质代谢时，会导致其功能障碍，出现组织及神经萎缩、坏死、变性等退行性病变。临床可表现为视网膜出血、视神经损伤、视力下降，以及其他异常。再如鼻部不良反应，中药所含的异体蛋白类容易诱发变态反应性鼻炎和鼻窦炎，出现鼻痒、鼻塞、流涕及嗅觉改变症状。另外人参、枸杞、鹿角等补虚类中药如果使用不当或长期过量服用，有时会引发鼻出血，轻者可表现为鼻中带血，重者可导致大量出血，有时可伴有身体其他部位出血。其发病机理可能是变态反应或药物影响了机体凝血－溶血系统的功能平衡，导致凝血酶时间延长，血小板数量明显减少及其粘附性降低而引起鼻部出血。

二、常见不良反应类型与病案示例

（一）青光眼

全身或局部应用某些中药致使眼压持续升高，造成视力减退、视野和视盘等损害，其临床表现类似开角型青光眼或急性闭角型青光眼，即称之为中药引起的青光眼。临床大多表现为眼球胀痛、视力障碍、睫状或混合充血、角膜水肿、瞳孔散大、前房浅、眼压高等。可引起青光眼的常见中药有夏天无眼药水、红花、醉仙桃等。

【病案示例】

患者，男，49岁，因眼病使用夏天无眼药水点眼。次日感眼部不适，继续间断用药10余天，右眼胀痛，间断发作半天。检查：视力左0.8，右0.7；右眼睫状肌充血阳性，角膜透明，前房无明显变浅，瞳孔散大约4～5mm，对光反射迟钝，眼底未见明显异常；眼压：右50mmHg，左20.55mmHg。诊断：右急性充血性青光眼。治疗后转好。

[作用机理]

本品可松弛睫状肌，引起瞳孔散大，房水回流受阻，导致眼压升高，但此副作用少见，推测可能与个体差异有关。

[治疗方法]

（1）立即停药。

（2）对症治疗：使用缩瞳剂，可用1%毛果芸香碱滴眼，或噻吗洛尔等；必要时脱水疗法，如使用甘露醇等。

（3）采用中药辨证治疗：常用有补益肝肾法，如杞菊地黄丸、六味地黄丸、肾气丸等加减运用，常可取得良好效果。

[预防措施]

（1）本品主要用于治疗青少年功能性近视，对40岁以上的患者应慎用，可疑青光眼的患者最好不用。

（2）用药过程中应严密监测，若出现眼球胀痛等症状，应及时停药并采取相应措施。

（二）角膜损伤

角膜损伤，可见到角膜上皮糜烂、剥脱、弥漫性点状损害等。一旦发现，应立即停用肇事药物，同时可配合应用维生素 B_2，维生素C，胱氨酸等，以促进角膜上皮修复。局部可应用刺激性小的抗生素眼药，预防继发感染。通常预后良好，致盲率较低。可引起角膜损伤的常见药物有鸦胆子、巴豆、鱼胆汁、黄芫花等。

【病案示例】

患者，男，61岁，因右眼下睑生一赘疣，将鸦胆子捣碎外敷患处。2天后，右眼痛，畏光，右眼视力0.1，右眼下睑明显肿胀，下睑中央距睑缘约3mm处有一$4mm^2$大小扁平隆起，表面溃烂。右球结膜混合性充血（++），角膜中央浑浊，部分上皮脱落，后弹力层皱折，房水浑浊，眼底窥不清。

［发病机理］

局部应用鸦胆子对皮肤和黏膜有强烈的刺激性。鸦胆子含有的鸦胆子素具有细胞毒性，可使组织细胞发生退行性变与坏死，还具有刺激性，局部吸收后可刺激眼睛、损伤角膜上皮，产生刺激征及毒性反应。大剂量鸦胆子仁或有效成分能使动物内脏血管显著扩张，甚至出血；对中枢神经系统呈普遍的抑制现象。

［治疗方法］

（1）一旦出现角膜损伤，应立即停药，并予以生理盐水冲洗。

（2）对症治疗。

［预防措施］

因鸦胆子对皮肤和黏膜有强烈的刺激性，故在使用时应注意保护病变周围的正常组织，面部应用时，需防止进入眼内。眼睑及眼周围皮肤应禁用此药。掌握药物使用方法，并应当严格控制药物剂量。

（三）视神经损伤

某些中药如果使用不当，剂量过大、使用时间过长，有时可不同程度地引起视盘水肿、视神经炎、球后视神经炎、视神经视网膜病变和视神经萎缩等视神经损伤，导致不同程度的视力减退，甚至失明。部分中药在使用过程中一旦超出药物的安全范围，则会造成对视神经的损伤。临床表现为心悸不安，头昏眩晕，两眼昏花，视物不清。患者表现为神志不清，躁动不安，视力急速下降，双眼视野向心性缩小，有的甚至双目失明。它们的神经毒性主要表现为视力急骤下降，甚或失明，视网膜出血，中心视力减退、中心暗点等体征。

一旦怀疑为某种药物致视神经病变，应立即停用或者改用其他药物。治疗过程中，应使用促进新陈代谢和营养神经的药物，如维生素B_1、B_2、ATP、肌苷、辅酶A等。并用血管扩张剂如烟酸、曲克芦丁等。此外，氯霉素与维生素B_6、B_{12}同用，乙胺丁醇和硫酸锌同用。异烟肼与维生素B_6同用可预防和治疗药物性视神经病变。可引起视神经损伤的常见中药有乌头、麻黄、瓜蒂、鹤草芽等。

【病案示例一】

患者，女，54岁。因患风湿性关节炎，服用含乌头15g的乌头汤煎剂。服后半小时，即感胸中烦躁，心悸不安，头昏眩晕，舌尖麻木，四肢拘急，随之两眼昏花，视物不清。1小时后，双目失明。查其瞳孔极度散大，对光反应迟钝，血压18.7/12.0kPa，心率8次/分，律齐，心尖区闻Ⅱ级收缩期吹风样杂音，肺呼吸音急促，偶闻及干性啰音，脉沉细缓，舌淡苔白。考虑乌头没有先煎，结合症状，诊断为乌头中毒。急用绿豆200g煎汤服，3天后查瞳孔等圆等大，对光反射敏感，视力恢复，膝关节疼痛显著减轻。

另有报道，一例服用含草乌10g的中药煎剂，引起“双眼视中心皮质盲”，2天后视力逐渐恢复。

［发病机理］

乌头碱所致的视力下降的主要原因可能是乌头碱的直接毒性作用。有研究认为乌头碱对感觉神经末梢先兴奋，继则麻痹，患者感觉消失，并呈现一系列迷走神经兴奋的症状。

［治疗方法］

（1）服药期间应密切注意观察患者反应。一旦出现中毒表现，应立即停药。

（2）早期（服药3～5小时内）常规处理促进药物排泄：0.02%高锰酸钾溶液或0.1%～0.2%鞣酸溶液或冷开水或浓茶水洗胃，并行高位灌肠。洗胃后口服活性炭悬浮液50mL，或口服鞣酸蛋白。继服导泻药。

（3）应用促进新陈代谢和营养神经的药物给予治疗：静脉点滴5%葡萄糖，并加入维生素C、维生素B_1、B_{12}，口服肌酐、辅酶A等，促进解毒和排毒。

（4）对症治疗：心律不齐可静脉注射利多卡因。血压降低、体温下降时注意保温，升压，可给予升压药等。呼吸困难或衰竭时应吸氧、人工呼吸，或给予洛贝林。

（5）口服中药解毒剂：如甘草，煎水溶化蜂蜜，1次服下；绿豆，磨碎，水调服；绿豆、甘草、黄芩，煎水加红糖内服；生姜、甘草、金银花，水煎内服。其他内服单验方有许多，可酌情选用。

［预防措施］

（1）乌头是辛温大毒之品，中毒剂量因其品种、采集时间、炮制及煎服方法不同，而有很大差别。川乌煎剂用量1.5～3g；作散剂或酒剂用量1～2g。入煎剂应先煎30～60分钟，以减弱其毒性。草乌用量为1.5～3g。

（2）本品辛温燥烈，非阴盛阳衰之证不宜使用，孕妇忌用。

（3）中医理论认为乌头反半夏、瓜蒌、白蔹、白及、贝母，即乌头不能与这些药同用，否则会产生有害的毒副作用。

【病案示例二】

患者，男，62岁，患咳嗽，以麻杏石甘汤加味治之：麻黄9g、杏仁9g、石膏30g、甘草10g、川贝5g、瓜蒌20g。上药以水300mL，煮取100mL，再入水150mL，煮取50mL，每日3次温服。服上药约100mL，服药20分钟后，出现眩晕，视物扩大，视手指如茶杯大小，甚恐，余药未敢再服，其症约持续5～6分钟后自行缓解。为了证实是麻黄所致，嘱上方去麻黄再进1剂，未现上症。又依原方以麻杏石甘汤再进，上症再现。证实确属麻黄的副作用。

［发病机理］

麻黄碱等生物碱对大脑、中脑及延脑、呼吸与循环中枢均有兴奋作用，而且还有类似肾上腺的作用，故推测可能是由于麻黄所含的大量生物碱作用于视神经系统，诱发功能紊乱。

［治疗方法］

立即停药。早期不需治疗可自行恢复，若患者症状持续、伴随症状较严重，可选择下面的措施：

（1）服药2～3小时以内者，可用催吐法压舌板等机械性刺激催吐，也可以0.2%～

0.5% 硫酸铜溶液 100～200mL 催吐。用 0.025% 高锰酸钾或 0.2% 鞣酸溶液洗胃。超过 3 小时者用硫酸钠或硫酸镁内服导泻，也可用大黄 9g、枳实 9g、芒硝 15g（冲），煎服导泻。补充液体，加速排泄。

（2）酌情给予镇静剂苯巴比妥钠 0.1g 肌注，或异戊巴比妥钠 0.1g 肌注或静注，或口服异丙嗪等。

（3）避免用呼吸兴奋剂和中枢兴奋剂，氨茶碱、咖啡因、戊四氮等与麻黄碱协同，可加重中枢神经和心血管的负担。

（4）使用中药协助解除不良反应，可用绿豆、甘草，加水煎取 300mL，每小时服 150mL，连服 3～5 剂。

［**预防措施**］

（1）麻黄引起视物扩大的副作用少见，在使用前详细询问患者的用药史和过敏史，是预防的有效方法。

（2）因本品发汗宣肺之力较强，故用量不宜过大，一般为 1.5～9g。

（3）平喘止咳多用蜜炙麻黄，以减弱发汗之力，增加润肺之效。

（4）凡阳虚自汗、阴虚盗汗、肺虚作喘及肾不纳气之虚喘均当忌服。

（5）麻黄的副作用及煎煮方法，历代均有论述，可参阅，以防止不良反应的发生。《金匮要略》《伤寒论》中有"去节""先煮去沫"的做法。《雷公炮制论》一书指出："凡使，去节并沫，若不尽，服之令人闷。"《本草备要》亦指出："发汗解肌，去节用。过则汗多亡阳，夏月禁用。"

（四）耳鸣

【**病案示例**】

患者，男，33 岁，因臀部结肿，予梅花点舌丹口服，3 粒/次，2 次/天。患者遵医嘱服药 1 周后，自觉出现耳鸣，由开始单侧转为双侧持续性耳鸣，持续 3 天。患者既往无耳鸣史，检查前庭功能正常，听力正常，嘱其停服梅花点舌丹，10 天后耳鸣自动消失，随访 2 周，无耳鸣。患者所使用的梅花点舌丹用法、用量正确，未同时服用其他药物，生活环境无变化。

［**发病机理**］

该药物组方中蟾酥是一种动物蛋白，对人体有较强的致敏性；雄黄含砷盐，朱砂含汞，三者对神经系统均具毒性，可能导致耳鸣发生。

［**治疗方法**］

（1）立即停药。

（2）对症治疗：可以使用某些药物来缓解紧张和帮助睡眠，注意改善由于听力下降导致的交流困难，缓解由于交流困难所导致的紧张，帮助耳鸣患者放松因为耳鸣引起的紧张情绪，例如使患者收听一些舒缓的音乐等。

［**预防措施**］

有过敏史的患者禁用或慎用此药。

（五）口腔不良反应

【病案示例一】

患者，男，46岁，因外感风邪而致头痛，即以川芎茶调散治之，其中川芎12g。次日出现嘴唇变厚、肿胀、流滋腻黄水，遇冷尤甚。第3天未经任何治疗而自干结，唇面布满黄色粉样物。自述以前在其他医院曾服川芎亦发生类似情况。遂予上方去川芎再服，未出现上述反应。故上述反应系川芎所致。

[发病机理]

川芎中含有挥发油，有刺激性，尤其是对皮肤黏膜刺激性大，故认为其不良反应是挥发油成分对唇部皮肤黏膜造成的局部急性炎症反应。也可能为过敏性反应，与患者体质有关。

[治疗方法]

（1）及时停药。轻症一般不需特殊处理，可自行干燥结痂。

（2）状较重者，可局部清创，并予抗感染治疗。

[预防措施]

（1）煎汤服用量为3～9g；或入丸散，外用，研末撒或调敷。

（2）有经验认为：川芎恶黄连、黄芪、山茱萸、狼毒，即不能与它们配伍同用。有记载川芎与硝石、滑石、黄连、藜芦配伍易产生不良反应。

（3）阴虚火旺、上盛下虚及气弱之人忌服。

（4）过敏体质者慎用。

【病案示例二】

患者，女，30岁。因反复小关节肿痛，服雷公藤治疗。雷公藤每次15g，煎服，每周2剂。5年后病情有所缓解，但出现舌体瘫软无力症状，渐感舌体左半侧说话、咀嚼转动不灵活，呈进行性加剧，由起初的左半前舌尖1/5，迅速扩展为2/3。查：舌体左半侧瘫软无力，舌乳头萎缩，味觉减退，痛觉尚存。指、趾小关节僵硬、畸形、尺偏。诊断为继发性舌肌进行性萎缩。嘱立即停服雷公藤，同时给予四物汤加味、左归饮加减、泼尼松等治疗。后病情未继续发展。

[发病机理]

近年来，发现雷公藤具有抑制骨髓，损害肝、肾功能，引起胃肠道反应，月经紊乱及精子活性降低、数目减少等副作用。但长期服用雷公藤而致舌肌进行性萎缩，尚未见报道过，其发病机理不明，怀疑是个体的特异性反应，加之服药时间过长所致。

[治疗方法]

（1）长期服用雷公藤产生不良反应很常见，一旦发现，应立即停药。

（2）治疗中出现恶心、呕吐、腹痛腹胀、肝肾区疼痛、尿中出现蛋白及血清中转氨酶不正常时，应立即停药，并采取治疗方法。

（3）中毒后的急救措施，一般除催吐洗胃、灌肠、导泻外，可服鲜萝卜汁或服莱菔子煎剂，也可用鲜韭菜汁或浓茶等解毒。

［预防措施］

（1）避免使用新鲜雷公藤，使用时必须严格剥净皮部（因其皮部毒性极大，而且鲜者毒性较陈者大）要尽可能使用陈年药品，去净皮部。

（2）严格限制剂量：因其安全范围窄，个体差异大，不良反应多，必须从小剂量开始应用，逐渐增加剂量，并注意观察，出现问题及时停药。

（3）对患有心、肝、肾、胃等器质性病症的患者及孕妇应禁用。

【病案示例三】

患者，女，50 岁。因心绞痛含服冠心苏合丸，含后觉口腔、特别是舌下疼痛。检查：口腔干燥，右舌腺口周围明显红肿，有火柴头大小 2 处溃疡，颌下淋巴结指头大小，触痛阳性，用探针探左侧舌下腺管可探入 1cm，顺利无阻，右侧腺管堵塞不通，肿胀，触痛，用手可触到小豆大小硬结，压之可见到褐色中药黏液残渣排出。诊断：右舌下腺管药源性堵塞性炎症，经治疗痊愈。

［发病机理］

可能与个体差异有关，药物透过舌下腺吸收速度较快，浓度较高而引起舌下腺管堵塞。

［治疗方法］

（1）出现不良反应后应立即停药，采用过氧化氢局部冲洗，多贝尔氏液漱口，减少药物吸收。

（2）口服复方新诺明、磺胺类药物抗感染。

（3）对症治疗。

［预防措施］

（1）用药时注意严格按照药品说明书剂量使用，疗程不宜过长。

（2）用药前，详细询问患者的用药史，对有不良反应史和过敏史患者，谨慎用药。

思考与练习

1. 五官不良反应有哪些常见症状？
2. 简述五官不良反应的临床诊断要点。

第九节　其他不良反应

除前述各系统、器官不良反应外，某些中药可引起其他一些不良反应。如有的药可引起运动系统损害，轻者停药就可康复，重者可致终生残疾，甚至导致死亡。中药药源性运动系统疾病可发生于用药之后、用药之中，也可发生在停药后的一段时间内。其中肌痛、肌肉麻木、萎缩、痉挛是中药引起运动系统和其他脏器损害的常见症状，有时易被原发疾病的症状所掩盖，难以发现。其原因即可能是中药导致的多发神经损害，也可能是锥体外系损害的早期表现，还可能是中药造成的局部肌组织功能障碍。又如有些代谢中药可引起代谢异常，有的甚至能造成药源性代谢紊乱或并发症。导致药源性代谢紊乱可发生在药代动力学方面，包括药物的吸收、运输、分布、生物转化及排泄等过程的异常；也可由药物的赋形剂、药物的分解变质及患者的个体特性所造成。在临床用药过程中发生的药源性新陈代谢疾病，大致可分为有机物（包括脂类及含氮化合物等）代谢紊乱和水及无机盐代谢紊乱两方面。

【病案示例一】

患者，男，45岁。应用猪苓多糖注射液治疗慢性乙型病毒性肝炎，每次40mg肌内注射，每日1次。4天后出现双腕、肘、踝、膝关节肿痛，以左踝关节尤重，活动受限。经查血常规、血沉、抗“O”、免疫球蛋白、尿酸、心电图均正常。类风湿因子阴性，踝关节、膝关节摄片正常。停用猪苓多糖，用泼尼松100mg，口服，每日3次，4天后疼痛缓解，关节肿胀消退。后再次应用猪苓多糖肌注，又出现关节肿痛症状，因此确定关节症状系猪苓多糖所致。

[发病机理]

猪苓多糖系中药猪苓提取的有效成分。实验证明其对肝炎患者有减轻肝损伤、促进肝细胞再生及促进机体产生抗体的作用，对细胞免疫也有增强的作用。临床主要用于治疗慢性乙型肝炎。其产生的关节不良反应机理尚不清楚，估计可能与患者体质有关，即患者对猪苓多糖过敏，用药后发生变态反应，引起局部关节肿痛，运动障碍。

[治疗方法]

（1）猪苓在临床上很少有发生不良反应的报道，但其制剂猪苓多糖注射液发生不良反应的报道则相对较多。因此，使用其注射液时，应注意发生不良反应的可能性，一旦出现可疑情况，立即停药。

（2）对症治疗：出现关节肿痛的反应时，可予以肾上腺皮质激素类药物，如泼尼松，以抗炎，减少渗出，调节免疫功能。

[预防措施]

（1）应用该类药物时，应详细询问患者用药史及过敏史，不可因其是由中药提取，而忽略其不良反应发生的可能性。

（2）应用猪苓多糖时，应根据具体病症、患者体质酌情加减剂量，不可一概而论。

【病案示例二】

患者，男，38岁。因腰痛服用独活寄生汤加乌梢蛇、土鳖虫。服用1剂后，腰部疼痛加重，有沉重感，站立不稳，行动受限。至服完全部的5剂后，上述不良反应和原有的腰痛病却完全消失，以后亦未再复发。

[发病机理]

本例中的乌梢蛇和土鳖虫均属动物类药，这种异体蛋白进入人体后，有可能使患者发生过敏反应，导致病情加重。但本例的特殊之处在于其后患者的症状消失而痊愈，很可能是中药首剂效应的反应，也与患者本身的特异体质有关。另外，也可能与药物之间发生的相互作用有关，需要做进一步的探讨。

［治疗方法］

（1）本例这种先加重后痊愈的情况较为少见。一般情况下，为安全起见，发生不良反应后应及时停药。

（2）针对不同症状对症处理。

［预防措施］

（1）详细询问患者的过敏史和用药史，尤其在使用动物药时，为防止发生不良反应，更应慎重使用。

（2）血虚温燥者、孕妇慎服。

【病案示例三】

患者，女，66 岁。有糖尿病史 2 年，给予消渴丸治疗，口服 6 粒，每日 3 次，共用 12 天。用药后即出现腹胀、腹泻。伴有幻视、幻觉，盗汗，肢端发凉，双目凝视，呼吸 20 次/分，心律 90 次/分，血压 16.0/10.7kPa。检查：空腹血糖为 2.6mmol/L；进早餐后上述症状消失，再次服药后又出大汗，四肢肌肉弛缓无力。查血糖 1.91mmol/L，乃立即静脉注射 25% 葡萄糖 100mL 而恢复。2 日后重复出现上述低血糖症状，经口服葡萄糖有好转。此后即停用消渴丸，鼓励患者进食，后血糖上升为 9mmol/L，此后未再出现低血糖反应。

［发病机理］

消渴丸系近年来常用的治疗糖尿病新药，本例每日服消渴丸 18 粒，估计连服 12 天的格列本脲总量为 54mg。另外，该药半衰期为 12 小时，血中最高浓度在服后 2～6 小时，高峰作用在 10～24 小时。患者是老年妇女，多病而体弱，用药后出现低血糖反应，且于 24 小时内连续出现 3 次，均在该药的有效作用时间内。可能是药物的中药降糖成分与西药格列本脲发生协同作用，增强了降糖作用，导致患者出现低血糖的不良反应。

［治疗方法］

（1）一旦出现低血糖征兆，立即停用降糖药物。

（2）对症治疗：针对所发生的低血糖反应，积极对症治疗。可予不同浓度的葡萄糖制剂，或静脉注射，或输液，或口服。

［预防措施］

（1）消渴丸为中医药复方制剂，使用前应详细了解患者病史及以前用药情况，再决定是否与他药合用。具体用量应根据实际情况制定，要防止一次用量过大而发生不良反应。

（2）老年人服用消渴丸应密切观察尿糖、血糖及进食情况，根据实际情况调整剂量与疗程，切不可盲目长期服用。

【病案示例四】

患者，男，68 岁。因外感口服用复方甘草片，每次 2 片，每日 3 次。服药第 3 天时患者双足出现轻度凹陷性浮肿。第 6 天双手及双膝关节以下均呈现明显凹陷性浮肿，但无胸闷憋气及呼吸困难。因既往口服棕色合剂时曾有轻度浮肿现象，故考虑与含服复方甘草片有关，遂立即停药。浮肿 3 天后减轻，7 天后渐消退。

［发病机理］

甘草致水肿及低钾血症的机理，目前可归纳如下：①甘草次酸具有促肾上腺皮质激素样作用。②甘草次酸增强醛固酮的活性，抑制肝脏 5α 及 5β 甾类还原酶活性。Tamura 等报告甘草次酸可显著地抑制肝脏内 5β 甾类还原酶的活性，而使醛固酮灭活发生障碍。甘草次酸与盐皮质激素受体结合而发挥作用。由于内源性类固醇代谢障碍学说不能解释甘草次酸所致继发性醛固酮增多症患者血醛固酮浓度及尿醛固酮排出量降低的事实，而着眼于研究甘草次酸的自身作用。1975 年 Ulmann 等首先用大白鼠肾细胞切片研究，发现甘草次酸与醛固酮受体直接结合；后又有人用大白鼠肾细胞质分界竞争实验亦证明了甘草次酸与盐皮质激素受体结合；Rousseau 等 1972 年提出大白鼠肾细胞质分界的醛固酮受体由盐皮质激素受体和糖皮质激素受体两种构成，前者对醛固酮亲和性高而结合性低，后者亲和性低而结合性高。后来有人研究甘草次酸主要与醛固酮竞争盐皮质激素受体，因而认为甘草致继发性醛固酮增多症的成因是甘草次酸与盐皮质激素受体结合所致。③甘草次酸对 11β－羟基类固醇脱氢酶（11β－OHSD）有抑制作用，11β－OHSD 是氢化可的松和可的松转化时 11 位碳氧化及还原反应的催化酶。这种催化酶缺陷便可导致肾上腺盐类皮质激素过多综合征，1987 年 Stewart 等发现健康人服用甘草酸（200mg/d）10 天，尿内氢化可的松及其代谢产物增加；他们认为甘草性继发性醛固酮增多症的成因是甘草次酸抑制了肾脏的 11β－OHSD，使肾内的氢化可的松的浓度升高并与肾小管上的盐皮质激素受体结合而出现盐皮质激素样作用所致。此后不少的研究报告也都支持这一学说。总之，甘草成分通过多种途径诱发的醛固酮增高，使得机体水－钠潴留及低血钾症。

［治疗方法］

（1）早期出现低血钾的患者，只要及时停用甘草即可在短时间内使血钾恢复正常，症状、体征消失。

（2）针对具体情况对症治疗。症状较重的患者，可口服或静脉适量补钾；水肿甚者，用利尿剂。

［预防措施］

（1）本病的预防，重要的是提高认识，不可因“甘草无毒”的传统认识而长期大量应用、长期服用。对使用甘草或甘草次酸制剂的患者，尤其是用药时间较长的患者有可能出现本病的症状和体征，必要时可做相应的检查，以做到早期发现，早期治疗。

（2）中药方剂中大多含有甘草，甘草次酸对健康人致低血钾很少见，但对慢性肝炎和消化性溃疡患者，若用药时间过长，则易出现低血钾症。故在使用前应详细询问患者病史，曾经发生甘草不良反应用药史的患者，应慎用或禁用甘草制剂。

（3）湿盛胸腹胀满者及呕吐者忌服。甘草反大戟、甘遂、芫花、海藻。

【病案示例五】

患者，女，44 岁，因外感服用小青龙汤治疗，服药第 8 日自觉四肢近端麻木无力，查：体温 36.2℃，血压 13.3/6.67kPa，心肺听诊无异常，全身水肿，四肢近端疼痛、麻木，颈部及四肢肌力下降，握力（右 12kg，左 12kg），深部腱反射低下，知觉正常。血钾为 1.6mEq/L，呈低值，心电图也出现 U 波，诊断为小青龙汤引起的低钾血性肌病。以钾剂治疗，水肿和四肢无力逐渐改善，但血钾值比临床症状恢复得慢。

［发病机理］

由于患者服用小青龙汤后，出现低钾血症、代谢性碱中毒，其发病机制可能是小青龙汤的组成药物之一甘草中所含的甘草酸引起钾的肾性丢失，但复方制剂中甘草的含量是否足以引起血钾变化，还值得商榷。本例也可能与患者体质有关。

［治疗方法］

（1）中药药源性低钾血症，早期一般只要及时停药，不须特殊治疗，血钾即可在短时间内恢复正常。

（2）较重的患者，可口服或静脉适量补钾。

［预防措施］

（1）要提高认识，在用药过程中，更应密切观察患者情况，防止不良反应发生。尤其是用药时间较长的患者可做相应的检查，以做到早期发现和治疗。

（2）对于有服用甘草的过敏史的患者慎用。

【病案示例六】

患者，男，33 岁。服用朱砂以治疗头痛，失眠，每次 0.6g，口服，每日 2 次。连用半月后头发开始变红，一月后因毛发明显变红而停药。停药后头发逐渐变黑。后因头痛继用朱砂，同时又加用代赭石每日 2 次，每次 10g，2 周后头发又变红，且较上次明显。红发由发根开始进展到发梢，阴毛、腋毛变红黄色。既往体健、黑发，无过敏史及过敏性疾病。检查：头发密集，有光泽，呈红褐色，发梢较发根红，毛发不脆，无脱落，发根不松动，头皮及皮色正常；眉毛稍红，阴毛、腋毛呈红黄色；血、尿、肝功能均正常。停朱砂及代赭石。以土茯苓 30g，每日 1 剂，水煎服，共用 10 剂。维生素 C 口服和静注。1 月后毛发变黑，两个月恢复正常，追访 3 年未复发。

［发病机理］

朱砂主要成分为硫化汞，其颜色也主要是来源于硫化汞。朱砂导致的不良反应很多，大多为脏器及中枢神经系统的损害。引起毛发变红较为少见。推测可能是由于朱砂中的汞离子在毛发中沉积所致。

［治疗方法］

（1）此种不良反应出现较少，故应引起重视。一旦发生，立即停药。一般停药后一段时间可自行恢复。

（2）针对机体可能出现的其他朱砂导致的不良反应进行对症治疗。

［预防措施］

（1）使用时，应严格控制剂量。一般用 0.1～0.5g，研末冲服，入丸散剂，或伴染他药同煎。外用适量，中毒剂量为 5g 以上，常量久服可蓄积中毒。

（2）当过量服用或长期服用朱砂及其制剂时，应注意密切观察患者临床表现，及时发现，及时诊断，及时治疗。

（3）肝肾功能不正常者慎用。

【病案示例七】

患者，男，4岁。因患急性支气管炎剧烈咳嗽服用神奇止咳颗粒剂，每次1包，每日3次。用药后第三天出现频繁呵欠，停药后频繁呵欠消失。后咳嗽又作，又自服神奇止咳颗粒剂，剂量同前。用药后咳嗽停止，但呵欠频作又起。最短间隔约10分钟，最长约半小时，伴疲乏。再次停药后，呵欠次数逐渐减少，第六天频繁呵欠基本消失。该患者两次服用神奇止咳颗粒剂后均出现频繁呵欠，疲乏，但停药后频繁呵欠自行消失，说明频繁呵欠、疲乏系由神奇止咳颗粒剂所致。

[发病机理]

其机理可能系神奇止咳颗粒剂中罂粟壳作用引起，罂粟壳含吗啡、可待因、那碎因、那可汀、罂粟碱等，虽有很强镇咳镇痛作用，但也抑制呼吸。该患者系儿童，耐受量小，服用神奇止咳颗粒剂后，出现频繁呵欠，疲乏，可能是抑制呼吸后出现的缺氧反应。

[治疗方法]

（1）神奇止咳颗粒剂引起呵欠，在临床上还很少见。及时发现并停药后，轻症患者可以自愈。

（2）对于较严重的患者，可采取相应的治疗方法。有缺氧反应者予以吸氧等。

[预防措施]

（1）儿童不宜服用神奇止咳颗粒剂等含有罂粟壳的中成药。

（2）因本品含罂粟壳，故成人服用也要对症治疗，且不宜长期使用。

（3）避免过量应用或长期应用含有罂粟类制剂。

（4）要注意患者临床表现的变化，及时发现症状，及时停药。

【病案示例八】

患者，男，25岁。因患感冒而肌内注射板蓝根注射液，连用10天，每天1次，每次4mL。3个月后，注射部位出现一花生米大硬结节，半年后逐渐增至手掌大（10cm×9cm），卵圆形，质地坚硬，同时周围出现10余个大小不等的皮下结节，有的已融合或伴有红斑。甚至波及髋及腰部，形成条索样或串珠样排列。患者局部有痒痛感，患侧下肢有麻木感，疲劳感。进行病理切片检查可见真皮及皮下脂肪组织坏死，脂肪组织内有由大量的单核细胞、嗜酸性粒细胞、组织细胞及少量浆细胞构成的肉芽肿性炎症，外周有散在的巨噬细胞和多核巨细胞。为确定为板蓝根注射液所导致，遂给予5%板蓝根注射液进行皮试，结果为阳性。证实患者对该药过敏。给予泼尼松抗感染治疗40天后，结节全部消失。但患处皮下脂肪萎缩，弹性减低，遗留有松弛的皮肤皱褶。

[发病机理]

板蓝根制剂在临床广泛应用，有过敏反应报道。轻者为药疹、皮炎，重者为过敏性休克。但尚未见到引起多发性肉芽肿的资料。本例发病的原因，可能与患者使用板蓝根注射液时间较长及患者的特异体质有关。

[治疗方法]

（1）多发性肉芽肿常在用药后较长一段时间发生，不容易及时发现。所以在局部出现轻度不适时，就应立即停药。

（2）给予局部的或全身性的抗感染治疗。如泼尼松类药物。

［预防措施］

（1）板蓝根有颗粒剂等口服剂型，选用板蓝根制剂时能口服者不注射。

（2）如确需注射，严格遵守用法用量。勿长期、大量使用。

【病案示例九】

患者，女，36 岁，因间断发作头部钝痛入院；情绪波动及工作紧张，睡眠不良诱发、加重头痛。头颅 CT，颈椎 X 线及五官科检查均无异常。诊断为原发性紧张性头痛，因患者不愿接受西药及口服中药汤剂，故仅以刺五加注射液 50mL 加入 10% 葡萄糖 250mL 中，1 次/天，用药 1 周后患者睡眠改善，头痛明显减轻。用至第 11 天出现双侧乳房胀满，自认为月经将至，未予注意，次日见有淡黄色乳汁分泌，后转为乳白，量多，不挤自溢。停药 1 周后泌乳现象消失。

患者，女，40 岁。因阵发性胸闷半年入院，症见胸闷阵发，气短乏力，手足发麻，BP17/11kPa，心肺阴性，肝脾未触及，血脂正常。心电图示：心肌缺血型改变。诊断为心肌缺血。给予辅酶 Q_{10}，肌苷，维生素 B_1 片，常规量服用。同时用刺五加注射液 40mL 加入 10% 葡萄糖 250mL 中静滴，1 次/天，用药至第 8 天，出现泌乳，量少，挤之可出，无其他异常感觉。后停用刺五加未经调治，5 天后泌乳自行消失。

［发病机理］

机理不详。可能与患者体质有关，亦可能是药物成分影响患者内分泌所致。

［治疗方法］

（1）及时停药。

（2）一般停药后，症状可自行消除。

［预防措施］

注意患者用药后的各种反应，及时报告医生、采取必要措施。

【病案示例十】

患者，男，38 岁，因腹胀 1 月，呕血 2 次入院，诊断乙肝后肝硬化失代偿期，食道静脉曲张伴出血，继发性脾功能亢进。检查：ALT 108U/L，AST 132U/L，WBC 2×10^9/L，RBC1.2 $\times10^{12}$/L，HGB 4.2g/L，N 0.41。B 超：肝硬化、少量腹水、脾大。胃镜示：食道静脉Ⅲ曲张。给予强肝胶囊 2g，1 日 3 次，奥美拉唑肠溶胶囊 20mg，1 日 2 次，奥曲肽注射液 300mg，1 日 3 次，单硝酸异山梨酯片 40mg，1 日 2 次，复方益肝灵片，1 日 3 次，每次 4 片，复方多烯磷脂（易善复）注射液 10mL，1 日 4 次。患者中午 11 时将强肝胶囊内容物直接溶于温水中服下。用药 2 ~3 分钟后出现全身异常疲乏无力，自觉肌肉、骨骼分离感，同时，双脚趾端麻木、胀痛，同时双脚底出虚汗并迅速蔓延至全身。伴有头昏、头胀。卧床休息后上述症状稍有好转，但持续了 10h 才完全恢复。次日下午当再次同法服药后，患者突发晕厥，伴神志不清，脸色苍白，持续 0.5 分钟后苏醒，但随即又出现第一次服药时的症状。后停用强肝胶囊，上述不适症状未再发作。经详细询问该患者，否认有任何食物、药物过敏史。

［发病机理］

其发病机理尚不清楚，推测可能是由于该胶囊的一种或几种药物的某些成分引起的过敏反应。

［治疗方法］

（1）立即停药。

（2）可以口服抗组胺药，如氯雷他定、索非那定、左西替利嗪等。对于严重的、急性全身性过敏反应，可以静脉注射钙制剂（如葡萄糖酸钙）和肾上腺皮质激素类制剂（如地塞米松等）。

［预防措施］

（1）有过敏史的患者慎用。

（2）密切观察患者用药后病情。

【病案示例十一】

患者，男，31岁，10天前因“胸痛”水煎服中药（瓜蒌壳10g、薤白10g、枳壳10g、女贞子15g、旱莲草15g、合欢皮10g、射干10g、前胡10g、木香6g、桂枝5g、杭芍5g、蒲公英15g），每日1剂，分3次服，在服药第2天全身皮肤出现蓝色汗液，以胸、颈部及双上肢为甚，运动后增多，使白色内衣、内裤及被褥染成浅蓝色，用清水可洗去，服药期间颜色逐渐加深，无自觉症状。近3月来无其他药物服用史，未穿用特殊染料衣服，家庭史无特殊病史，体检：系统检查无特殊。皮肤科情况：全身皮肤染成浅蓝色，尤以胸、颈部及双上肢为甚，将绵签蘸清水加压擦拭，棉签呈现淡蓝色，用清水将上述异常颜色洗去，见肤色正常，表面光滑，白色衬衣、内裤被染成浅蓝色，于内裤折凸处较深：诊断：色汗症。停服中药及大量饮水后14天蓝色汗液完全消退，随访3月未复发。

［发病机理］

色汗症是罕见的大汗腺功能失调造成的有色汗液，多发生在腋窝或异位大汗腺存在部位如面部，其色可为黄、蓝、青、紫、棕及黑色等。小汗腺也产生色汗，但少见。可因服用某些药物、染料及产生色素的细菌引起，如内服碘化物及氯法齐明使汗液呈红色，注射美兰汗液呈青色。本例患者除中药外无其他用药史，于服药后第2天小汗腺分布区域出现蓝色汗液，停药后自行消退，故考虑由中药引起的小汗腺色汗症，但因该患者同时服用了12味中药，由哪一味或哪几味中药共同作用而致色汗有待进一步研究。

［治疗方法］

立即停药，并给予大量饮水。

［预防措施］

询问患者是否有此类病史，用药过程中观察患者身体状况，如出现色汗，应及时停药。

【病案示例十二】

患者，女，40岁，本院主管药师，因龋齿补牙，使用丁香油消毒防腐。第2天患者出现头胀疼，颈项僵硬，有后倾感，自觉舌不灵活，并向舌根部收缩，张口困难，咽部有紧缩不适感，拟诊为上感，用青霉素480万静脉点滴，每日1次，连用3天，上述症状无改善，改用中药汤剂治疗：桑叶、桔梗、荆芥穗、僵蚕、蝉衣、防风、薄荷、炙甘草各9g，连翘、干芦根、蒲公英各15g。每日1剂，连服4剂，上述症状渐消。后又因龋齿补牙，再次使用丁香油，第2天，患者又出现前述症状。据此认为是丁香油所致，治疗采用前方水煎，每日1次，连服5剂，症状逐渐消失。

［发病机理］

丁香油发生此种不良反应少见，可能是由于其中某些成分导致的过敏反应。

［治疗方法］

（1）立即停药，给予抗过敏治疗。

（2）中药治疗：疏风解表，清利解毒，药用荆芥、防风、桑叶、薄荷、菊花、芦根、甘草。

［预防措施］

（1）询问患者有无药物过敏史。对有过敏史的患者用药后应严密观察患者状况，严防不良反应的发生。

（2）询问患者有无家族史。对于有家族过敏史的患者亦应谨慎用药，密切观察。

【病案示例十三】

例1：宋某，男，54岁，因患美尼尔综合征，给予中药：酸枣仁90g、五味子9g、泽泻30g、白术15g、茯苓9g、女贞子9g、川芎9g、怀牛膝9g。每日1剂，水煎服，服药期间忌盐。患者服第1剂药后有少量冷汗，服第2剂时冷汗淋漓，如水洗状，面白身冷，呼吸心跳正常，略有心烦，其他无不适感。口服维生素C 0.2g，喝热糖水两杯，0.5小时缓解，1.5小时症状基本消失。第2天诸症全消如初，第5天后上方酸枣仁减到50g，继服，服药后无不适反应。

例2：患者，女，50岁。因眩晕耳鸣反复发作，不能正常生活，用酸枣仁50g、女贞子9g、川芎9g、泽泻20g、怀牛膝9g、五味子9g、茯苓9g。每日1剂，服药期间忌盐。患者服药3剂症状基本消除，无任何不适。为了巩固疗效又给予3剂，酸枣仁增加到90g，其他药物剂量没变，晚9点患者服药，9点40分开始冷汗出，先头面，继之躯体四肢冷汗淋漓，伴心烦，呼吸，心跳正常。即口服维生素C 0.2g，喝热糖水2杯。40分钟后症状缓解，患者入睡。第2天如常人，没有任何不适。患者停药3天后，酸枣仁减量到50g，眩晕时继服，后访无不适感。

［发病机理］

酸枣仁正常用量下有养阴安神敛汗之功，治疗虚烦、心悸、失眠、虚汗等。临床有报道大剂量（30～90g）使用酸枣仁治疗眩晕证疗效显著。本例由于大剂量使用酸枣仁治疗眩晕而导致冷汗淋漓，可能是不同剂量下酸枣仁对汗腺系统的作用的差异，使汗腺分泌增强。

［治疗方法］

（1）立即停药。

（2）抗胆碱能药物如阿托品、颠茄、溴丙胺太林等内服，有暂时的效果。

（3）局部外用收敛性药物。腋部多汗者可外搽20%氯化铝的乙醇溶液，用药前应先将腋部擦干，每晚睡前外搽。掌跖多汗患者还可用于5%明矾溶液或复方硫酸铜溶液浸泡。

[**预防措施**]

本案例提示我们尽管酸枣仁在使用时罕见不良反应，但亦应该注意临床用量。当临床特殊需要加大药量时，应密切注视患者用药后的各种反应。

思考与练习

1. 本节介绍了朱砂致毛色改变1例，请查阅文献并举例说明朱砂的其他不良反应临床表现。

2. 本节介绍了小青龙汤致低血钾1例，请查阅文献并举例说明还有哪些中药能引起低血钾。

附一 中药不良反应课程教学大纲

一、课程性质

本课程是在北京中医药大学各专业均开设的本科生公共选修课及临床中药学方向本科生必修课，同时也是中药学专业硕士研究生开设的课程。

二、教学目的

通过本课程的教学，旨在使学生掌握中药不良反应的基本概念、临床诊断、发生原因、发生机理、评价方法、监测知识和中药注射剂、含有毒成分中成药、中药饮片不良反应发生特点以及中药致人体各系统不良反应的临床表现、发病机理、常见肇事药物和治疗方法等。

三、教学方法与能力培养

在教学过程中，致力于加强对中药不良反应的基本概念、发生特点和重点药物的讲授，结合临床实际情况，提出问题，培养提高学生独立思考、科学思维、分析问题和解决问题的素质与能力。

四、考核方式与成绩评定

考核方式：课堂提问；随堂测验；课后思考题；期中考试；期末考试

成绩评定：平时成绩：10%；期中成绩：20%；期末成绩：70%。

五、教学内容与要求

上篇

教学内容	教学要求		
	掌握	熟悉	了解
第一章　中药不良反应与警戒的基本概念和认识历程			
1. 不良反应和药物警戒的基本概念	√		
2. 不良事件、药源性疾病、副作用、毒性反应、变态反应、后遗作用、特异质反应、耐受性、习惯性、成瘾性、致癌作用、致畸作用的概念		√	
3. 中医药学对中药安全性认识的基本历程			√

续表

教学内容	教学要求		
	掌握	熟悉	了解
第二章　中药不良反应的基本类型和发生机理			
1. A 型、B 型中药不良反应的概念、特点、包含内容	√		
2. A 型、B 型中药不良反应发生机理		√	
3. C 型、D 型中药不良反应的概念、特点、发生机理		√	
第三章　中药不良反应发生的相关因素			
1. 药物相关因素	√		
2. 患者机体因素		√	
3. 临床用药因素		√	
第四章　中药不良反应的临床表现与关联度评价方法			
1. 中药不良反应的临床表现	√		
2. 我国现行的标准化关联度评价方法	√		
3. 国际上常用的几种标准化关联度评价法			√
4. 病例对照研究和队列研究		√	
5. 中药不良反应评价的特殊性		√	
第五章　中药不良反应的防治			
1. 中药不良反应的一般救治方法	√		
2. 中药不良反应的一般对症处理方法		√	
3. 中药不良反应的防治原则			√
第六章　中药药物警戒与不良反应监测			
1. 药物警戒的基本概念和中药传统药物警戒的基本内容	√		
2. 中药不良反应监测的基本知识和中药重点监测品种的遴选原则		√	
3. 药品不良反应监测的背景、意义和国际草药不良反应监测原则与措施			√

下篇

教学内容	教学要求		
	掌握	熟悉	了解
第七章　中药注射剂不良反应			
1. 中药注射剂不良反应的发生原因与防范措施	√		
2. 双黄连注射剂、清开灵注射剂、葛根素注射剂、穿琥宁注射剂、莲必治注射剂、莪术油注射剂、细辛脑注射剂、鱼腥草注射剂、藻酸双酯钠注射剂等的典型不良反应类型与临床表现		√	
3. 中药注射剂的使用历史沿革与优势、特色			√

续表

教学内容	教学要求		
	掌握	熟悉	了解
第八章　含有毒成分中成药不良反应			
1. 含有毒成分中成药不良反应的发生原因与防范措施	√		
2. 含生物碱类有毒成分中成药、含毒苷类成分中成药、含毒蛋白类中成药、含动物类有毒成分中成药、含矿物类有毒成分中成药典型的不良反应临床表现		√	
3. 含有毒成分中成药的概念与分类			√
第九章　含西药成分中成药不良反应			
1. 含西药成分中成药不良反应的发生原因与防范措施	√		
2. 含西药成分中成药典型的不良反应临床表现		√	
3. 含西药成分中成药的概念与分类			√
第十章　各系统中药不良反应			
1. 呼吸系统、消化系统、循环系统、神经系统、血液系统、泌尿与生殖系统和皮肤、五官、其他类不良反应的病因病理	√		
2. 呼吸系统、消化系统、循环系统、神经系统、血液系统、泌尿与生殖系统和皮肤、五官、其他类不良反应的典型不良反应类型与肇事药物		√	
3. 呼吸系统、消化系统、循环系统、神经系统、血液系统、泌尿与生殖系统和皮肤的基本生理概述			√

附二　药品不良反应报告和监测管理办法

第一章　总　则

第一条　为加强药品的上市后监管，规范药品不良反应报告和监测，及时、有效控制药品风险，保障公众用药安全，依据《中华人民共和国药品管理法》等有关法律法规，制定本办法。

第二条　在中华人民共和国境内开展药品不良反应报告、监测以及监督管理，适用本办法。

第三条　国家实行药品不良反应报告制度。药品生产企业（包括进口药品的境外制药厂商）、药品经营企业、医疗机构应当按照规定报告所发现的药品不良反应。

第四条　国家食品药品监督管理局主管全国药品不良反应报告和监测工作，地方各级药品监督管理部门主管本行政区域内的药品不良反应报告和监测工作。各级卫生行政部门负责本行政区域内医疗机构与实施药品不良反应报告制度有关的管理工作。

地方各级药品监督管理部门应当建立健全药品不良反应监测机构，负责本行政区域内药品不良反应报告和监测的技术工作。

第五条　国家鼓励公民、法人和其他组织报告药品不良反应。

第二章　职　责

第六条　国家食品药品监督管理局负责全国药品不良反应报告和监测的管理工作，并履行以下主要职责：

（一）与卫生部共同制定药品不良反应报告和监测的管理规定和政策，并监督实施；

（二）与卫生部联合组织开展全国范围内影响较大并造成严重后果的药品群体不良事件的调查和处理，并发布相关信息；

（三）对已确认发生严重药品不良反应或者药品群体不良事件的药品依法采取紧急控制措施，作出行政处理决定，并向社会公布；

（四）通报全国药品不良反应报告和监测情况；

（五）组织检查药品生产、经营企业的药品不良反应报告和监测工作的开展情况，并与卫生部联合组织检查医疗机构的药品不良反应报告和监测工作的开展情况。

第七条　省、自治区、直辖市药品监督管理部门负责本行政区域内药品不良反应报告和监测的管理工作，并履行以下主要职责：

（一）根据本办法与同级卫生行政部门共同制定本行政区域内药品不良反应报告和监测的管理规定，并监督实施；

（二）与同级卫生行政部门联合组织开展本行政区域内发生的影响较大的药品群体不良事件的调查和处理，并发布相关信息；

（三）对已确认发生严重药品不良反应或者药品群体不良事件的药品依法采取紧急控制措施，作出行政处理决定，并向社会公布；

（四）通报本行政区域内药品不良反应报告和监测情况；

（五）组织检查本行政区域内药品生产、经营企业的药品不良反应报告和监测工作的开展情况，并与同级卫生行政部门联合组织检查本行政区域内医疗机构的药品不良反应报告和监测工作的开展情况；

（六）组织开展本行政区域内药品不良反应报告和监测的宣传、培训工作。

第八条 设区的市级、县级药品监督管理部门负责本行政区域内药品不良反应报告和监测的管理工作；与同级卫生行政部门联合组织开展本行政区域内发生的药品群体不良事件的调查，并采取必要控制措施；组织开展本行政区域内药品不良反应报告和监测的宣传、培训工作。

第九条 县级以上卫生行政部门应当加强对医疗机构临床用药的监督管理，在职责范围内依法对已确认的严重药品不良反应或者药品群体不良事件采取相关的紧急控制措施。

第十条 国家药品不良反应监测中心负责全国药品不良反应报告和监测的技术工作，并履行以下主要职责：

（一）承担国家药品不良反应报告和监测资料的收集、评价、反馈和上报，以及全国药品不良反应监测信息网络的建设和维护；

（二）制定药品不良反应报告和监测的技术标准和规范，对地方各级药品不良反应监测机构进行技术指导；

（三）组织开展严重药品不良反应的调查和评价，协助有关部门开展药品群体不良事件的调查；

（四）发布药品不良反应警示信息；

（五）承担药品不良反应报告和监测的宣传、培训、研究和国际交流工作。

第十一条 省级药品不良反应监测机构负责本行政区域内的药品不良反应报告和监测的技术工作，并履行以下主要职责：

（一）承担本行政区域内药品不良反应报告和监测资料的收集、评价、反馈和上报，以及药品不良反应监测信息网络的维护和管理；

（二）对设区的市级、县级药品不良反应监测机构进行技术指导；

（三）组织开展本行政区域内严重药品不良反应的调查和评价，协助有关部门开展药品群体不良事件的调查；

（四）组织开展本行政区域内药品不良反应报告和监测的宣传、培训工作。

第十二条 设区的市级、县级药品不良反应监测机构负责本行政区域内药品不良反应报告和监测资料的收集、核实、评价、反馈和上报；开展本行政区域内严重药品不良反应的调查和评价；协助有关部门开展药品群体不良事件的调查；承担药品不良反应报告和监测的宣传、培训等工作。

第十三条　药品生产、经营企业和医疗机构应当建立药品不良反应报告和监测管理制度。药品生产企业应当设立专门机构并配备专职人员，药品经营企业和医疗机构应当设立或者指定机构并配备专（兼）职人员，承担本单位的药品不良反应报告和监测工作。

第十四条　从事药品不良反应报告和监测的工作人员应当具有医学、药学、流行病学或者统计学等相关专业知识，具备科学分析评价药品不良反应的能力。

第三章　报告与处置

第一节　基本要求

第十五条　药品生产、经营企业和医疗机构获知或者发现可能与用药有关的不良反应，应当通过国家药品不良反应监测信息网络报告；不具备在线报告条件的，应当通过纸质报表报所在地药品不良反应监测机构，由所在地药品不良反应监测机构代为在线报告。

报告内容应当真实、完整、准确。

第十六条　各级药品不良反应监测机构应当对本行政区域内的药品不良反应报告和监测资料进行评价和管理。

第十七条　药品生产、经营企业和医疗机构应当配合药品监督管理部门、卫生行政部门和药品不良反应监测机构对药品不良反应或者群体不良事件的调查，并提供调查所需的资料。

第十八条　药品生产、经营企业和医疗机构应当建立并保存药品不良反应报告和监测档案。

第二节　个例药品不良反应

第十九条　药品生产、经营企业和医疗机构应当主动收集药品不良反应，获知或者发现药品不良反应后应当详细记录、分析和处理，填写《药品不良反应/事件报告表》（见附表1）并报告。

第二十条　新药监测期内的国产药品应当报告该药品的所有不良反应；其他国产药品，报告新的和严重的不良反应。

进口药品自首次获准进口之日起5年内，报告该进口药品的所有不良反应；满5年的，报告新的和严重的不良反应。

第二十一条　药品生产、经营企业和医疗机构发现或者获知新的、严重的药品不良反应应当在15日内报告，其中死亡病例须立即报告；其他药品不良反应应当在30日内报告。有随访信息的，应当及时报告。

第二十二条　药品生产企业应当对获知的死亡病例进行调查，详细了解死亡病例的基本信息、药品使用情况、不良反应发生及诊治情况等，并在15日内完成调查报告，报药品生产企业所在地的省级药品不良反应监测机构。

第二十三条 个人发现新的或者严重的药品不良反应，可以向经治医师报告，也可以向药品生产、经营企业或者当地的药品不良反应监测机构报告，必要时提供相关的病历资料。

第二十四条 设区的市级、县级药品不良反应监测机构应当对收到的药品不良反应报告的真实性、完整性和准确性进行审核。严重药品不良反应报告的审核和评价应当自收到报告之日起 3 个工作日内完成，其他报告的审核和评价应当在 15 个工作日内完成。

设区的市级、县级药品不良反应监测机构应当对死亡病例进行调查，详细了解死亡病例的基本信息、药品使用情况、不良反应发生及诊治情况等，自收到报告之日起 15 个工作日内完成调查报告，报同级药品监督管理部门和卫生行政部门，以及上一级药品不良反应监测机构。

第二十五条 省级药品不良反应监测机构应当在收到下一级药品不良反应监测机构提交的严重药品不良反应评价意见之日起 7 个工作日内完成评价工作。

对死亡病例，事件发生地和药品生产企业所在地的省级药品不良反应监测机构均应当及时根据调查报告进行分析、评价，必要时进行现场调查，并将评价结果报省级药品监督管理部门和卫生行政部门，以及国家药品不良反应监测中心。

第二十六条 国家药品不良反应监测中心应当及时对死亡病例进行分析、评价，并将评价结果报国家食品药品监督管理局和卫生部。

第三节　药品群体不良事件

第二十七条 药品生产、经营企业和医疗机构获知或者发现药品群体不良事件后，应当立即通过电话或者传真等方式报所在地的县级药品监督管理部门、卫生行政部门和药品不良反应监测机构，必要时可以越级报告；同时填写《药品群体不良事件基本信息表》（见附表 2），对每一病例还应当及时填写《药品不良反应/事件报告表》，通过国家药品不良反应监测信息网络报告。

第二十八条 设区的市级、县级药品监督管理部门获知药品群体不良事件后，应当立即与同级卫生行政部门联合组织开展现场调查，并及时将调查结果逐级报至省级药品监督管理部门和卫生行政部门。

省级药品监督管理部门与同级卫生行政部门联合对设区的市级、县级的调查进行督促、指导，对药品群体不良事件进行分析、评价，对本行政区域内发生的影响较大的药品群体不良事件，还应当组织现场调查，评价和调查结果应当及时报国家食品药品监督管理局和卫生部。

对全国范围内影响较大并造成严重后果的药品群体不良事件，国家食品药品监督管理局应当与卫生部联合开展相关调查工作。

第二十九条 药品生产企业获知药品群体不良事件后应当立即开展调查，详细了解药品群体不良事件的发生、药品使用、患者诊治以及药品生产、储存、流通、既往类似不良事件等情况，在 7 日内完成调查报告，报所在地省级药品监督管理部门和药品不良反应监测机构；同时迅速开展自查，分析事件发生的原因，必要时应当暂停生产、销售、使用和召回相关药品，并报所在地省级药品监督管理部门。

第三十条　药品经营企业发现药品群体不良事件应当立即告知药品生产企业，同时迅速开展自查，必要时应当暂停药品的销售，并协助药品生产企业采取相关控制措施。

第三十一条　医疗机构发现药品群体不良事件后应当积极救治患者，迅速开展临床调查，分析事件发生的原因，必要时可采取暂停药品的使用等紧急措施。

第三十二条　药品监督管理部门可以采取暂停生产、销售、使用或者召回药品等控制措施。卫生行政部门应当采取措施积极组织救治患者。

第四节　境外发生的严重药品不良反应

第三十三条　进口药品和国产药品在境外发生的严重药品不良反应（包括自发报告系统收集的、上市后临床研究发现的、文献报道的），药品生产企业应当填写《境外发生的药品不良反应/事件报告表》（见附表3），自获知之日起30日内报送国家药品不良反应监测中心。国家药品不良反应监测中心要求提供原始报表及相关信息的，药品生产企业应当在5日内提交。

第三十四条　国家药品不良反应监测中心应当对收到的药品不良反应报告进行分析、评价，每半年向国家食品药品监督管理局和卫生部报告，发现提示药品可能存在安全隐患的信息应当及时报告。

第三十五条　进口药品和国产药品在境外因药品不良反应被暂停销售、使用或者撤市的，药品生产企业应当在获知后24小时内书面报国家食品药品监督管理局和国家药品不良反应监测中心。

第五节　定期安全性更新报告

第三十六条　药品生产企业应当对本企业生产药品的不良反应报告和监测资料进行定期汇总分析，汇总国内外安全性信息，进行风险和效益评估，撰写定期安全性更新报告。定期安全性更新报告的撰写规范由国家药品不良反应监测中心负责制定。

第三十七条　设立新药监测期的国产药品，应当自取得批准证明文件之日起每满1年提交一次定期安全性更新报告，直至首次再注册，之后每5年报告一次；其他国产药品，每5年报告一次。

首次进口的药品，自取得进口药品批准证明文件之日起每满一年提交一次定期安全性更新报告，直至首次再注册，之后每5年报告一次。

定期安全性更新报告的汇总时间以取得药品批准证明文件的日期为起点计，上报日期应当在汇总数据截止日期后60日内。

第三十八条　国产药品的定期安全性更新报告向药品生产企业所在地省级药品不良反应监测机构提交。进口药品（包括进口分包装药品）的定期安全性更新报告向国家药品不良反应监测中心提交。

第三十九条　省级药品不良反应监测机构应当对收到的定期安全性更新报告进行汇总、分析和评价，于每年4月1日前将上一年度定期安全性更新报告统计情况和分析评价结果报省级药品监督管理部门和国家药品不良反应监测中心。

第四十条　国家药品不良反应监测中心应当对收到的定期安全性更新报告进行汇总、分析和评价，于每年7月1日前将上一年度国产药品和进口药品的定期安全性更新报告统计情况和分析评价结果报国家食品药品监督管理局和卫生部。

第四章　药品重点监测

第四十一条　药品生产企业应当经常考察本企业生产药品的安全性，对新药监测期内的药品和首次进口5年内的药品，应当开展重点监测，并按要求对监测数据进行汇总、分析、评价和报告；对本企业生产的其他药品，应当根据安全性情况主动开展重点监测。

第四十二条　省级以上药品监督管理部门根据药品临床使用和不良反应监测情况，可以要求药品生产企业对特定药品进行重点监测；必要时，也可以直接组织药品不良反应监测机构、医疗机构和科研单位开展药品重点监测。

第四十三条　省级以上药品不良反应监测机构负责对药品生产企业开展的重点监测进行监督、检查，并对监测报告进行技术评价。

第四十四条　省级以上药品监督管理部门可以联合同级卫生行政部门指定医疗机构作为监测点，承担药品重点监测工作。

第五章　评价与控制

第四十五条　药品生产企业应当对收集到的药品不良反应报告和监测资料进行分析、评价，并主动开展药品安全性研究。

药品生产企业对已确认发生严重不良反应的药品，应当通过各种有效途径将药品不良反应、合理用药信息及时告知医务人员、患者和公众；采取修改标签和说明书，暂停生产、销售、使用和召回等措施，减少和防止药品不良反应的重复发生。对不良反应大的药品，应当主动申请注销其批准证明文件。

药品生产企业应当将药品安全性信息及采取的措施报所在地省级药品监督管理部门和国家食品药品监督管理局。

第四十六条　药品经营企业和医疗机构应当对收集到的药品不良反应报告和监测资料进行分析和评价，并采取有效措施减少和防止药品不良反应的重复发生。

第四十七条　省级药品不良反应监测机构应当每季度对收到的药品不良反应报告进行综合分析，提取需要关注的安全性信息，并进行评价，提出风险管理建议，及时报省级药品监督管理部门、卫生行政部门和国家药品不良反应监测中心。

省级药品监督管理部门根据分析评价结果，可以采取暂停生产、销售、使用和召回药品等措施，并监督检查，同时将采取的措施通报同级卫生行政部门。

第四十八条　国家药品不良反应监测中心应当每季度对收到的严重药品不良反应报告进行综合分析，提取需要关注的安全性信息，并进行评价，提出风险管理建议，及时报国家食品药品监督管理局和卫生部。

第四十九条　国家食品药品监督管理局根据药品分析评价结果，可以要求企业开展药品安全性、有效性相关研究。必要时，应当采取责令修改药品说明书，暂停生产、销售、使用和召回药品等措施，对不良反应大的药品，应当撤销药品批准证明文件，并将有关措施及时通报卫生部。

第五十条　省级以上药品不良反应监测机构根据分析评价工作需要，可以要求药品生产、经营企业和医疗机构提供相关资料，相关单位应当积极配合。

第六章　信息管理

第五十一条　各级药品不良反应监测机构应当对收到的药品不良反应报告和监测资料进行统计和分析，并以适当形式反馈。

第五十二条　国家药品不良反应监测中心应当根据对药品不良反应报告和监测资料的综合分析和评价结果，及时发布药品不良反应警示信息。

第五十三条　省级以上药品监督管理部门应当定期发布药品不良反应报告和监测情况。

第五十四条　下列信息由国家食品药品监督管理局和卫生部统一发布：

（一）影响较大并造成严重后果的药品群体不良事件；

（二）其他重要的药品不良反应信息和认为需要统一发布的信息。

前款规定统一发布的信息，国家食品药品监督管理局和卫生部也可以授权省级药品监督管理部门和卫生行政部门发布。

第五十五条　在药品不良反应报告和监测过程中获取的商业秘密、个人隐私、患者和报告者信息应当予以保密。

第五十六条　鼓励医疗机构、药品生产企业、药品经营企业之间共享药品不良反应信息。

第五十七条　药品不良反应报告的内容和统计资料是加强药品监督管理、指导合理用药的依据。

第七章　法律责任

第五十八条　药品生产企业有下列情形之一的，由所在地药品监督管理部门给予警告，责令限期改正，可以并处五千元以上三万元以下的罚款：

（一）未按照规定建立药品不良反应报告和监测管理制度，或者无专门机构、专职人员负责本单位药品不良反应报告和监测工作的；

（二）未建立和保存药品不良反应监测档案的；

（三）未按照要求开展药品不良反应或者群体不良事件报告、调查、评价和处理的；

（四）未按照要求提交定期安全性更新报告的；

（五）未按照要求开展重点监测的；

（六）不配合严重药品不良反应或者群体不良事件相关调查工作的；

（七）其他违反本办法规定的。

药品生产企业有前款规定第（四）项、第（五）项情形之一的，按照《药品注册管理办法》的规定对相应药品不予再注册。

第五十九条　药品经营企业有下列情形之一的，由所在地药品监督管理部门给予警告，责令限期改正；逾期不改的，处三万元以下的罚款：

（一）无专职或者兼职人员负责本单位药品不良反应监测工作的；

（二）未按照要求开展药品不良反应或者群体不良事件报告、调查、评价和处理的；

（三）不配合严重药品不良反应或者群体不良事件相关调查工作的。

第六十条 医疗机构有下列情形之一的，由所在地卫生行政部门给予警告，责令限期改正；逾期不改的，处三万元以下的罚款。情节严重并造成严重后果的，由所在地卫生行政部门对相关责任人给予行政处分：

（一）无专职或者兼职人员负责本单位药品不良反应监测工作的；

（二）未按照要求开展药品不良反应或者群体不良事件报告、调查、评价和处理的；

（三）不配合严重药品不良反应和群体不良事件相关调查工作的。

药品监督管理部门发现医疗机构有前款规定行为之一的，应当移交同级卫生行政部门处理。

卫生行政部门对医疗机构作出行政处罚决定的，应当及时通报同级药品监督管理部门。

第六十一条 各级药品监督管理部门、卫生行政部门和药品不良反应监测机构及其有关工作人员在药品不良反应报告和监测管理工作中违反本办法，造成严重后果的，依照有关规定给予行政处分。

第六十二条 药品生产、经营企业和医疗机构违反相关规定，给药品使用者造成损害的，依法承担赔偿责任。

第八章 附 则

第六十三条 本办法下列用语的含义：

（一）药品不良反应，是指合格药品在正常用法用量下出现的与用药目的无关的有害反应。

（二）药品不良反应报告和监测，是指药品不良反应的发现、报告、评价和控制的过程。

（三）严重药品不良反应，是指因使用药品引起以下损害情形之一的反应：

1. 导致死亡；

2. 危及生命；

3. 致癌、致畸、致出生缺陷；

4. 导致显著的或者永久的人体伤残或者器官功能的损伤；

5. 导致住院或者住院时间延长；

6. 导致其他重要医学事件，如不进行治疗可能出现上述所列情况的。

（四）新的药品不良反应，是指药品说明书中未载明的不良反应。说明书中已有描述，但不良反应发生的性质、程度、后果或者频率与说明书描述不一致或者更严重的，按照新的药品不良反应处理。

（五）药品群体不良事件，是指同一药品在使用过程中，在相对集中的时间、区域内，对一定数量人群的身体健康或者生命安全造成损害或者威胁，需要予以紧急处置的事件。

同一药品：指同一生产企业生产的同一药品名称、同一剂型、同一规格的药品。

（六）药品重点监测，是指为进一步了解药品的临床使用和不良反应发生情况，研究不良反应的发生特征、严重程度、发生率等，开展的药品安全性监测活动。

第六十四条　进口药品的境外制药厂商可以委托其驻中国境内的办事机构或者中国境内代理机构，按照本办法对药品生产企业的规定，履行药品不良反应报告和监测义务。

第六十五条　卫生部和国家食品药品监督管理局对疫苗不良反应报告和监测另有规定的，从其规定。

第六十六条　医疗机构制剂的不良反应报告和监测管理办法由各省、自治区、直辖市药品监督管理部门会同同级卫生行政部门制定。

第六十七条　本办法自 2011 年 7 月 1 日起施行。国家食品药品监督管理局和卫生部于 2004 年 3 月 4 日公布的《药品不良反应报告和监测管理办法》（国家食品药品监督管理局令第 7 号）同时废止。

附三 药品不良反应/事件报告表

首次报告□　　跟踪报告□　　编码：________

报告类型：新的□　严重□　一般□　　报告单位类别：医疗机构□　经营企业□　生产企业□　个人□　其他□________

<table>
<tr><td>患者姓名：</td><td>性别：男□女□</td><td colspan="2">出生日期：　年　月　日
或年龄：</td><td>民族：</td><td colspan="2">体重(kg)：</td><td colspan="2">联系方式：</td></tr>
<tr><td colspan="2">原患疾病：</td><td colspan="3">医院名称：
病历号/门诊号：</td><td colspan="4">既往药品不良反应/事件：有□______无□ 不详□
家族药品不良反 应/事件：有□______无□ 不详□</td></tr>
<tr><td colspan="9">相关重要信息：吸烟史□　饮酒史□　妊娠期□　肝病史□　肾病史□　过敏史□________　其他□________</td></tr>
<tr><td>药品</td><td>批准文号</td><td>商品名称</td><td>通用名称
（含剂型）</td><td>生产厂家</td><td>生产批号</td><td>用法用量
（次剂量、途径、日次数）</td><td>用药起止时间</td><td>用药
原因</td></tr>
<tr><td rowspan="3">怀疑药品</td><td></td><td></td><td></td><td></td><td></td><td></td><td></td><td></td></tr>
<tr><td></td><td></td><td></td><td></td><td></td><td></td><td></td><td></td></tr>
<tr><td></td><td></td><td></td><td></td><td></td><td></td><td></td><td></td></tr>
<tr><td rowspan="3">并用药品</td><td></td><td></td><td></td><td></td><td></td><td></td><td></td><td></td></tr>
<tr><td></td><td></td><td></td><td></td><td></td><td></td><td></td><td></td></tr>
<tr><td></td><td></td><td></td><td></td><td></td><td></td><td></td><td></td></tr>
<tr><td colspan="5">不良反应/事件名称：</td><td colspan="4">不良反应/事件发生时间：　年　月　日</td></tr>
<tr><td colspan="9">不良反应/事件过程描述（包括症状、体征、临床检验等）及处理情况（可附页）：</td></tr>
<tr><td colspan="9">不良反应/事件的结果：痊愈□　好转□　未好转□　不详□　有后遗症□　表现：________
死亡□　直接死因：________死亡时间：　年　月　日</td></tr>
<tr><td colspan="9">停药或减量后，反应/事件是否消失或减轻？　是□　否□　不明□　未停药或未减量□
再次使用可疑药品后是否再次出现同样反应/事件？　是□　否□　不明□　未再使用□</td></tr>
<tr><td colspan="9">对原患疾病的影响：不明显□　病程延长□　病情加重□　导致后遗症□　导致死亡□</td></tr>
<tr><td>关联性评价</td><td colspan="8">报告人评价：　肯定□　很可能□　可能□　可能无关□　待评价□　无法评价□　签名：
报告单位评价：　肯定□　很可能□　可能□　可能无关□　待评价□　无法评价□　签名：</td></tr>
<tr><td rowspan="2">报告人信息</td><td colspan="5">联系电话：</td><td colspan="3">职业：医生□　药师□　护士□　其他□</td></tr>
<tr><td colspan="5">电子邮箱：</td><td colspan="3">签名：</td></tr>
<tr><td>报告单位信息</td><td colspan="3">单位名称：</td><td colspan="2">联系人：</td><td>电话：</td><td colspan="2">报告日期：　年　月　日</td></tr>
<tr><td>生产企业请填写信息来源</td><td colspan="8">医疗机构□　经营企业□　个人□　文献报道□　上市后研究□　其他□</td></tr>
<tr><td>备注</td><td colspan="8"></td></tr>
</table>

严重药品不良反应，是指因使用药品引起以下损害情形之一的反应：

1）导致死亡；

2）危及生命；

3）致癌、致畸、致出生缺陷；

4）导致显著的或者永久的人体伤残或者器官功能的损伤；

5）导致住院或者住院时间延长；

6）导致其他重要医学事件，如不进行治疗可能出现上述所列情况的。

新的药品不良反应

是指药品说明书中未载明的不良反应。说明书中已有描述，但不良反应发生的性质、程度、后果或者频率与说明书描述不一致或者更严重的，按照新的药品不良反应处理。

报告时限

新的、严重的药品不良反应应于发现或者获知之日起15日内报告，其中死亡病例须立即报告，其他药品不良反应30日内报告。有随访信息的，应当及时报告。

其他说明

怀疑药品：是指患者使用的怀疑与不良反应发生有关的药品。

并用药品：指发生此药品不良反应时患者除怀疑药品外的其他用药情况，包括患者自行购买的药品或中草药等。

用法用量：包括每次用药剂量、给药途径、每日给药次数，例如，5mg，口服，每日2次。

报告的处理

所有的报告将会录入数据库，专业人员会分析药品和不良反应/事件之间的关系。根据药品风险的普遍性或者严重程度，决定是否需要采取相关措施，如在药品说明书中加入警示信息，更新药品如何安全使用的信息等。在极少数情况下，当认为药品的风险大于效益时，药品也会撤市。

新的、严重的药品不良反应/事件病例报告要求

药品生产企业报告要求

1. 填报《药品不良反应/事件报告表》；
2. 产品质量检验报告；
3. 药品说明书（进口药品还须报送国外药品说明书）；
4. 产品注册、再注册时间，是否在监测期内（进口药是否为首次获准进口 5 年内）；
5. 产品状态（是否是国家基本药物、国家非处方药、国家医疗保险药品、中药保护品种）；
6. 国内上年度的销售量和销售范围；
7. 境外使用情况（包括注册国家、注册时间）；
8. 变更情况（药品成分或处方、质量标准、生产工艺、说明书变更情况）；
9. 国内外临床安全性研究及有关文献报道情况；
10. 除第 1、2 项以外，其他项目一年之内如无变更，可以免报。

药品群体不良事件基本信息表

<table>
<tr><td colspan="3">发生地区：</td><td colspan="2">使用单位：</td><td colspan="3">用药人数：</td></tr>
<tr><td colspan="3">发生不良事件人数：</td><td colspan="2">严重不良事件人数：</td><td colspan="3">死亡人数：</td></tr>
<tr><td colspan="4">首例用药日期：　　年　　月　　日</td><td colspan="4">首例发生日期：　　年　　月　　日</td></tr>
<tr><td rowspan="7">怀疑药品</td><td>商品名</td><td>通用名</td><td colspan="2">生产企业</td><td>药品规格</td><td>生产批号</td><td>批准文号</td></tr>
<tr><td></td><td></td><td colspan="2"></td><td></td><td></td><td></td></tr>
<tr><td></td><td></td><td colspan="2"></td><td></td><td></td><td></td></tr>
<tr><td></td><td></td><td colspan="2"></td><td></td><td></td><td></td></tr>
<tr><td></td><td></td><td colspan="2"></td><td></td><td></td><td></td></tr>
<tr><td></td><td></td><td colspan="2"></td><td></td><td></td><td></td></tr>
<tr><td></td><td></td><td colspan="2"></td><td></td><td></td><td></td></tr>
<tr><td rowspan="4">器械</td><td colspan="2">产品名称</td><td colspan="2">生产企业</td><td colspan="2">生产批号</td><td>注册号</td></tr>
<tr><td colspan="2"></td><td colspan="2"></td><td colspan="2"></td><td></td></tr>
<tr><td colspan="2"></td><td colspan="2"></td><td colspan="2"></td><td></td></tr>
<tr><td colspan="7">本栏所指器械是与怀疑药品同时使用且可能与群体不良事件相关的注射器、输液器等医疗器械。</td></tr>
<tr><td colspan="8">不良事件表现：</td></tr>
<tr><td colspan="8">群体不良事件过程描述及处理情况（可附页）：</td></tr>
<tr><td colspan="2">报告单位意见</td><td colspan="6"></td></tr>
<tr><td colspan="2">报告人信息</td><td colspan="2">电话：</td><td colspan="2">电子邮箱：</td><td colspan="2">签名：</td></tr>
<tr><td colspan="2">报告单位信息</td><td colspan="2">报告单位：</td><td colspan="2">联系人：</td><td colspan="2">电话：</td></tr>
</table>

报告日期：　　年　　月　　日

境外发生的药品不良反应/事件报告表

商品名：（中文：　　　　　　英文：　　　　　　）

通用名：（中文：　　　　　　英文：　　　　　　）　剂型：

编号	不良反应/事件名称	不良反应/事件发生时间	不良反应结果	用药开始时间	用药结束时间	用法用量	用药原因	性别	年龄	初始/跟踪报告	报告来源	来源国家	国内接收日期	备注

注：编号请填写本单位的编号；不良反应结果请填写：痊愈、好转、未好转、后遗症、死亡或不详；报告来源请填写：自发报告、研究、文献等。

报告单位：　　　　联系人：　　　　电话：　　　　报告日期：

附四

中药注射剂安全性再评价基本技术要求

中药注射剂安全性近年来引起社会各界的广泛关注，已成为中药安全性的焦点问题。为规范已上市中药注射剂再评价工作，指导已上市中药注射剂的深入研究，提高中药注射剂的安全性、有效性和质量可控性，根据《中药注射剂安全性再评价工作方案》（国食药监办［2009］28号）和《中药、天然药物注射剂基本技术要求》，结合已上市中药注射剂实际情况，我国食品药品监督管理局制定了《中药注射剂安全性再评价基本技术要求》。

一、药学研究

（一）原料

1. 中药注射剂的处方组成及用量应与国家标准一致。

2. 中药注射剂处方中的原料应为具有法定标准的有效成分、有效部位、提取物、药材、饮片等。无法定药品标准的原料应建立其质量标准，并附于制剂质量标准后，仅供制备该制剂用。

3. 应采取有效措施保证原料质量的稳定。应固定药材的基原、药用部位、产地、采收期、产地加工、贮存条件等，建立相对稳定的药材基地，并加强药材生产全过程的质量控制，尽可能采用规范化种植（GAP）的药材。药材标准中包含多种基原的，应固定使用其中一种基原的药材。无人工栽培药材的，应明确保证野生药材质量稳定的措施和方法。如确需固定多个基原或产地的，应提供充分的研究资料，并保证药材质量稳定。处方中饮片的生产企业、炮制方法和条件应固定，药材来源及饮片质量应具有可追溯性，药材的要求同上。

4. 中药注射剂所用原料应根据质量控制的要求，完善其质量标准，必要时增加相关质量控制项目，如指纹图谱、浸出物检查等，以体现原料的特点以及与制剂质量控制的相关性，保证原料的质量。

5. 处方中含有批准文号管理原料的，应固定合法来源，严格进行供应商审计，其生产条件应符合GMP要求；应提供生产企业资质证明文件、原料执行标准、批准文号、检验报告、购货发票、供货协议等。

（二）辅料及包装材料

1. 中药注射剂用辅料的种类及用量应与国家标准一致。包装材料应与批准的一致。

2. 注射用辅料、直接接触药品的包装材料应固定生产企业，严格进行供应商审计，应提供生产企业资质证明文件、执行标准、检验报告、购货发票、供货协议等，进口辅料还应提供进口注册证。

3. 注射剂用辅料应符合法定药用辅料标准（注射用）或注射用要求。应加强辅料的质量控制，保证辅料的质量稳定。必要时应进行精制，并制订相应的质量标准。应提供详细的精制工艺、内控标准及其依据。

4. 注射剂用直接接触药品的包装材料应符合相应质量标准的要求，必要时应进行相容性研究。

（三）生产工艺

1. 中药注射剂的生产工艺不得与法定质量标准的【制法】相违背。否则应提供相关的批准证明文件。

2. 中药注射剂应严格按工艺规程规定的工艺参数、工艺细节及相关质控要求生产，并强化物料平衡和偏差管理，保证不同批次产品质量的稳定均一。关键生产设备的原理及主要技术参数应固定。应提供实际现行生产工艺规程、近期连续 5 批产品生产记录及检验报告。

3. 生产工艺过程所用溶剂、吸附剂、脱色剂、澄清剂等应固定来源，并符合药用要求。用于配液的还应符合注射用要求，必要时应进行精制，并制订相应的标准。

4. 法定标准中明确规定使用吐温 - 80 作为增溶剂的，应规定使用剂量范围，并进行相应研究和质量控制。

5. 生产工艺过程中应对原辅料、中间体的热原（或细菌内毒素）污染情况进行研究，根据情况设置监控点。应明确规定除热源（或细菌内毒素）的方法及条件，如活性炭的用量、处理方法、加入时机、加热温度及时间等，并考察除热源效果及对药物成分的影响。应提供相关研究资料。

6. 生产工艺过程中应对高分子杂质进行控制。如采用超滤等方法去除注射剂中的高分子杂质（包括聚合物等）的，应不影响药品的有效成分。应明确相关方法和条件，如滤器、滤材的技术参数（包括滤材的材质、孔径及孔径分布、流速、压力等）等，说明滤膜完整性测试的方法及仪器，提供超滤前后的对比研究资料。生产工艺过程中可在不影响药品有效成分的前提下，去除无效的已知毒性成分，并进行相应研究。

7. 注射剂生产的全过程均应严格执行 GMP 相关要求，并采取措施防止细菌污染，对原辅料、中间体的微生物负荷进行有效控制。应采用可靠的灭菌方法和条件，保证制剂的无菌保证水平符合要求（小容量注射剂及粉针剂的微生物存活概率不得高于 10 -3；大容量注射剂的微生物存活概率不得高于 10 -6），并提供充分的灭菌工艺验证资料。

（四）质量研究

注射剂的质量研究是指根据工艺、质量标准和稳定性研究的需要而进行的基础研究。

1. 质量研究包含文献研究、化学成分研究、定性定量分析方法研究、生物学质控方法的研究等。

2. 注射剂中所含成分应基本清楚。应对注射剂总固体中所含成分进行系统的化学研究。有效成分制成的注射剂，其单一成分的含量应不少于 90%，多成分制成的注射剂结构明确成分的含量因品种而异，同品种中应以质量控制水平较好的作为评价依据。

3. 应结合产品的安全性、有效性及均一性，进行相关质控方法的研究。

（五）质量标准

应根据注射剂质量控制的需要，结合质量研究情况，建立合理的检测项目和检测方法，完善和提高质量标准。

1. 质控项目的设置应考虑到注射给药以及中药注射剂自身的特点，并能全面地、灵敏地反映药品质量的变化情况。以药材或饮片投料的，为保证质量稳定，应制订中间体的质量标准。质控项目至少应包括性状、浸出物或总固体、专属性鉴别和含量测定、指纹图谱、微生物等指标。

2. 质量标准所用方法应具有充分的科学性和可行性，并经过方法学的验证，符合相应的要求。

3. 制法项应明确各工艺步骤及技术参数，明确所用辅料的种类、规格及用量等。

4. 检查项除应符合《中国药典》一部附录制剂通则“注射剂”项下要求外，还应符合“中药注射剂安全性检查指导原则”所规定的项目，此外，有效成分注射剂应对主成分以外的其他成分的种类及含量进行必要的限量检查。对于具体品种的工艺条件下可能存在，而质量研究中未检出的大类成分，应建立排除性检查方法。挥发性成分制成的制剂，应采用挥发性成分总量替代总固体检查。必要时，应建立高分子量物质检查项。

5. 原料（药材、饮片、提取物、有效部位等）、中间体、制剂均应分别研究建立指纹图谱。还应进行原料、中间体、制剂指纹图谱的相关性研究。指纹图谱的研究应全面反映注射剂所含成分的信息。注射剂中含有的大类成分，一般都应在指纹图谱中得到体现，必要时应建立多张指纹图谱，以适应检测不同大类成分的需要。经质量研究明确结构的成分，应当在指纹图谱中得到体现，一般不低于已明确成分的90%，对于不能体现的成分应有充分合理的理由。指纹图谱的评价可采用相对峰面积、相对保留时间、非共有峰面积或者相似度等指标进行评价。同时，也可根据产品特点增加特征峰比例等指标及指纹特征描述，并规定非共有峰数及相对峰面积。指纹图谱的评价还可选用对照提取物对照的方法。

6. 有效成分制成的注射剂，主药成分含量应不少于90%。多成分制成的注射剂结构明确成分的含量因品种而异，同品种中应以质量控制水平较好的作为评价依据。多成分制成的注射剂应分别采用专属性的方法（如HPLC和/或GC等定量方法）测定各主要结构类型成分中至少一种代表性成分的含量，还应建立与安全性相关成分的含量测定或限量检查方法，如毒性成分、致敏性成分等。处方药味中含有单一已上市注射剂成分的，应建立其含量测定方法。含量测定项应确定合理的含量限度范围（上下限）。

（六）稳定性研究

1. 注射剂的稳定性研究应根据处方、工艺及其所含成分的理化性质、药品的特点和质量控制的要求等选择能灵敏反映药品稳定性的指标进行研究。

2. 应对中药注射剂生产涉及的药材、提取物、中间体等进行稳定性考察，规定贮存条件及贮藏时间。应提供上市后产品留样稳定性考察及回顾性分析研究资料。

3. 给药时需使用附带专用溶剂的，或使用前需要用其他溶剂稀释、配液的，应对稀释液种类、浓度及与临床常用药品的配伍稳定性进行研究。

二、非临床安全性研究

1. 对于在临床使用中已发现安全性风险信号的，须有针对性地进行非临床安全性研究，并注意研究方法的设计。

2. 中药注射剂如果没有充分、规范的临床安全性数据支持，应进行一般药理学试验、急性毒性试验、长期毒性试验、制剂安全性试验、遗传毒性试验。根据遗传毒性试验结果考虑是否进行生殖毒性试验、致癌试验。

3. 长期毒性试验应采用啮齿类和非啮类两种动物。2005 年 7 月 1 日以后进行的急性毒性试验应采用啮齿类和非啮类两种动物。

4. 制剂安全性试验主要包括刺激性、过敏性、溶血性试验。过敏性试验至少应进行全身主动过敏试验和被动皮肤过敏试验。刺激性试验、溶血性试验应根据临床使用的需要，对稀释溶液的种类、给药浓度、给药速度进行考察，并提供三批样品相关研究资料。

5. 如注射剂所用辅料用量超过常规用量，应提供非临床安全性试验资料或文献资料。如使用了未经国家食品药品监督管理局按注射途径批准生产或进口的辅料，应提供可用于注射给药途径的依据，必要时提供相关的非临床安全性试验资料或文献资料。

三、临床研究

对中药注射剂临床安全性、有效性的研究和评价应基于药品说明书功能主治范围。说明书中的功能主治、给药途径和用法用量等都应有充分的临床试验数据支持。中药注射剂在上市前应完成Ⅰ期、Ⅱ期、Ⅲ期临床试验，对已经完成上述研究的应按《中药、天然药物注射剂基本技术要求》提供相应的临床研究总结资料。上市后已按法规要求正在进行或已经完成Ⅳ期临床试验的，应提供相应的临床研究总结资料。未进行Ⅰ期、Ⅱ期、Ⅲ期、Ⅳ期临床试验的，应进行上市后临床研究。

（一）以安全性评价为主要目的的临床研究主要考察广泛使用条件下药品的安全性，主要研究不良反应情况（包括不良反应类型、不良反应发生率、不良反应影响因素等）及对特殊人群的影响。不良反应影响因素主要研究稀释溶液的种类、药液配制后的存放时间、给药浓度、给药速度、与临床常用药品的配伍禁忌。以安全性评价为目的的临床研究可采用观察性或实验性多种药物流行病学设计方法。可采用主动监测研究方法，并结合自发报告系统数据和文献研究数据进行研究。主动监测为非干预性、观察性研究，对一定时间、一定范围内收集的病例进行回顾性研究，或根据需要进行前瞻性监测研究，获取与安全性相关的监测信息。为达到研究目的，主动监测应遵循药物流行病学的研究方法，并且需要足够的样本量。对于每个特定目的，其样本量也应符合统计学要求。对于在非临床安全性研究中和临床使用或监测中已经发现安全性风险信号的，应结合研究目的有针对性地开展干预性的临床试验。对上市后药品临床研究要充分考虑研究的目的、设计、实施、数据管理、统计分析、结果报告、质量控制等方面因素，以便判定证据是否充分、证据是否支持研究结论。

（二）以有效性为主要目的的临床研究应结合临床研究的目的进行设计和研究。临床有效性研究一般应为随机盲法对照试验，临床研究需符合《药物临床试验质量管理规范》。

1. 单纯证明已上市中药注射剂的有效性为目的的临床研究，在符合伦理学的前提下，应尽量采用注射给药途径的安慰剂作为对照研究。根据已上市品种适应证的情况，合理选择验证的适应证，每个适应证单独进行临床研究，病例数需符合统计学要求。临床研究结果主要疗效指标需优于安慰剂，且具有临床价值。

2. 对已上市同类注射剂进行比较的临床研究：相同给药途径、相同适应证的已上市注射剂，相互对照，临床试验目的是证明该注射剂与同类注射剂比较在有效性或安全性方面的优势与特色，病例数需符合统计学要求，主要疗效指标需优于对照药。

（三）临床研究与药品说明书

药品说明书的内容应符合《药品说明书和标签管理规定》（局令第 24 号）的要求，并应有研究数据的支持，特别是临床研究数据，药品说明书中功能主治、用法用量等项内容应与国家批准的药品说明书一致。除增加安全性信息外，变更功能主治、用法用量等项内容应提供批准证明文件。

1. 功能主治：应有充分的数据支持。

2. 用法用量：应详细描述临床应用前药物的配制、稀释的方法、稀释的溶液、稀释的浓度，药液配制后的存放时间、使用前需要对药物性状的观察，滴注的速度、每次用药的间隔时间，必要时应提供研究和文献资料。

3. 不良反应：应说明产品上市后安全性研究中涉及关联性评价为“可能”、“很可能”、“肯定”的全部不良反应，并注明十分常见、常见、偶见、罕见的不良反应发生率，不良反应类型，不良反应的严重程度和转归。应特别注重对过敏反应以及脏器损害情况的研究。

4. 禁忌：应说明由于安全性原因不能使用的人群，配伍禁忌。

5. 注意事项：应说明给药方式、合并用药对过敏反应的影响、不适宜人群、救治方法等。

6. 药物相互作用：应说明可影响中药注射剂安全性和有效性的药物或食物配伍信息。重点观察与临床常用药品配伍禁忌。

7. 儿童用药：应说明儿童用药的安全性信息及注意事项，并提供相应的研究资料或文献资料。如果不能提供此方面的资料，说明书应阐明尚未有儿童使用的临床研究资料。

8. 孕妇及哺乳期妇女用药：应说明孕妇及哺乳期妇女用药的安全性信息及注意事项，并提供相应的研究资料或文献资料。如果不能提供此方面的资料，说明书应阐明尚未有孕妇及哺乳期妇女使用的临床研究资料。

9. 老年患者用药：应说明老年患者用药的安全性信息及注意事项，并提供相应的研究资料或文献资料。如果不能提供此方面的资料，说明书应阐明尚未有老年患者使用的临床研究资料。

四、企业对药品风险的控制能力

在上述工作的基础上，应主动跟踪药品上市后的安全性信息，按照《药品不良反应报告和监测管理办法》的要求主动开展监测工作，制定《风险管理计划》，提供可行有效的风险控制措施。有关要求如下：

1. 应主动收集报告。应根据销售范围确定主动收集报告的对象，并主动收集用药信息。

2. 应辅导医生根据说明书内容正确使用药品，并告知患者用药的风险。

3. 应建立严重不良事件及群体不良事件处理程序。建立有效的工作机制及时获知、报告及处理严重不良事件及群体不良事件。告知用药单位在使用前应制定有效的抢救预案。

4. 可疑即报及定期报告。出现任何用药后的安全性信息都要本着可疑即报的原则进行报告，严重事件及群体事件要立即报告。

5. 及时分析评价不良事件，开展相关研究。及时分析不良事件与药品的相关性及成因，控制风险相对应的因素。继续开展相关安全性研究，包括文献研究、试验研究、上市后研究等。根据研究评价结果采取必要的风险控制措施。

6. 应建立有效的专项组织机构，保障监测工作顺利开展。专项组织机构应落实工作负责人及具体实施人员，建立相关工作制度，形成常规工作态势。告知用药单位、营销单位、监管部门专项组织机构涉及人员的联系方式。

五、企业对本品的研究综述

应说明本品药学研究、非临床研究、临床研究、上市后监测情况、文献研究情况，并对其安全性、有效性和质量可控性进行总体评价。

参考文献

1. 张冰．中药药物警戒．人民卫生出版社，北京：2015
2. 吴嘉瑞，张冰．复方丹参注射液不良反应病案数据库建立及流行病学特点研究．中药新药与临床药理，2007，18（2）：152－154
3. 吴嘉瑞，张冰．清开灵注射剂致过敏性休克流行病学特点研究．中药新药与临床药理，2007，18（1）：74－77
4. 吴嘉瑞，张冰．穿琥宁注射剂致血小板减少62例文献分析．药物不良反应杂志，2006，8（1）：24－27
5. 吴嘉瑞，张冰，董铎，等．穿心莲注射剂不良反应文献分析．中国药物警戒，2005，2（4）：197－200
6. 吴嘉瑞，梁秉中，张冰．中药不良反应再认识．中国药物警戒，2006，3（1）：40－42
7. 吴嘉瑞，张冰．中国传统药物警戒思想的历史沿革考证．中国药物警戒，2006，3（5）：257－260
8. 国家药典委员会．中华人民共和国药典．中国医药科技出版社，2015.
9. 吴嘉瑞，常章富．中药服药食忌探悉．中国执业药师，2006，3（8）：25－26
10. 张冰，吴嘉瑞，陈易新，等．穿琥宁注射剂致过敏性休克文献分析．中药新药与临床药理，2006，17（1）：65－67
11. 张冰，林志健，张晓朦，金锐．中药药物警戒思想的挖掘与实践．药物流行病学杂志，2016，25（7）：405－408.
12. 张冰，吴嘉瑞．关于中药注射剂安全性问题的思考．临床药物治疗杂志，2006，4（6）：14－18
13. 吴嘉瑞，张冰．鱼腥草注射液不良反应文献的数据挖掘研究．中国药物警戒，2007，4（6）：360－369
14. 吴嘉瑞，张冰．试论数据挖掘方法在药品不良反应评价领域的应用．中药新药与临床药理，2007，18（6）：485－487
15. 王宇光，金锐，孔祥文，张冰．中药妊娠期用药的安全性等级研究．中国中药杂志，2016，41（1）：150－153.
16. 吴嘉瑞，张冰．双黄连注射剂不良反应文献病案的系统研究．中成药，2008，30（5）：640－643
17. 吴嘉瑞，张冰．双黄连注射剂不良反应文献的数据挖掘研究．中国药物警戒，2008，5（3）：139－143
18. 吴嘉瑞，张冰．穿琥宁注射剂不良反应病案的数据挖掘研究．药物流行病学杂志，2008，17（3）：156－159
19. 吴嘉瑞，张冰．基于病案对照分析的中药注射剂致过敏性休克流行病学特点研究．中药新药与临床药理，2008，19（5）：404－407
20. 张冰，吴嘉瑞，陈易新，等．中药安全性重点监测品种遴选原则探讨．药物流行病学杂志，2008，17（5）：298－301
21. 吴嘉瑞，张冰．穿心莲系列注射剂不良反应发生原因和预防措施探讨．中国执业药师，2008，5（12）：16－17
22. 吴嘉瑞，张冰．基于数据库分析的中药注射剂不良反应流行病学特点研究．中药新药与临床药理，2009，20（1）：87－90.
23. 吴嘉瑞，张冰，常章富．中药药性理论中“有毒无毒”含义辨析及其研究思路探讨［J］．中国中药杂志，2009，34（4）：480－482.
24. 吴嘉瑞，张冰．穿心莲系列注射剂配伍禁忌文献研究．中成药，2009，31（3）：441－443.
25. 吴嘉瑞，张冰．清开灵注射剂不良反应文献信息的数据挖掘研究．药物流行病学杂志，2009，18（2）：77－81.

26. 吴嘉瑞，张冰，常章富．基于信息学理念的中药注射剂不良反应发生规律研究思路探讨．中国执业药师，2009，6（6）：12－15
27. 吴嘉瑞，张冰．基于群案信息分析的中药注射剂不良反应发生率研究．中药新药与临床药理，2009，20（4）：391－394
28. 吴嘉瑞，张冰．藻酸双酯钠注射剂不良反应系统评价研究．中国执业药师，2009，6（8）：9－11
29. 吴嘉瑞，张冰．中药药物警戒理论内涵探讨．药物流行病学杂志，2009，18（5）：312－315
30. 吴嘉瑞，张冰．刺五加注射剂不良反应系统评价研究．中国执业药师，2009，6（9）：7－10
31. 吴嘉瑞，张冰，贾黎华．基于数据库分析的黄芪注射剂不良反应文献研究．亚太传统医药杂志，2009，5（10）：157－159
32. 吴嘉瑞，张冰，高鹏．2007－2008年国内期刊中药注射剂不良反应回顾性研究．中国执业药师，2009，6（10）：13－15
33. 吴嘉瑞，张冰．脉络宁注射剂不良反应系统评价研究．中国执业药师，2009，6（11）：3－6
34. 吴嘉瑞，张冰．葛根素注射剂不良反应流行病学特点研究．中药新药与临床药理，2009，20（6）：588－590
35. 吴嘉瑞，张冰．中药不良反应评价方法的分析与思考．中国执业药师，2009，6（12）：3－5
36. 吴嘉瑞，张冰．中药注射剂不良反应文献数据库的建立．中国执业药师，2010，7（1）：10－13
37. 金亚诚．斑蝥内服致死1例报告．基层中药杂志，2002，16（4）：63
38. 高寒，俞文武，胡剑鸣．导致死亡、休克及特殊不良反应的中药．浙江中医学院学报，2002，26（2）：71
39. 何文硕，景丽华．中药的不良反应应予以足够的重视．首都医药，2001，8（11）：40
40. 张忠民．浅谈常用中药的不良反应．辽宁中医学院学报，2001，3（4）：298
41. 高漆纹．重新诠释有毒中药．首都医药，2001，8（12）：8
42. 祝之友．重视天然药物不良反应与药源性疾病．基层中药杂志，2000，14（5）：50
43. 张纾难，王微．谈中药的常见不良反应．中国全科医学，2001，4（2）：147
44. 唐雪梅．中药不良反应及其预防措施探讨．中药新药与临床药理，2001，12（3）：227
45. 杜升东，曹方睿，雷淑琴．我国1915～1990年中药不良反应概况．中国中药杂志，1992，17（7）：435
46. 王法德．减少中药副作用的常用配伍法．陕西中医，1982；3（3）：47
47. 黄萍．中药不良反应的研究和监测．中药新药与临床药理，1998；9（1）：54
48. 韦日全．云香精致过敏休克1例报告．广西中医药，1989，12（4）：37
49. 吴伯平．必须重视中药毒副作用的研究．中药新药与临床药理，1994，5（1）：11
50. 严美琴，潘汉生．服马兜铃不良反应谈中药炮制重要性．浙江中医学院学报，2001，25（6）：62
51. 唐雪梅．中药不良反应及其预防措施探讨．中药新药与临床药理，2001，12（3）：227
52. 何文硕，景丽华．中药的不良反应应予以足够的重视．首都医药，2001，8（11）：40
53. 周素敏，范小华．中药引起不良反应的原因与对策．中国误诊学杂志，2001，1（8）：1207
54. 张伯礼．中药合理应用与不良反应．中国医药情报，2002，8（5）：46
55. 杭传珍，刘东义．中药不良反应的成因及预防．云南中医中药杂志，2001，22（1）：29
56. 张忠民．浅谈常用中药的不良反应．辽宁中医学院学报，2001，3（4）：298
57. 牛小萍．中西药联用配伍禁忌举例．国医论坛，2001，16（4）：45
58. 周祯祥，刘晓敏．乌头类药物不良反应的原因及防范对策．湖北中医学院学报，2001，3（2）：43
59. 邱非拉．药邪实乃"医邪"．上海中医药杂志．2002，2：35
60. 古云霞，袁惠南．1993－1994年中药不良反应文献综述．中国中药杂志，1995，20（8）：502
61. 赵景云．近十年来中药及其制剂不良反应综述．云南中医杂志，1991，12（4）28

62. 丁涛．中草药不良反应及防治．第一版，北京：中国中医药出版社，1992
63. 颜正华．中药学．第一版．贵州：贵州人民出版社，1992
64. 杨藻宸．医用药理学．第三版．上海：上海科学技术出版社，1994
65. 江苏新医学院．中药大词典．第一版，上海：上海科学技术出版社，1997
66. 杜玉升，孙雅云．中药临床药学初探．中药材，1994，17（5）：47
67. 翁维良．临床中药不良反应的探讨．中药新药与临床药理，1996，7（2）：4
68. 赵金丽，谢谋华．中药发生毒副作用的原因．河南中医药学刊，1996，11（4）：53
69. 秦南雄．中药不良反应剖析．药物流行病学杂志，2002，11（4）：189
70. 黄恒霞．非毒性中药不良反应浅析．右江民族医学院学报，2001，23（2）：300
71. 侯维海，杨成义．中药方剂的不良反应探析．陕西中医学院学报，2002，25（3）：68
72. 王凤华，李春梅，李建忠．双黄连注射液128例不良反应文献分析．药物流行病学杂志，2003，12（2）：65
73. 陈如泉．中药不良反应与上市后再评价．湖北中医学院学报．2003，5（1）：5
74. 张纾难，王微．谈中药的常见不良反应．中国全科医学，2001，4（2）：147
75. 唐雪梅．中药不良反应及其预防措施探讨．中药新药与临床药理，2001，12（3）：227
76. 刘茂顺，范唯唯．静滴鱼腥草注射液致呼吸困难、休克各1例．中国中药杂志，2002，27（5）：376
77. 张巧艳，郑汉臣，张汉明等．中成药临床不良反应及原因分析．中成药，1999，21（10）：645
78. 廖庆文．中药不良反应的影响因素．湖南中医学院学报，1995，15（4）：10
79. 黄欣，贺玉琢．日本对汉方药副作用的分析与对策．国外医学中医中药分册，1998，20（4）：7
80. 赵文瑞．浅析中药引起不良反应的成因．首都医药，1998，5（9）：32
81. 温丽妮，宋新康．中药不良反应及原因分析．实用医学杂志，1998，14（9）：687
82. 张青春．警惕单味中药用量不当所致不良反应．山东中医杂志，1998，17（8）：368
83. 陈诗堂，孙丽英．浅谈动物药用量不宜以条为单位．时珍国药研究，1997，8（1）：86
84. 邓平，晏媛．甘草及其制剂的不良反应．中医药学报，1998，26（5）：29
85. 郑萍，晏媛．清开灵注射液的不良反应．中国药事，1999，13（6）：124
86. 孙海泉，郑小吉．现代中成药不良反应寻因．时珍国药研究，1998，9（5）：468
87. 黄青萍，邓黎宁，蔡乐．谈中药不良反应的几种原因．时珍国药研究，1998，9（增刊）：74
88. 杨本明．对中药临床应用中不良反应的原因分析．天津药学，1994，6（4）：6
89. 王景敏，闻平，杨大中．从六版中国药典看我国毒性中药质量标准工作进展．中医药学报，1996，24（5）：55
90. 田南卉．朱砂毒性成分的研究与评估．北京中医，1996，15（5）：63
91. 曾召银，韩先知．中草药毒性刍议．时珍国药研究，1997，8（1）：85
92. 穆惠荣，邓海清．对金钱白花蛇临床应用的建议．中国中药杂志，1996，21（1）：61
93. 阮士军．中草药不良反应综述．北京中医杂志，1987，1：47
94. 朱荣．谈中药汤剂的煎煮．时珍国药研究，1997，8（1）：85
95. 刘隆棣，徐力．常用抗菌西药与中药合用的毒副反应．南京中医药大学学报，1997，13（1）：61
96. 张瑞，花似虎，李淑莲等．芫花醋制对其毒性的影响．吉林中医药，1985，2：30
97. 陈绩．精神药品、毒性药品的分类与管理．中国药房，1991，2（5）：31
98. 宋传荣，江秋世．常用中药不良反应的原因及对策．中医药信息，1994；6：37
99. 崔英先，解乐业．中药及其制剂的不良反应．山东中医杂志，1995，14（7）：320
100. 牛凯云．浅谈引起中药不良反应的原因．河南中医药学刊，1997，12（3）：53

101. 史玲，桑红岩，任俊茗．走出纯中药无不良反应的误区．河南中医药学刊，1994，9（6）：44
102. 张纾难，王微．谈中药的常见不良反应．中国全科医学，2001，4（2）：147
103. 唐雪梅．中药不良反应及其预防措施探讨．中药新药与临床药理，2001，12（3）：227
104. 严美琴，潘汉生．服马兜铃不良反应谈中药炮制重要性．浙江中医学院学报，2001，25（6）：62
105. 高寒，俞文武，胡剑鸣等．导致死亡、休克及特殊性不良反应的中药．浙江中医学院学报，2002，26（2）：71
106. 侯维海，杨成义．中药方剂的不良反应探析．陕西中医学院学报，2002，25（3）：5
107. 何文硕，景丽华．中药的不良反应应予以足够的重视．首都医药，2001，8（11）：40
108. 程珠炉，吴斌．试议中药不良反应产生的缘由．药学进展，2001，25（5）：313
109. 张忠民．浅谈常用中药的不良反应．辽宁中医学院学报，2001，3（4）：298
110. 周素敏，范小华，中药引起不良反应的原因与对策．中国误诊学杂志，2001，1（8）：1207
111. 李文仕．浅谈中药不良反应发生的原因．国医论坛，2001，16（4）：45
112. 牛小萍．中西药联用配伍禁忌举例．国医论坛，2001，16（4）：45
113. 杭传珍，刘东义．中药不良反应的成因及预防．云南中医中药杂志，2001，22（1）：29
114. 蔡成华．中成药不合理应用的原因分析．云南中医中药杂志，2002，23（5）：30
115. 初志敏，于惠云，宋涛．中药不良反应原因探讨．山东中医杂志，2002，21（12）：742
116. 李照兰．对中药不良反应的点滴认识．云南中医中药杂志，2002，23（6）：45
117. 郭惠，宋冉．中药的不良反应及成因．辽宁药物与临床，2002，5（3）：162
118. 陈如泉．中药的不良反应与上市后的再评价．湖北中医学院学报，2003，5（1）：5
119. 佘白蓉，杨绮华．四种常用中药注射积不良反应文献资料分析．实用中西医结合临床．2003，3（1）：53
120. 张玉萌，杨洁，刘萍．试述补益类中药的不良反应．药物不良反应杂志，2002，1：22
121. 王仁云．贯叶连翘与药物的相互作用．中成药，2002，24（11）：875
122. 周祯祥，刘晓敏．乌头类药物不良反应的原因及防范对策．湖北中医学院学报，2001，3（2）：43
123. 宋雪英．木通的品种、剂量与不良反应关系．浙江临床医学，2001，3（8）：623
124. 尹梅兰．如何正确认识中药的毒性．福建中医药．2002，33（2）：39
125. 周海平．中药注射剂的不良反应及其原因分析．湖南中医药导报，2003，9（3）：60
126. 侯娟．中西药联合应用不良反应浅析．现代中西医结合杂志．12（9）：999
127. 王爱莲，刘惠云，刘桂凤等．中药不良反应的几种原因及预防．职业与健康，2003，19（3）：107
128. 闵泽春．对中药不合理用药的分析与建议．时珍国医国药．2003，14（1）：61
129. 丁健，韩佳，韩秀莲．中药不良反应分析与探讨．河北中医．2002，24（12）：924
130. 杨水英，姜晓燕．中药不良反应原因探讨．湖南中医药导报，2003，9（1）：63
131. 赵博．中西药联用的相互作用与不良反应．国外医学中医中药分册．2002，24（3）：131
132. 黄恒霞．非毒性中药不良反应浅析．右江民族医学院学报，2001，23（2）：300
133. 罗俊力，葛汴巧．临床常用中药的不良反应．山东医药工业，2001，20（5）：62
134. 张忠民．浅谈常用中药的不良反应．辽宁中医学院学报，2001，3（4）：298
135. 侯维海，杨成义．中药方剂的不良反应探析．陕西中医学院学报，2002，25（3）：68
136. 孔丽．雷公藤再临床应用中的药物不良反应及其处理．实用医技，2000，8（2）：117
137. 王意如，刘世坤，刘侨侨．83 例中药致呼吸系统不良反应中文文献分析．药物流行病学杂志，2003，12（1）：21
138. 和培红，陈超，王艳红，等．中药制剂所致药物不良反应分析．中国新药杂志，2003，12（3）：217

139. 周海平．中药注射剂的不良反应及其原因分析．湖南中医药导报，2003，9（3）：60
140. 国家食品药品监督管理局药品安全监管司/国家药品不良反应监测中心编写．药品不良反应报告和监测培训教材（非出版发行物）．2004，47.
141. 周超凡．怎样看待中药不良反应．中国药物警戒，2005，2（1）：1.
142. 张素敏，李少丽．掌握国际动态发挥中国在国际药品不良反应监测中的作用．中国药物警戒，2004，1（1）：16.
143. 陈延，郭剑非，江冬明，等．数据库挖掘和药物不良反应信号的探索与分析．药物流行病学杂志，2006，15（1）：44.
144. 章少华，王大猷，王越，等．报告率比例失衡信号检测的实证研究．药物流行病学杂志，2006，15（2）：77.
145. 赵新先．中药注射剂学．广东：广东科技出版社，2000，1
146. 蒋三员，罗治华，张建民．369 例中药注射剂的不良反应分析．蛇志，2002，14（3）：15.
147. 李丽，刘日升，周祥富，等．355 例中药注射剂不良反应文献分析．中国药业，2004，13（3）：61.
148. 阎敏，李新中，陈卫红，等．中药注射剂不良反应 302 例分析．湖南中医药导报，2004，10（5）：58.
149. 梁进权，邹元平，邓响潮．中药注射剂不良反应的文献调查与分析．中国医院药学杂志，2003，23（8）：487.
150. 周超凡．中药注射剂不良反应的警示．中国药物警戒，2005，2（2）：65.
151. 黄芳华．从中药注射剂的不良反应浅析中药注射剂研发中的若干问题．世界科学技术－中医药现代化，2004，6（3）：11.
152. 叶时英，李认书，黄水雅．中药注射剂发展现状及开发思路探讨．中国中医药信息杂志，2004，11（9）：832.
153. 吴晔，任经天，颜敏，等．六省市 2001－2002 年双黄连注射剂的临床使用情况调查．中国药物警戒，2004，1（2）：21－23.
154. 邓培媛，李群娜，朱玉珍等．葛根素注射剂不良反应及其影响因素分析．药物流行病学杂志，2005，14（1）：14－17.
155. 黄雪融，郑荣远，金嵘，等．葛根素注射剂与发热相关性的病例对照研究．药物流行病学杂志，2005，1（1）18－20.
156. 黄雪融，郑荣远，金嵘，等．葛根素注射剂与发热相关性的回顾性队列研究．药物流行病学杂志，2005，14（2）：73－75.
157. 清·凌奂撰．本草害利．北京：中医古籍出版社，1982.
158. 明·缪希雍撰．夏魁周，赵瑗校注．神农本草经疏．北京：中国中医药出版社，1997.
159. 蒋贵仲，陈灵．中药中马兜铃酸的毒性研究进展．中国农学通报，2008，24（9）：84－87.
160. 邱健珉，仲晓宁，董芳，覃正碧，任经天．浅谈中成药的风险管理．中国药物警戒，2008，5（5）：275－282.
161. 张晓燕，刘艳红，梁奋新．六神丸引起不良反应 2 例．天津中医药，2006，23（6）：506
162. 李国芬，李国祥．疏风定痛丸、痹痛宁胶囊并用致使马钱子中毒 1 例．中国医院药学杂志，2005，25（11）：23.
163. 丘志春．58 例中成药不良反应分析和预防措施．中医药导报，2006，12（8）：104－105.
164. 丁学霞，孙嘉阳，孙洪善．常见中成药的不良反应及预防措施．中国现代药物应用，2009，14（3）：197－198.
165. 白晓菊．加强含有大毒药材中成药研究的思考．中华中医药杂志，2009，24（10）：1288－1291

166. 黄秋云，张锦铭．中药毒副作用分析．福建医药杂志，2005，27（3）：161－162.
167. 李贵琴，潘琼，刘佐珍．浅谈几种“有毒中药”的应用．中华中西医学杂志，2004，2（8）：108－109.
168. 白晓菊，赵燕．试论有毒中药的合理应用．中国药物警戒，2009，6（9）：526－529.
169. 侯文丽．应重视含有毒成分的中成药与西药相互作用．中国实用医药，2009，4（2）：223.
170. 劳志英．长期应用雷公藤多苷治疗类风湿关节炎的不良反应．新药与临床，1997，16（1）：36－36.
171. 张青．雷公藤治疗肾炎引起类白血病反应一例报告．青海医药杂志，1997，27（10）：60.
172. 郝向春．雷公藤多苷片出现多形性红斑药疹1例．中国中药杂志，1993，18（3）：182－182.
173. 盛家琦．中药何首乌所致家族性肝损伤．中华肝脏病杂志，1998，6（1）：59－59.
174. 张伟，余伯阳，寇俊萍．雄黄活性物质的毒效相关性初步研究．中国天然药物，2004，2（2）：123－125.
175. 陈红梅．六神丸引起不良反应41例分析．湖北民族学院学报医学版，2003，20（3）：57－59.
176. 陈丽娜，吴丽兰．67例牛黄解毒丸（片）不良反应分析．中国中药杂志，2002，27（4）：315－316.
177. 张伯礼，翁维健．中药不良反应与合理应用．北京：清华大学出版社，2007.
178. 杨华，夏章勇，任鸿雁．常见中成药不良反应与合理应用．北京：军事医学科学出版社，2009.
179. 杜贵友，方文贤．有毒中药现代研究与合理应用．北京：人民卫生出版社，2003.
180. 熊才良．服生姜过量致鼻衄案．湖北中医杂志，1995，17（1）：18.
181. 王学光，任九凌，王松柏．中药漏芦过量中毒一例．中原医刊，1988，5：12－13.
182. 王宗兰，国鼎．急性雄黄酒中毒的心电图改变．安徽医学，1996，17（1）：61－62.
183. 李锐钦．婴儿罂粟壳中毒10例报告．实用医学杂志，1994，10（6）：591.
184. 董泽启，郭瑛．婴儿罂粟壳中毒12例报告．急诊医学，1997，6（4）：243.
185. 王华芳，阮飞，郦建娣．小儿白果中毒致多脏器损害58例分析．浙江预防医学，2007，19（7）：56.
186. 徐芝芳．小儿急性白果中毒22例诊治分析．浙江医学，2004，26（8）：631－632.
187. 刘若枫．小儿急性白果中毒12例临床分析．交通医学，2001，15（4）：433.
188. 向月应．小儿白果中毒4例．广西医学，1984，6（4）：215.
189. 潘汉沛，钱淑华，孙晋玲．空腹食山楂后饮酒致山楂石症的护理．黑龙江护理杂志，1999，5（9）：77.
190. 尤成升，沈炜东，吕怀刚．空腹食山楂致肠梗阻2例．临床军医杂志，2003，31（1）：87.
191. 侯佃臻，战祥玲．山楂致胃石1例．时珍国医国药，1999，10（2）：129.
192. 侯辉．胃切除患者食用山楂致肠梗阻27例分析．锦州医学院学报，1999，20（4）：43.
193. 刘洪敬，左会冲，安省亮．胃大部切除术后山楂石引起肠梗阻（附6）例报告．青岛医药卫生，1994，（3）：18.
194. 程骏龙．生姜、芋头外敷致过敏性紫癜并溶血性贫血1例报告．新医学，1985，16（2）：63.
195. 尹晓敏，黄琰，高义军，等．长沙地区2749例体验者咀嚼槟榔及口腔黏膜下纤维性变患病情况调查分析．实用预防医学，2007，3（14）：715.
196. 顾永成，顾镭．滑石粉胸腔内注入治疗肺癌术后肺残面漏气发生强烈胸膜炎性反应一例．中国医药指南，2005，3（3）：50.
197. 陆维录．独活引起失音一例．贵阳中医学院学报，1992，14（1）：44.
198. 陈琼英．服鹿茸致头皮瘙痒1例．海峡药学杂志，1999，11（2）：71.
199. 张桂欣．喜炎平注射液引起急性喉头水肿1例．中国误诊学杂志，2009，9（25）：6298.
200. 董芳，刘光增．喜炎平注射液致变态反应1例．中国实用乡村医生杂志，2008，7（15）：15.
201. 邸向瑜，谭启明，米文育．静滴喜炎平注射液引起全身皮疹1例．临床军医杂志，2004，32（5）：46.

202. 郭颖．静滴清开灵致面部皮丘疹1例．中国煤炭工业医学杂志，2007，10（11）：1325.
203. 李艳文，李晓般．清开灵过敏1例的急救及护理体会．中国社区医师，2009，11（18）：207.
204. 倪建国，赵凯云．薄荷所致过敏性肺泡炎二例．临床内科杂志，1998，15（4）：附页2.
205. 金航．日本汉方制剂毒副作用分析．国外医学中医中药分册，1997，19（2）：49.
206. 村上和宪．慢性肝炎治疗过程中出现间质性肺炎与小柴胡汤的关系．日本东洋医学杂志，1994，44（5）：171.
207. 张玉琢，陈士勇．小柴胡汤及类方的严重副作用．北京中医，1995，5：54.
208. 荻原建英．小柴胡汤与干扰素并用引起间质性肺炎1例．国外医学中医中药分册，1995，17（2）：37.
209. 黄光惠．小柴胡汤副作用所致的肺部病变．国医论坛，1994，1：47.
210. 王庆伦，鲍廷铮．丹参及其制剂的临床不良反应．江西中医药，1996，27（5）：58.
211. 汤启勋．复方丹参注射液临床应用中不良反应观察．中国中药杂志．1999，24（1）：57.
212. 舒晓敏．陈云花．藿香正气水引起呼吸困难1例．药学实践杂志．1999，17（3）：180.
213. 陈伟民等．复方丹参注射液引起过敏性哮喘1例．中西医结合杂志．1986，5：300.
214. 吴国权．肌注丹参液致支气管哮喘1例．重庆医药．1987，16（4）：62.
215. 李占奎．牛黄解毒丸致支气管哮喘1例．河北医药．1991，13（3）：191.
216. 陈宜珍．余林中．牛黄制剂毒副反应26例分析．安徽中医临床杂志．1997，9（1）：51.
217. 王富丽．浅析牛黄解毒片的毒性反应．天津中医．1999，16（2）：39.
218. 袁惠南．潭德讲．张双春．1991年国内主要期刊有关中药不良反应文献综述．中国中药杂志．1992，17（11）：691.
219. 沈振欧．罂粟壳中毒2例报告．实用医学杂志．1985，1（4）：42.
220. 马惠珍．罂粟蒴果煎剂中毒1例．宁夏医药通讯．1982，4：57.
221. 廖扬武．马钱子中毒致死1例报告．湖南中医杂志1998，14（6）：41.
222. 熊少希等．生姜、白矾、甘草降低天南星毒性机理探讨．中成药研究．1985，5：17.
223. 高长元．华山参中毒1例报告．山西中医．1990，6（1）：48.
224. 聂锡均．李玉华．华山参中毒一例报告．河南中医．1984，4：42.
225. 王建华．一起中药中毒事故的思考．中国药事．1999，13（1）：25.
226. 李东晓．李坦春．红花油中毒18例临床报告．广东医学．1984，5（7）：27.
227. 王惠伦等．六神丸中毒2例．中华儿科杂志．1964，13（1）：31.
228. 朱冰．新生儿药物中毒10例报告．中级医刊．1980，6：37.
229. 胡明灿．六神丸的不良反应及其探讨．中西医结合杂志．1991，11（9）：563.
230. 商敏凤．双黄连注射液致不良反应临床简述．中国中药杂志．1996，21（10）：633.
231. 徐章荫．双黄连粉针剂的不良反应．中国新药杂志．1995，4（6）：43.
232. 尹丽芬，杨进．周森麟等．双黄连粉针剂在儿科的不良反应观察中国医师杂志，1999，1（3）：47.
233. 范忠旗．鸦胆子外敷致过敏反应1例．山东中医杂志．1992，11（1）：38.
234. 李西有等．蓖麻子外用引起过敏性休克2例．中华皮肤科杂志，1991，24（3）：193.
235. 崔英先，解乐业．中药及其制剂的不良反应．山东中医杂志，1995，14（7）：320.
236. 申保红．清开灵静滴致过敏性哮喘1例．中国乡村医药杂志，2002，9（4）：36.
237. 刘宗昌，王德才．刺五加注射液的不良反应．中国中医药信息杂志，2002，9（1）：68.
238. 李冬青．穿琥宁注射液的不良反应．中国误诊学杂志，2003，3（3）：361.
239. 刘小勇，朱功新．复方丹参注射液的不良反应．西北药学杂志，2003，18（1）：41.
240. 王绍强．静脉滴注双黄连致急性喉头水肿1例．四川医学，2002，23（5）：521.

241. 刘茂顺，范唯唯. 静滴鱼腥草注射液致呼吸困难、休克各 1 例. 中国中药杂志，2002，27（5）：376.
242. 李伟民. 丹参注射液的不良反应. 云南中医中药杂志，2001，22（2）：40.
243. 李斌儒，布凤霞，杨苏娅. 双黄连静滴引起刺激性咳嗽 1 例. 西北国防医学杂志，2003，24（1）：27.
244. 曹阳，施志顺. 双黄连注射剂的不良反应及分析. 基层中药杂志，2002，16（3）：54.
245. 王意如，刘兴坤，刘侨侨等. 83 例中药致呼吸系统不良反应中文文献分析. 药物流行病学杂志，2003，12（1）：21.
246. 王惠中. 雷公藤的毒副作用及抢救措施. 陕西中医，1993，14（3）：135.
247. 黄彩凤. 山豆根中毒 57 例. 新医学，1987，18（11）：590.
248. 王亚敏，戴舜珍，曾宏翔. 广豆根副作用 6 例. 福建中医药，1994，25（3）：45.
249. 李元桂，何煜华. 雪上一枝蒿中毒 11 例报告. 临床内科杂志，1986，8（8）：28.
250. 鲍玉琴. 黄连素及黄连的不良反应. 中西医结合杂志，1983，3（1）：31.
251. 尹丽芬，杨进，周森麟等. 双黄连粉针剂在儿科的不良反应观察. 中国医师杂志，1999，1（3）：47.
252. 张咏梅，张佩珠. 小儿静脉滴注双黄连粉针剂的不良反应 36 例. 药学进展，1999，23（5）：413.
253. 徐章荫. 双黄连粉针剂的不良反应. 中国新药杂志，1995，4（6）：43.
254. 胡明灿. 六神丸的不良反应及其探讨. 中西医结合杂志，1991，11（9）：563.
255. 颜泽涛. 中草药不良反应 384 例. 中国药学杂志，1989，24（3）：166.
256. 陈宜珍，余林中. 牛黄制剂毒副反应 26 例分析. 安徽中医临床杂志，1997，9（1）：51.
257. 尹小星. 丹参引起腹泻 2 例. 实用中医内科杂志，1996，10（3）：7.
258. 纪虹，刘容钦，南劲松. 复方甘草片的不良反应. 吉林中医药，1995，3：31.
259. 王学平. 口服中药致过敏反应二例报道. 中医药学报，1989，2：37.
260. 刘瑞霞，杜守娟. 云南白药的不良反应及用药护理. 时珍国药研究，1998，9（5）：479.
261. 孙守祥，范美阼. 过量服用云南白药出现不良反应 1 例. 中国中药杂志，1995，20（6）：374.
262. 张剑祥. 口服云南白药过量中毒. 实用内科杂志，1981，1（4）：178.
263. 钱亨强. 蓖麻叶中毒 1 例. 福建医药杂志，1987，9（3）：59.
264. 刘玉娇. 板蓝根引起上消化道出血一例报告. 新医药通讯，1973，22（6）：31.
265. 乔立新，熊芬霞. 番泻叶的不良反应. 中国医院药学杂志，1994，14（1）：34.
266. 朱仁康. 番泻叶泡液口服引起上消化道大出血 1 例. 浙江医学，1982，4（6）：42.
267. 袁令双，陈发荣. 番泻叶不良反应及其护理. 时珍国药研究，1999，10（2）：138.
268. 张寰. 鹿茸片引起上消化道出血 1 例. 实用内科杂志，1986，6（9）：500.
269. 王明跃. 知柏地黄丸送服三七粉抢救斑蝥中毒引起上消化道出血 1 例. 中医药学报，1984，5：封底.
270. 卢鸿复. 服斑蝥后引起严重出血 1 例报告. 江西中医，1985，（6）：35.
271. 黄正良，等. 红花色素的抗凝血作用研究. 中草药，1987，18（4）：22.
272. 鲍善芬，等. 红花油对小鼠实验性高胆固醇血症影响的初步研究. 药学学报，1984，19（5）：59.
273. 喻富强，崔志高. 外用正红花油引起急性胃肠道反应 1 例. 华西药学杂志，1995，10（2）：121.
274. 冉宪恭. 急性苦丁香中毒 3 例报告. 新医学，1984，15（12）：636.
275. 温淑荣等. 误用甜瓜蒂致死 3 例的报告. 吉林中医药，1988，（1）：21.
276. 李之硕. 1 例服用“瓜蒂散”死亡的情况报道. 辽宁中医，1987，（3）：50.
277. 张凤凯. 莽草子中毒. 中华预防医学杂志，1985，19（2）：125.
278. 刘会滨. 牛黄解毒丸引起消化道出血 1 例. 中华儿科杂志，1985，23（2）：105.
279. 胡明灿，江克明. 云南白药不良反应及其探讨. 中成药，1989，11（8）：36.
280. 唐剑虹. 云南白药治月经不调症引起胃出血的体会. 新中医，1985，17（11）：14.

281. 王彦敏，谷成明．药物性肝损害186例临床分析．医师进修杂志，1999，22（3）：45.
282. 懋坪．具有肝毒性的中草药．重庆医药，1984，13（2）：55.
283. 宋崇顺，刘贤芳，杜玉堂等．黄药子对肝肾毒性的初步实验．中药通报，1983，8（4）：34.
284. 冯建华．黄药子引起中毒性肝炎．山东中医杂志，1989，8（2）：30.
285. 程芳．黄独致中毒性肝炎8例报告．江苏中医，1995，16（7）：9.
286. 周惠民，王久春．黄药子治疗桥本氏甲状腺炎引起中毒性肝炎3例报告．山东中医杂志，1989，8（2）：29.
287. 金安平．黄药子引起肝功能异常1例．中国中药杂志，1996，21（6）：377.
288. 江苏省植物研究所．新华本草纲要．第一册．上海：上海科学技术出版社，1988：284.
289. 朱天忠．试论中草药的肝毒作用．中医药信息，1989，6（1）：12.
290. 刘小平．对肝脏有毒副作用的中草药．中西医结合肝病杂志，1992，2（2）：50.
291. 王希海．中草药引起中毒性肝病的病理变化．临床肝胆病杂志，1997，13（3）：126.
292. 江苏省植物研究所．新华本草纲要．第三册．上海：上海科学技术出版社，1990，478.
293. 范实昌，宋莉．雷公藤治疗肾脏疾病的毒副作用．中国实用内科杂志，1995，15（6）：348.
294. 邵军．雷公藤多苷片的不良反应．医药导报，1996，15（1）：41.
295. 万明，陈红燕，胡晓雪等．雷公藤中毒死亡83例死因分析．时珍国医国药，1999，10（2）：128.
296. 邓文龙等．何首乌研究进展．中草药，1987，18（3）：42.
297. 何明汉，郑新杰．何首乌致急性肝损害2例．陕西中医，1996，17（5）：230.
298. 叶亲华．服用何首乌致急性中毒性肝病1例．中国中西医结合杂志，1996，16（12）：732.
299. 牛建海．口服首乌片出现严重肝损害1例．新药与临床，1996，15（6）：382.
300. 沈道修等．何首乌炮制的药理研究．中成药研究，1982，1：21.
301. 张线淮．鱼胆中毒致肝损害及急性肾功能衰竭1例报告．人民军医，1987，6：36.
302. 康哲峰．清开灵注射液致胃肠道反应一例．华北国防医药，2007，19（4）：3.
303. 任素芹．清开灵引起急性小肠出血1例．河北医药，2004，26（4）：331.
304. 陈其程．雷公藤临床剂量毒副作用的探讨．广州医药，1991，13（1）：39.
305. 陆文生．雷公藤的毒性及副作用．蚌埠医学院学报，1982，7（4）：308.
306. 张宏泉．雷公藤在临床治疗中的毒副作用．实用中西医结合杂志，1995，（8）5：297
307. 王若琦．雷公藤不良反应述略．国医论坛，1998，（14）1：43.
308. 熊希光．对雷公藤毒副作用的观察与防治．中华护理杂志；1984，19（2）：85.
309. 邓兆智．雷公藤治疗类风湿关节炎制剂及毒副反应的概况．安徽中医临床杂志，1998，10（3）：186.
310. 范实昌，宋莉．雷公藤治疗肾脏疾病的毒副作用．中国实用内科杂志，1995，15（6）：348.
311. 王惠中．雷公藤的毒性副作用及抢救措施．陕西中医，1993，14（3）：135.
312. 李焕更，薛丽，周建清．雷公藤加重房室传导阻滞1例．临床误诊误治，1998，11（4）：252.
313. 徐晓辉，庄花彦，王东辉．乌头碱引起恶性心律失常1例．中国中西医结合杂志，1996，16（4）：209.
314. 陆德安．服骨刺消痛液过量致中毒1例．中西医结合实用临床急救，1996，3（1）：46.
315. 许晓东，刘玲．乌头碱中毒所致心律失常的救治．中国急救医学，1999，19（3）：179.
316. 刘万车，张龙生．急性乌头中毒2例报告．白求恩医科大学学报，1981，7（2）：90.
317. 何永田．附子中毒．宁夏医药通讯，1982，（1）：55.
318. 丁永国．治疗量草乌致室性心律失常3例．中华护理杂志，1989，24（11）：104.
319. 宋继昌，李淑芳．乌头碱引起心律失常2例报告．锦州医学院学报，1982，3（3）：50.

320. 李风翥．乌头类中药中毒所致心律失常5例报告．中西医结合杂志，1983，3（1）：46.
321. 范理，李金娥，魏玉芬．接触乌头碱引起心律失常1例．河北医药，1986，8（2）：78.
322. 李元桂．雪上一枝蒿中毒11例报告．临床内科杂志，1986，8（8）：28.
323. 刘江．雪上一枝蒿中毒11例报告．四川中医，1986，4（8）：40.
324. 张平．乌头碱类药物中毒89例分析．实用内科杂志，1988，8（5）：261.
325. 周仲康．止痛丹引起心律失常1例报告．重庆医药，1999，（2）：50.
326. 陈大春．止痛丹中毒引起急性心源性脑缺氧综合征1例．四川医药，1982，3（2）：封四
327. 郑翠华，杨佩英．服紫金龙引起阵发性室性心动过速3例．云南医药，1983，4：239.
328. 李云翔，刘惠英，李保福．紫金龙中毒死亡1例报告．云南医药，1984，5（3）：184.
329. 周孟碧．中药紫金龙诱发的扭转型室性心动过速1例．中华心血管病杂志，1986，14（6）：386.
330. 卢焰山，王子群，刘小红．红参诱发心房纤颤2例报告．临床心血管病杂志，1989，5（4）：244.
331. 吴水福．滥用人参引起副作用1例报告．中国农村医学，17：121.
332. 李伯．炙甘草的副作用不容忽视．湖南中医杂志，1998，14（5）：59.
333 何伟生，韦瑞成，廖立新．石榴树皮中毒致Ⅲ度房室传导阻滞1例报告．广西中医药，1998，3：34.
334. 鲍玉琴．黄连素及黄连的不良反应．中西医结合杂志，1993，3（1）：31.
335. 张兆林，王桂珍．外服鸦胆子引起过敏性休克、心房纤颤1例报告．吉林医学，1985，6（5）：34.
336. 王梦祥，冯文祥．福寿草中毒所致严重心律失常．实用内科杂志，1982，2（1）：50.
337. 孙武．内服福寿草过量引起中毒1例．中国医院药学杂志，1988，8（4）：38.
338. 胡明灿．六神丸的不良反应及其探讨．中西医结合杂志，1991，11（9）：563.
339. 李爱荣，杨蕾．应用黄芪注射液引起血压升高1例．中国社区医师，2007，9（165）：99
340. 周纪东，蒋永炳．草乌中毒致严重心律失常1例．浙江中西医结合杂志，2008，18：（11），704.
341. 张丽平，杜君医，王勇．双黄连注射液致过敏性休克1例［J］．医学理论与实践，2008，1（11）：1277.
342. 陆燕飞．静滴双黄连致过敏性休克1例探讨［J］．浙江中医药大学学报，2010，34（3）：373.
343. 张德利．静滴葛根素注射液引起溶血性贫血、急性肾衰1例．中国中药杂志，2004，29（10）：1000.
344. 裴振峨，罗雯．葛根素注射液致急性溶血性贫血1例．中国药物警戒，2004，1（2）：50.
345. 黄雪融，郑荣远，金嵘，等．葛根素注射液十年致热不良事件600例综合分析．药物流行病学杂志，2004，13（2）：71.
346. 苏雪梅，冯立新．穿心莲针剂引起血小板减少6例．中药新药临床药理，2003，14（2）：111.
347. 王静，逯文巧．穿琥宁注射液致过敏性休克1例．山东中药杂志，1995，14（1）：11.
348. 陈春永．用穿琥宁注射液引起皮下紫癜1例．中国新药杂志，1998，7（6）：471.
349. 李新华，申志江．静滴穿琥宁注射液致重度血小板减少4例．中国中药杂志，2000，21（9）：645.
350. 葛志江．穿琥宁注射液引起血小板减少12例病例分析．中国中药杂志，2002，23（1）：47.
351. 庄景甫．雷公藤致粒细胞缺乏症1例报告．医师进修杂志，1988，12（11）：50.
352. 卢德新．代赭石引起血小板减少性紫癜一例报告．医师进修杂志，1982，6（5）：26.
353. 顾云程．海马引起全身紫癜和加重肾功能损害．贵阳中医学院学报，1987，3：43～44.
354. 刘继红．牙周宁引起过敏性紫癜一例．现代应用药学，1988，5（2）：43.
355. 郑淑香．长春新碱治疗原发性血小板减少性紫癜致急性再障1例报告．中华血液学杂志，1982，14（4）：205.
356. 梁永富．胆矾致溶血性黄疸1例．北方医学杂志，1995，9（6）：59.
357. 杨申．1776例中药不良反应文献报道的研究和评价．药物流行病学杂志，1993，2（4）：181.

358. 张心中．急性硫酸铜中毒并发溶血性贫血6例．实用内科杂志，1989，(8)：418.
359. 胡耀安．硫酸铜中毒引起急性溶血性贫血一例报告．临床内科杂志，1986，3（2）：41.
360. 朱中华．硫酸铜致急性溶血、肾功能衰竭综合征1例．武汉医学院学报，1984，(4)：299～300.
361. 林明爱，等．雷公藤引起白细胞减少8例．中华内科杂志，1986，25（12）：714.
362. 苏雪梅，冯立新．穿心莲针剂引起血小板减少6例．中药新药与临床药理，2003，14（2）：111.
363. 王淑芬，刘玉春，王海燕，等．雷公藤肾毒性的临床观察．中国中药杂志，1996，21（1）：54.
364. 范实昌，宋莉．雷公藤治疗肾脏疾病的毒副作用．中国实用内科杂志，1995，15（6）：349.
365. 张景政，倪容之．雷公藤的肾毒作用4例报告．中华皮肤科杂志，1985，18（4）：231.
366. 张宏泉．雷公藤在临床治疗中的毒副作用．实用中西医结合杂志，1995，8（5）：297.
367. 王世茹，段群录．雷公藤多苷致急性肾功能衰竭几粒细胞缺乏死亡1例．河北医药，1996，18（3）：196.
368. 薛志第．雷公藤引起尿崩症．中华肾脏病杂志，1992，8（5）：279.
369. 谷春华．口服雷公藤出现水肿1例．中国中药杂志，1992，17（12）：753.
370. 廖丽君．斑蝥中毒引起急性肾功能衰竭二例．湖南医学，1987，4（6）：475.
371. 庄庭芳，庄庭明，王广见．斑蝥外用导致肾脏损害1例．中国中药杂志，1990，15（11）：56.
372. 高柏荣．内服过量斑蝥致急性肾功能衰竭1例报告．江西中医药，1989，20（3）：18
373. 王明臣，任占屹．斑蝥酒中毒致上消化道出血及肾损害1例报告．河南中医，1989，(1)：25
374. 刘洪实．斑蝥中毒致急性肾功能衰竭3例报告．江苏中医，1999，4（20）：37.
375. 刘宁，赵志新．斑蝥中毒致急性肾功能衰竭1例．河北中西医结合杂志，1998，7（6）：918.
376. 陈烈，姚庆祥，马腾骧．服鱼胆致急性肾功能衰竭．天津医药，1997，25（5）：261.
377. 何迎春．煎服罂粟壳引起紫癜性肾炎1例．中国中药杂志，1993，(7)：442.
378. 朱天忠，卢长云．几种具有肾毒性的中药．中华肾脏病杂志，1991，7（3）：190.
379. 刘金生，李金田．中药中毒2例报告．江西中医药，1984，(5)：57.
380. 柳常青，郑明目，罗健华．大剂量木通煎剂致少尿型急性肾功能衰竭1例．中医实验诊断学，2001，12（5）：333.
381. 黄朝兴，邵志平，许菲菲．木通中毒致肾损害的临床特点及与马兜铃酸肾病的联系．浙江中西医结合杂志，2000，10（10）：588.
382. 魏俊杰，吴爱萍．脉络宁致血尿1例报告．中华临床新医学，2003，3（4）：363.
383. 王济东，徐熠英，袁风宝．长期服用排石颗粒剂致慢性肾衰1例．实用医学杂志，2002，18（4）：426.
384. 张印，读永起．服龙胆泻肝丸引起肾毒性1例．中国中药杂志，2002，27（8）：633.
385. 杨洪涛，林燕，曹式丽等．关木通制剂致肾衰竭1例．中国中西医结合肾病杂志，2002，3（8）：493.
386. 王心愉，刘颖，高志成等．警惕中药引起的肾损害．中国药事，2002，16（1）：59～60.
387. 李春香，赵玉庸，陈志强等．龙胆泻肝丸肾毒性的实验研究．河北医科大学学报，2003，24（2）：87.
388. 林守业，何民，王来苏．半夏对妊娠家兔和胚胎毒性研究．中国医药学报，1989，4（6）：27.
389. 钱秋风．西洋参不良反应概述．南京中医药大学学报，1995，11（6）：58.
390. 丁国华，丁磊如．六神丸的不良反应．时珍国药研究，1997，8（2）：118.
391. 王庆伦，鲍廷铮．丹参及其制剂的临床不良反应．江西中医药，1996，27（5）：58.
392. 王文华，郑锦海．中药寻骨风及其成分马兜铃酸A终止妊娠作用和毒性的研究．药学学报，19（6）：405～409.

393. 杨怡莎，朱蕴秋．莲必治致急性肾功能衰竭 20 例的治疗．齐齐哈尔医学院学报，2002，23（11）：1251.
394. 金小福，阮吉．莲必治与氨基苷类抗生素联用易致急性肾衰竭（附 6 例报告）．中国中西医结合肾病杂志，2002，3（12）：718.
395. 蔡卫平，周红霞，朱蕴秋，等．莲必治致急性间质性肾炎 10 例报告．齐齐哈尔医学院学报，2002，23（3）：297.
396. 黄涛，刘惠茹，李萍，等．静滴莲必治注射液致过敏反应 2 例．中国中药杂志，2007，32（2）：175.
397. 王宏敏，王晓瑜．164 例复方丹参注射液不良反应的文献资料分析．药品评价，2004，1（3）：209.
398. 刘辉．复方丹参注射液引起药热 5 例．药物不良反应杂志，2004，6（1）：55
399. 顾革生．普乐林致发热反应 31 例．中国中西医结合杂志，1999，19（1）：584.
400. 张元顺，王德才．葛根素注射液的不良反应．中国中医药信息杂志，2001，8（1）：55.
401. 宋巧珍，齐华阁，闻风芹．川芎嗪针剂治疗不稳定性心绞痛的短期疗效观察．临床荟萃，1996，11（2）：91.
402. 贾传春，王秀娟．雷公藤的不良反应．中国医院药学杂志，1995，15（6）：273.
403. 陆文生．雷公藤的毒性及副作用．蚌埠医学院学报，1982，7（4）：308.
404. 余广．苦参过量引起不良反应 1 例．四川中医，1991，9：42.
405. 孙守祥，范美祚．过量服用云南白药出现不良反应 1 例．中国中药杂志，1995，20（6）：374.
406. 范琴舒．穿心莲毒性反应 2 例报告．中医药研究，1992，3：46.
407. 王庆伦，鲍廷铮．丹参及其制剂的临床不良反应．江西中医药，1996，27（5）：58.
408. 王亚敏，戴舜珍，曾宏翔．广豆根副作用 6 例报告．福建中医药，1994，25（3）：45.
409. 李玉莲，陈玉娟，张宇．清开灵注射液的不良反应．药学进展，2002，26（5）：302.
410. 赵文研，陈容．服鹿角胶致高热 3 例．中国中药杂志，2001，27（12）：952.
411. 杨金玉．葛根素注射液不良反应分析．辽宁药物与临床，2002，5（8）：212.
412. 赖祥林，罗媚．番泻叶导泻致癫痫样发作一例．中国中药杂志，1990，15（7）：54.
413. 乔立新，熊芬霞．番泻叶的不良反应．中国医院药学杂志，1994，14（1）：34.
414. 朱筱芳，钟伏生．番泻叶的临床新用与副作用．江西中医药，1995，26（6）：44.
415. 桌柏林，李蕴华．服马钱子饮酒出现不良反应 1 例．中国中药杂志，1995，20（10）：633.
416. 邹兆泮．莽草子中毒．湖南医学，1987，94（6）：359.
417. 高萧枫，李平．葛根素的不良反应．山西医药杂志，2001，30（2）：135.
418. 吴新伟．红茴香严重中毒致癫痫样发作 4 例报告．新医学，1984，15（12）：637.
419. 许重阳．服红茴香根皮中毒 1 例．中国中药杂志，1989，14（6）：56.
420. 胡明灿．六神丸的不良反应及其探讨．中国中西医结合杂志，1991，11（9）：563.
421. 赵泽玺，赵再庸．洋金花治疗精神分裂症所致三例死亡．实用内科杂志，1981，1（1）：55.
422. 董宏英，张振海．急性马桑中毒并瘫痪一例．实用儿科杂志，1987，2（4）：195.
423. 李东晓，李坦春．红花油中毒 18 例临床报告．广东医学，1984，5（7）：27.
424. 刘华．马棘中毒引起帕金森氏综合征及假性球麻痹一例报告．浙江医科大学学报，1983，12（5）：272.
425. 孙皎月．何首乌的不良反应．海峡药学，2001，13（3）：111.
426. 曹阳．双黄连粉针剂的不良反应及分析．基层中药杂志，2002，16（3）：54.
427. 丁国华．穿琥宁注射液的不良反应．浙江中西医结合杂志，2001，11（5）：330.
428. 李铭．长期静滴复方丹参致皮肤瘙痒症 11 例．中西医结合实用临床急救，1996，3（9）：421.

429. 李英．中药雄黄引起面部痤疮样出疹 1 例．中国皮肤性病学杂志，1996，10（2）：125.
430. 董平臣．水蛭致过敏性皮疹 1 例．陕西中医，1996，17（7）：331.
431. 肖先莉．全蝎致全身剥脱性皮炎全安徽中医临床杂志，1996，10（3）：159.
432. 张虹，张亚静，康晓英．外用苍耳子致接触性皮炎 27 例．中国皮肤性病学杂志，1996，10（3）：183.
433. 郭剑辉，邓新艳，刘丹亚．黄龙咳喘颗粒剂致荨麻型药疹 1 例．中国皮肤性病学杂志，1996，10（2）：125.
434. 杨玉珍．服大活络丹致过敏反应 1 例．中国中药杂志，1996，21（5）：310.
435. 冯杰，王清兰．苍耳子外用引起接触性皮炎 17 例．中国皮肤性病学杂志，1996，10（5）：318.
436. 蔡卫环．口服藏红花致广泛性斑秃 1 例报告．新中医
437. 韩玲，张建青．雷公藤片致面部色素沉着．中医医院药学杂志，1996，16（1）：43.
438. 张过福，朱明．辛夷过敏 2 例报告．安徽中医学院学报，1996，15（2）：54.
439. 辛永洁，顾莹．威灵仙及同属几种植物的不良反应．陕西中医，1998，19（11）：519.
440. 杨光礼．中药桔梗过敏 1 例报告．中医药研究，1996，（4）：53.
441. 刘应柯．川乌引起过敏性皮疹 1 例．安徽中医临床杂志，1998，10（3）：159.
442. 杨治．接触朱砂等诱发皮肤汞过敏．中国皮肤为病学杂志，1997，19（6）：49.
443. 张善革，吴丽新．补骨脂致光毒性皮炎 15 例．天津药学，1998，10（4）：77.
444. 邹德明．正红花油所致接触性皮炎后继发日光性皮炎 1 例．中国皮肤性病学杂志，1996，10（3）：183.
445. 窦忠东，刘迎恩．雷公藤的皮肤的皮肤黏膜不变反应及防治．时珍国医国药，1998，9（4）：292.
446. 张燕萍，林学山，苗山，苗青．双黄连粉针剂治慢性支气管炎合并感染的量效关系及不良反应观察．江西中医药，1998，29（6）：14.
447. 吴惠琴．静脉点滴葛根素注射液致皮疹 3 例．中国中医眼科杂志，1996，6（3）：168
448. 刘政．防风引起接触性皮炎 1 例．河南中医，1998，12（6）：341.
449. 李英．中药雄黄引起面部痤疮样发疹 1 例．中国皮肤性病学杂志，1996，10（2）：125.
450. 王佩珍，顾锦耀．茵栀黄注射液的不良反应．中国新药与临床杂志，1998，17（6）：391.
451. 濮旭萍，张佩珠．注射用双黄连粉针致过敏性皮疹 4 例．中国医院药学杂志，1996，16（11）：524.
452. 张存龙，王润芳．双黄连致多形性红斑型药疹 1 例．西北药学杂志，1996，11（5）：214.
453. 刘文芹，胡凤莘．静滴双黄连注射液致全身剥脱性皮炎 1 例．中国中药杂志，1996，21（1）：61.
454. 哈那培亚，吴培萱．复方丹参致过敏反应 1 例．中国实用儿科杂志，1998，13（3）：164.
455. 孔令瑜，胡必武．静滴刺五加注射液致皮炎 1 例．西北药学杂志，1997，12（1）：29.
456. 曲雅珉，杨晓．静滴刺五加注射液致过敏性反应 2 例．中成药，1997.
457. 裘雨林，曹国建．静滴刺五加注射液引起重症大疱型多形性红斑样药疹 1 例．中国中药杂志，1996，21（2）：122.
458. 李丽，李丽青．清开灵注射液肌内注射致荨麻疹型药疹．临床误诊误治，1998，11（1）：6.
459. 崔桂芳．静脉点滴葛根素注射液致药物性皮炎 1 例．中国中医眼科杂志，1997，7（2）：110.
460. 郑惠芳，李彦仁．参脉液引起麻疹样药疹 1 例．河北中西医结合杂志，1998，7（3）：765.
461. 牟乃洲．黄芪注射液引起药物疹 1 例．实用中医内科杂志，1998，12（1）：40.
462. 张俊．脉络宁静滴致多形红斑样皮疹 1 例报告．临床皮肤科杂志，1996，（5）：304.
463. 王明惠．双黄连注射液致全身过敏性皮疹 3 例．四川医学，2000，21（7）：631.
464. 李玉莲，陈玉娟，张宇．清开灵注射液的不良反应．药学进展，2002，26（5）：302.
465. 苏杭．复方草珊瑚含片致荨麻疹 1 例．菏泽医专学报，2003，15（1）：12.

466. 桂诗跃．三七片致荨麻疹样药疹 1 例．皮肤病与性病，2001，23（3）：61.
467. 刘义福．正天丸致荨麻疹型药疹 1 例．西北国防医学杂志，2003，24（6）：438.
468. 王清玉．外用正红花油引起高度过敏反应 1 例．中国全科医学，2002，5（3）：213.
469. 张文斌，包佐义．补骨脂引起光感型药疹 1 例．现代中西医结合杂志，2001，10（9）：858.
470. 张汝芝，朱之元．补骨脂素长波紫外线雀斑样痣 1 例．临床皮肤科杂志，2003，32（9）：534.
471. 王昌荣，刘新暇．复方阿胶致严重过敏性皮疹 1 例．时珍国医国药，2001，12（7）：655.
472. 赵志勇，郭在培．金钱草引起面部接触性皮炎 9 例．临床皮肤科杂志，2003，32（4）：198.
473. 张立放，杨淑清，李华．雷公藤的不良反应．数理医药学杂志，2003，16（5）：442.
474. 王能全，王玉朴．静滴双黄连引起结节性红斑过敏反应 1 例．药物流行病学杂志，2000，9（1）：45.
475. 崔晋涛，石舵，李佳青．牛黄解毒片致剥脱性皮炎．药物不良反应杂志，2003，（5）：349.
476. 张卫，杜祥华．口服银杏叶片出现剥脱性皮炎 1 例．中国新药与临床杂志，2003，19（2）：157.
477. 张艳宁．清开灵注射液致剥脱性皮炎 1 例．西北药学杂志，2000，15（1）：31.
478. 勾春燕．茵栀黄注射液出现过敏反应的观察．河北医药，2002，24（3）：233.
479. 刘健．正红花油致过敏性皮炎．华北国防医药，2002，14（2）：145.
480. 黄敦武，武英，刘碧坚．黄芪致过敏性皮疹 1 例报告．辽宁医学杂志，2002，16（4）：272.
481. 陈岩，胡燕琴．防风通圣丸的临床新用途及不良反应．中医药研究，2002，18（5）：47.
482. 许东，许宏．正天丸致过敏性皮炎 1 例．人民军医，2001，44（10）：616.
483. 董胜山．正天丸致药诊．药物不良反应杂志，2002，（40）：270.
484. 刘为仁，胡晓林．穿心莲片致药疹 1 例．南京军医学院学报，2003，25（2）：95.
485. 吴洪臻，冯胜芹，徐桂芹．含复方草珊瑚片出现牙龈出血 1 例．中国中药杂志，2003，28（3）：274.
486. 秦雯．双黄连粉针剂致血管神经性水肿 2 例．邯郸医学高等专科学校学报，2002，15（2）：122－122.
487. 莫衍琳，姜益芝．雷公藤多苷致日光性皮炎 1 例．医药导报．2003，22.
488. 胡淑芹，赵璐．应用双黄连粉针剂致过敏性皮疹 8 例分析．吉林医学，2002，23（4）：218.
489. 李东，王大果，聂中越，等．清开灵注射液不良反应的 15 年流行病学特征研究．药学专论，2002，11（12）：23.
490. 张丽雅，宋畅．中药所致过敏反应 44 例分析．药学实践杂志，2000，18（4）：235.
491. 李波．红花注射液致过敏性皮疹 1 例．新医学，2007，7（38）：423.
492. 胡松建，夏育民．夏枯草导致接触性皮炎 1 例．中国麻风皮肤病杂志，2008，24（1）：46.
493. 王靖，钱学群．黄芪致固定性药疹 1 例．中国药物应用与监测，2008，3（5）：52－53.
494. 曹学宝，杨燕．静滴双黄连致过敏反应 1 例．临床军医杂志，2008，36（2）：207.
495. 韵磊，刘爱辉．静滴注射用双黄连引发过敏性皮疹 3 例．中国误诊学杂志，2007，7（8）：2291.
496. 李幸伟，郭惠娟，曹慧芳．静滴双黄连致过敏反应 1 例．中国误诊学杂志，2007，7（2）：411.
497. 王有元．静脉滴注双黄连注射液致过敏反应 1 例．临床荟萃，2007，22（23）：1683.
498. 武俊清．1 例静点双黄连注射液致过敏反应的护理体会．黑龙江医药，2009，22（2）：235.
499. 郭颖．静滴清开灵致面部皮丘疹 1 例．中国煤炭工业医学杂志，2007，10（11）：1325.
500. 丰希．清开灵注射液致过敏反应 4 例．中外医疗，2010，29（8）：128.
501. 牛友先．清开灵注射液致过敏性皮疹 2 例．中国实用乡村医生杂志，2008，15（7）：19.
502. 梁金凤．耳鼻咽喉疾病诊治与康复．北京：人民卫生出版社，1998.
503. 魏新邦，刘秉寿，陆书昌．耳鼻咽喉科医师进修必读．北京：人民军医出版社，1997.
504. 张效房，廖树森．新编临床眼科学．郑州：河南科学技术出版社，1996.
505. 卢长云．中药不良反应在五官科的表现．医学理论与实践，1995，8（9）：431.

506. 刘万库．口服甘草锌致口腔灼伤一例．现代应用药学，1990，7（3）：38.
507. 吕良甫，等．内服红花诱发青光眼三例．中西医结合眼科杂志，1996，14（3）：191.
508. 曾江涛．醉仙桃中毒致急性充血性青光眼一例．中华眼科杂志，1983，19（3）：184.
509. 李吉春．夏天无眼药水诱发青光眼1例．实用眼科杂志，1986，4（2）：103.
510. 张永君．鸦胆子引起角膜腐蚀一例．眼外伤与职业性眼病杂志，1986，（1）：62.
511. 屈传武等．鸦胆子仁致角膜上皮脱落．实用眼科杂志，1986，4（9）：562.
512. 朱素娥．蛇毒所致之角膜炎一例报告．角膜病杂志，1982，3（2）：183.
513. 沈振欧．罂粟壳中毒2例报告．实用医学杂志，1985，1（4）：42.
514. 姜永健．鹤草芽浸膏引起球后视神经炎一例．中华儿科杂志，1983，（4）：250.
515. 雷蕴瑛．瓜蒂中毒致双眼视神经损害1例．实用眼科杂志，1987，（10）：622.
516. 金国华．乌头中毒致双目失明一例．新疆中医药，1986，（2）：38.
517. 王颖芬．麻黄引起视物扩大一例．河南中医，1998，18（1）：62.
518. 秦志显．蟾蜍毒液致角膜损伤一例．中华眼科杂志，1996，32（3）：211.
519. 潘学柱．服用川芎引起不良反应一例．上海中医药杂志，1983，（12）：21.
520. 陈原．雷公藤致舌肌进行性萎缩1例报道．四川中医，1989，7（3）：封底．
521. 杨金各．服云南白药不当引起急性咽喉炎一例报道．云南中医杂志，1985，（4）：51.
522. 谭崇才，等．局部涂擦“风油精”致急性喉水肿抢救成功一例报告．云南医药，1983，4（3）：185.
523. 粟德敏．风油精致伤眼部1例报告．眼外伤职业眼病杂志，1995，17（1）：41.
524. 焦富勇，李惠茶，高洁．罂粟壳中毒4例．中华儿科杂志，1993，31（5）：316.
525. 刘伯仁，陆礼然．乌头中毒43例临床分析．贵阳中医学院学报，1998，20（2）：55.
526. 程静，周长秋．粉碎川芎不良反应2例．中国中药杂志，1999，24（10）：634.
527. 丁涛主编．中草药不良反应及防治．北京：中国中医药出版社，1992.
528. 袁惠南．1992年国内主要医药期刊有关中草药不良反应文献综述．中国中药杂志，1993，18（11）：643.
529. 胡明灿．服偏方川芎蛋致不良反应1例．中医药学报，1991，（5）：46.
530. 宋立人，洪恂，丁绪亮，臧载阳主编．现代中药学大辞典．北京：人民卫生出版社，2001.
531. 国家药典委员会．中华人民共和国药典．北京：化学工业出版社，2000.
532. 李知行，梁淑霞．中药诱发的持续耳鸣一例．首都医药，2002，9（7）：70.
533. 白春风，王者令．甘草引起的低钾血症．中医杂志，1996，37（9）：570.
534. 李滕等．猪苓多糖致过敏反应3例．中国医院药学杂志，1996，16（2）：93－94.
535. 樊国斌．猪苓多糖引起严重关节疼痛1例．现代应用药学，1996，13（2）：63.
536. 冷传友，杨沁清．猪苓多糖致关节炎1例．中国新药杂志，1998，7（1）：78.
537. 陈方焘等．口服铅丹致铅中毒12例报告．山东中医杂志，1996，15（8）：372－373.
538. 胡明灿，贾遇春．板蓝根注射液的不良反应及探讨．光明中医，1998，13（5）：36－38.
539. 郑秀萍．静脉注射长春新碱引起关节痛一例报告．山西医学院学报，1985，（3）：51.
540. 王素贤．口服罂粟花蒴煎剂中毒一例．吉林医学，1982，3（5）：10.
541. 魏兵，阎景亮．大剂量服用田七中毒一例．河南中医，1984，（6）：54.
542. 朱卫平．玉蝴蝶引起严重头痛一例报告．中药通报，1988，13（1）：51.
543. 柏贤劳．独活寄生汤加乌梢蛇、土鳖虫引起不良反应一例报告．中医药学报，1995，（3）：48.
544. 徐新建．红参须引起顽固性呃逆．浙江中医杂志，1984，19（9）：417.
545. 郑君勇．服食红参中毒致死．浙江中医杂志，1984，19（9）：417.

546. 祝光礼．大果枸杞引起发热反应 2 例．浙江中医杂志，1985，20（11）：516.
547. 孙星．肌注鹿茸针剂引起低热不退治验．湖南中医学院学报，1987，（4）：54.
548. 张宏．静脉滴注多巴胺、复方丹参注射液引起静脉炎一例报告．中华护理杂志，1988，32（2）：104.
549. 李玉叶，何黎，徐延华等．服中药致蓝色色汗症 1 例．皮肤病与性病，2002，24（1）：42－43.
550. 武桂梅．静滴刺五加致育龄妇女泌乳两例报道．中成药，1998，20（2）：48.
551. 武华，姜丽．丁香油引起不良反应中药治疗 1 例．新疆中医药，2002，20（3）：封四